Manuela Berndt

# SOMATISCHES TRAINING

DIE KRAFT DER SANFTEN BEWEGUNG

**Bibliografische Information der Deutschen Nationalbibliothek**
Die Deutsche Nationalbibliothek verzeichnet diese Publikation in der Deutschen Nationalbibliografie. Detaillierte bibliografische Daten sind im Internet über https://dnb.de abrufbar.

**Für Fragen und Anregungen**
info@m-vg.de

**Wichtige Hinweise**
Dieses Buch ist für Lernzwecke gedacht. Es stellt keinen Ersatz für eine individuelle medizinische Beratung dar und sollte auch nicht als solcher benutzt werden. Wenn Sie medizinischen Rat einholen wollen, konsultieren Sie bitte einen qualifizierten Arzt. Der Verlag und die Autorin haften für keine nachteiligen Auswirkungen, die in einem direkten oder indirekten Zusammenhang mit den Informationen stehen, die in diesem Buch enthalten sind.

Ausschließlich zum Zweck der besseren Lesbarkeit wurde auf eine genderspezifische Schreibweise sowie eine Mehrfachbezeichnung verzichtet. Alle personenbezogenen Bezeichnungen sind somit geschlechtsneutral zu verstehen.

Originalausgabe
1. Auflage 2025

Türkenstraße 89
80799 München
Tel.: 089 651285-0



Redaktion: Simone Fischer
Umschlaggestaltung: Karina Braun
Umschlagabbildung: Bettina Theisinger
Alle Abbildungen im Innenteil: Bettina Theisinger, außer: Adobe Stock/magicmine: 28, 29; Adobe Stock/wpw: 34; Adobe Stock/川本まる: 39, 43, 72, 84; Adobe Stock/lililia: 67; Adobe Stock/Sebastian Kaulitzki: 80; Adobe Stock/bilderzwerg: 93, 101, 110
Layout und Satz: Daniel Förster, Belgern

Druck: Florjancic Tisk d.o.o., Slowenien
Printed in the EU

ISBN Print 978-3-7423-2781-9
ISBN E-Book (EPUB, Mobi) 978-3-7453-2591-1

Manuela Berndt

# SOMATISCHES TRAINING

## DIE KRAFT DER SANFTEN BEWEGUNG

Mit wohltuenden Übungen den Körper nähren, stärken und mobilisieren

riva

# INHALT

*»Soma ist der von innen erlebte Körper.«*

# Wie somatische Körperarbeit meinen Weg prägt

Seit meiner Kindheit dreht sich bei mir alles um Bewegung und die Arbeit mit dem Körper. Früh begann ich mit Balletttraining und habe nach dem Abitur mein klassisches und zeitgenössisches Tanzstudium absolviert. Als Choreografin arbeitete ich im Anschluss weltweit für verschiedene Akademien, Theater und Performance-Companies. Bereits während meiner Tanzkarriere begann ich Yoga, Pilates und somatische Bewegungsmethoden zu erkunden. Letzteres war mir jedoch zu dem Zeitpunkt noch nicht bewusst. Zunächst folgten verschiedene Aus- und Weiterbildungen im Hatha und Vinyasa Yoga und die Verwirklichung dieser Berufung als Lehrerin und Ausbilderin mit eigenem Studio in Berlin.

Eines Tages lernte ich dann in einem Workshop mit Mary McDermott Somatic Yoga kennen und erlebte meinen persönlichen Aha-Moment.

Nach Jahrzehnten des Leistungssports und fortgeschrittenen Yogatrainings hatten sich bei mir alte und neue Verletzungen sowie Abnutzungserscheinungen bemerkbar gemacht. Ich hatte oft mit Schmerzen und körperlichen Einschränkungen aufgrund der intensiven Belastung zu kämpfen. Dazu kam, dass ich als Studioleiterin und Dozentin erstaunlich viele Stunden täglich am Schreibtisch verbrachte. Kurz: Ich war trotz meines Tanzbackgrounds weit davon entfernt, mich geschmeidig und leicht zu bewegen.

Nach Marys Workshop schwebte ich nach Hause. Und ich hatte mein zukünftiges Herzensprojekt gefunden.

Losgelöst von korrekter Ausführung, äußerer Form und Ehrgeiz konnte ich nun einfach meine Augen schließen und meinen Körper mit seinen Bedürfnissen und Möglichkeiten neu entdecken. Bewegung fühlte sich für mich nie besser an als im somatischen Training. Über die Monate und Jahre verbesserte sich nicht nur mein körperliches Wohlbefinden, ich habe vor allem an innerer Kraft und Stabilität gewonnen.

Neben dem engen Austausch und der Zusammenarbeit mit Mary McDermott habe ich meine Ausbildung mit ihrem Lehrer Tias Little und seiner Methode SATYA fortgesetzt und besuche ihn regelmäßig in seiner Schule Prajna Yoga in Santa Fe, New Mexico/USA.

Als Lehrerin und Schülerin lerne ich jeden Tag neue Facetten des somatischen Bewegungstrainings kennen. Über die Bewegungspraxis hinaus interessieren mich ebenfalls die Entwicklung der Methode sowie die historischen Zusammenhänge. Durch das Studium der Entstehungsgeschichte wurde mir bewusst, wie viele somatische Einflüsse und Impulse ich bereits als Tänzerin durch Contact Improvisation und verschiedene Release-Techniken erhalten hatte. Dies war ein weiteres Schlüsselerlebnis, auf das während der Recherche zu diesem Buch noch mehr folgen sollten.

In meinen Kursen und Stunden unterrichte ich in zahlreichen Settings und Einrichtungen Menschen unterschiedlicher Altersgruppen und Erfahrungslevel. Ob in Yogaausbildungen, im Gesundheitsmanagement in Unternehmen oder im Einzelunterricht, viele Teilnehmende berichten mir von ihren persönlichen Aha-Momenten im somatischen Bewegungstraining.

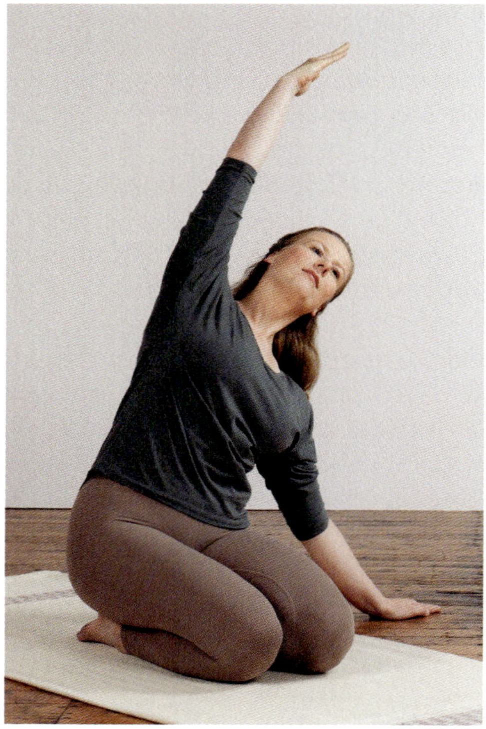

Es bereitet mir enorme Freude, meinen eigenen somatischen Bewegungsansatz zu teilen, und ich empfinde es als besondere Ehre, dieses Thema als Autorin beleuchten zu dürfen. Dies tue ich in Dankbarkeit und Wertschätzung gegenüber all meinen Lehrerinnen und Lehrern, die mir ein Geschenk an die Hand gegeben haben, das ich nicht mehr missen möchte.

**ÜBUNGSVIDEOS**

Wenn du die Bewegungsabläufe dieses Buches mit Videoanleitung üben möchtest, findest du diese auf meiner Website somata-bewegungstraining.de.

# Die Kraft der sanften Bewegung

Kraftvoll und sanft sind im somatischen Training keine Gegensätze. In der Leichtigkeit der Praxis liegen ihre Tiefe und Stärke.

Im somatischen Training betrachten wir den Körper als Ressource für mentale und physische Gesundheit. Die nach innen gerichtete Körperarbeit stärkt den gesamten Organismus für kleine und große Herausforderungen im alltäglichen Leben. Ohne sich dessen bewusst zu sein, orientieren sich viele Menschen an diesem Prinzip und integrieren ganz intuitiv somatische Übungen und Lehren in ihre Trainingsroutine.

Dieses Buch beleuchtet die somatische Bewegungsarbeit als eigenständige Methode. Die wichtigsten Grundlagen und Techniken werden zusammengefasst, um ein zugängliches Fundament zu schaffen und die Vielfalt der Praxis aufzuzeigen. Das Buch richtet sich an alle, die den eigenen Körper und seine vielseitigen Bewegungsmöglichkeiten erkunden wollen und die mehr über den Hintergrund und die Konzepte des somatischen Trainings erfahren möchten.

Im Praxisteil zeige ich eine nachhaltige Trainingsmethode, die bis ins hohe Alter ausgeführt werden kann, unabhängig von allgemeingültigen Körperbildern und physischen Fähigkeiten. Für die Methode sind keinerlei Vorkenntnisse nötig und die Übungen werden Schritt für Schritt aufgebaut. Regelmäßige und gesunde Bewegungsroutine ist die Basis körperlichen Wohlbefindens. Somatisches Bewegungstraining kann schnell erlernt, mit wenig Aufwand praktiziert und ganz einfach in den Alltag integriert werden.

In diesem Sinne wünsche ich dir viel Freude am Entdecken, Spaß beim Dranbleiben und immer wieder neue Bewegungserfahrungen!

# 1

# DAS IST SOMATISCHES BEWEGUNGSTRAINING

Die somatische Bewegungsarbeit, die auch *Somatics* genannt wird, besteht aus Praktiken und Trainingsmethoden, die die eigene körperliche Wahrnehmung betonen. Sie bezieht sich auf eine Reihe von ganzheitlichen Konzepten zur Aktivierung und Regeneration des menschlichen Organismus. Dabei schöpfen die Übungen aus einem enormen Repertoire an Ideen und Techniken, den Körper achtsam zu trainieren und innere Prozesse zu beobachten.

# Somatics – das Wissen des Körpers

Der Überbegriff *Somatics* versammelt eine Vielzahl von Bewegungslehren und therapeutischen Methoden, die sich mit der Schulung des Körperbewusstseins beschäftigen. Das altgriechische Wort *soma* wird im Deutschen mit »Leib« übersetzt. In der Medizin werden Symptome und Beschwerden, die den Körper betreffen, daher als somatisch bezeichnet.

Somatische Praktiken und Übungsansätze dehnen die Definition des Begriffs jedoch weiter aus und erheben ihn zur Philosophie des lebendigen Körpers. Sie betrachten den lebenden Organismus als Ganzes und betonen die persönliche, innere Wahrnehmung. Das somatische Körperbild geht von der subjektiven Erfahrung im eigenen Körper aus. In den Humanwissenschaften wird der menschliche Körper oftmals nur objektiv und schematisch betrachtet. Das individuelle Wesen mit seinen Empfindungen und Wahrnehmungen wird hingegen selten mit einbezogen. Wenn wir uns selbst von innen betrachten, nehmen wir Gefühle, Bewegungen und Absichten wahr. Wir werden uns unserer selbst bewusst und dadurch angehalten, eigenverantwortlich zu handeln. Je besser wir lernen, die Prozesse im Inneren zu verstehen, umso autonomer werden wir dabei, gesund und mobil in unserem Organismus zu leben. Die somatische Sichtweise unterstützt unsere Fähigkeit, uns weiterzuentwickeln, zu verändern und unser Wohlbefinden selbst in die Hand zu nehmen.

Somatisches Bewegungstraining bringt uns dahin, wieder mit dem Körper zu lernen und das Körperbewusstsein zu schärfen, um wohltuende Bewegungsmuster und Übungsroutinen zu manifestieren. Verkörpertes Wissen und Verständnis sind die ursprünglichsten Formen des Begreifens, mit denen wir bereits als Kleinkinder die Welt erfahren haben. Die kinästhetische Form des Lernens ist intuitiv, frei und divers. Das Wissen des selbst erfahrenen Körpers ist allen zugänglich und betont unser Vermögen, umzudenken, alte Muster aufzubrechen und neue Wege zu gehen. Mit dieser Hilfe zur Selbsthilfe können Regeneration, Umlernen und Neuausrichtung nach Verletzungen oder in herausfordernden Lebenssituationen sanft unterstützt und navigiert werden. Somatisches Training stärkt den inneren Kompass unseres Körpers und befähigt uns, nach und nach immer offener und selbstbestimmter in die Bewegung zu gehen.

# Mobil und zentriert: die Trainingsmethodik

Die Integration von Körper und Psyche ist das Fundament der somatischen Bewegungspraxis. Durch die Übungssequenzen wird der physische Körper aktiviert und harmonisiert. Gleichzeitig richtet sich der Fokus auf Innenschau und Selbstregulierung.

Mobil und zentriert sind Qualitäten, die sich sowohl auf die körperliche als auch auf die mentale Ebene übertragen lassen. Im somatischen Training dehnen wir uns gleichermaßen im eigenen Körper wie im Geist aus und dringen auf beiden Ebenen in die Tiefe vor. Um dieses Zusammenspiel zu verfeinern, arbeiten wir mit einem bewussten und gleichmäßigen Atemrhythmus, der grundlegend ist für die Bewegung.

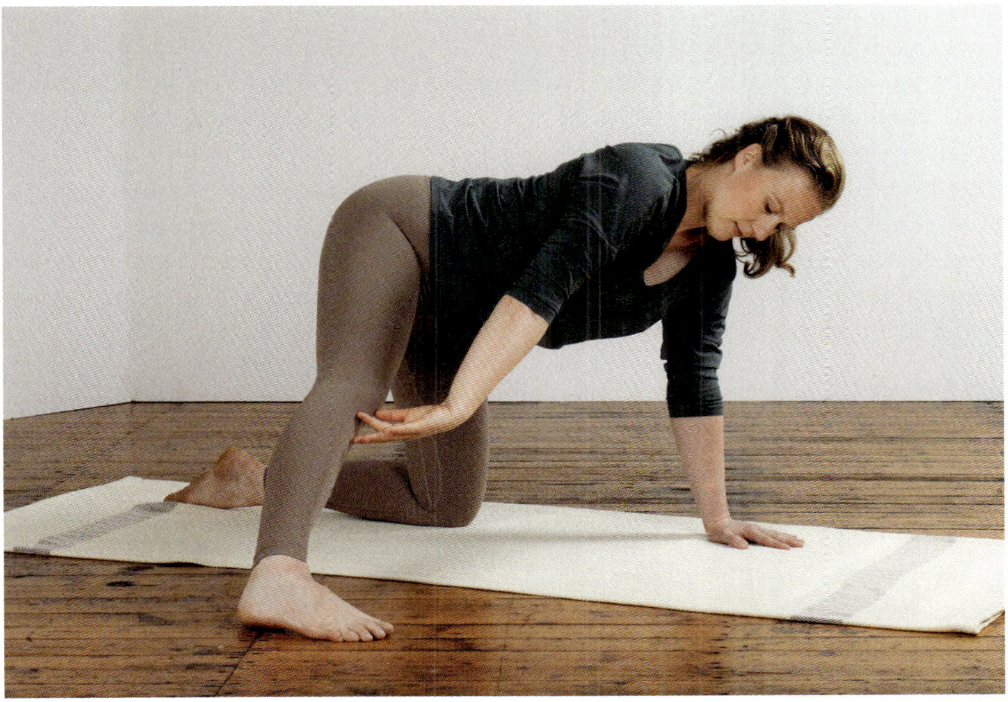

*Bedachte und langsame Bewegungen sorgen gleichzeitig für eine sanfte Lockerung und Kräftigung der Muskulatur.*

Mit repetitiven, langsam ausgeführten und leicht verständlichen Abläufen ist die Übungsmethode vielen Menschen zugänglich. Sie ist undogmatisch und nicht leistungsorientiert. Im somatischen Training tritt die äußere Form der Bewegung in den Hintergrund, um der inneren Stimme des Körpers zu folgen. Wir lernen, uns vertrauensvoll von unserer angeborenen physischen Intelligenz leiten zu lassen.

## Fokus nach innen

Achtsamkeitstraining und bewusste Eigenwahrnehmung sind die Grundpfeiler der somatischen Bewegungsarbeit. Die Trainingsmethode lädt uns ein, unsere Aufmerksamkeit ins Innere des Körpers zu lenken. Dabei steht die Entfaltung der Interozeption im Mittelpunkt, die Wahrnehmung unserer physischen Kondition und unserer anatomischen Strukturen.

Interozeption unterteilt sich in Propriozeption, die Empfindung des eigenen Körpers im Raum, und Viszerozeption, das Spüren der Tätigkeit der inneren Organe. Im somatischen Training werden wir uns zunächst der Stellung und Beziehung unterschiedlicher Körperteile zueinander bewusst und erkennen, wie sich deren Lage und Ausrichtung im Bewegungsfluss verändert. Wir nehmen Körpergewicht, Spannung, Kraft und Geschwindigkeit wahr und fühlen mit der Zeit immer mehr Nuancen, Impulse und Signale, die durch unseren Körper strömen.

Indem wir Bewegung aufmerksam wahrnehmen und die Effekte der Bewegungsabläufe beobachten, lernen wir unseren Körper und seine Besonderheiten und Bedürfnisse besser kennen und verstehen. Es findet eine Sensibilisierung für unsere ursprüngliche somatische Intelligenz statt, die körperliches Wohlergehen und Selbstheilung unterstützt.

Die achtsame Fokussierung auf den eigenen Körper ermöglicht uns, unser Verständnis für den Bewegungsapparat und seine Funktionen zu vertiefen. Indem wir zwischen den Übungen dem Echo der Bewegung nachspüren, erfahren wir mehr über unsere etablierten Muster und die grundeigene Ausrichtung unserer Extremitäten. Wir treten in einen bewussten Austausch mit dem Körper und entwickeln mit der Zeit die innere Sensibilität, in tiefere Schichten vorzudringen und beispielsweise dem Pulsieren in den Gefäßen, der Arbeit der Organe oder dem Zucken der Nervenbahnen zu lauschen.

## Achtsamkeitsübung

Mit dieser Übung kannst du für ein paar Minuten innehalten und deine Aufmerksamkeit zum Körper und dir selbst lenken. Sie hilft dir, die Wahrnehmung in unterschiedlichen Körperpartien zu schärfen, dein Energielevel zu beobachten und die Effekte von Bewegung zu erspüren.

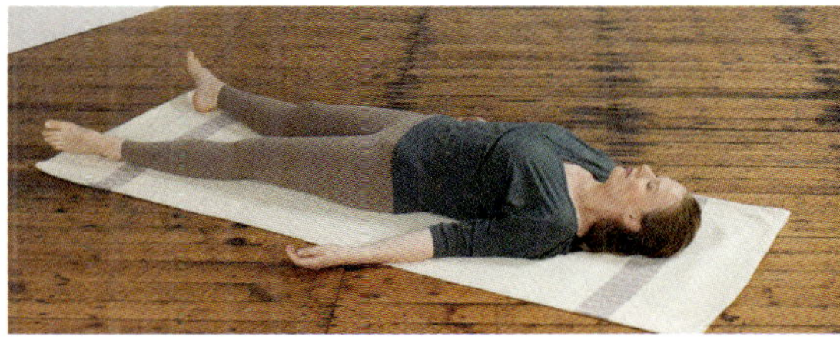

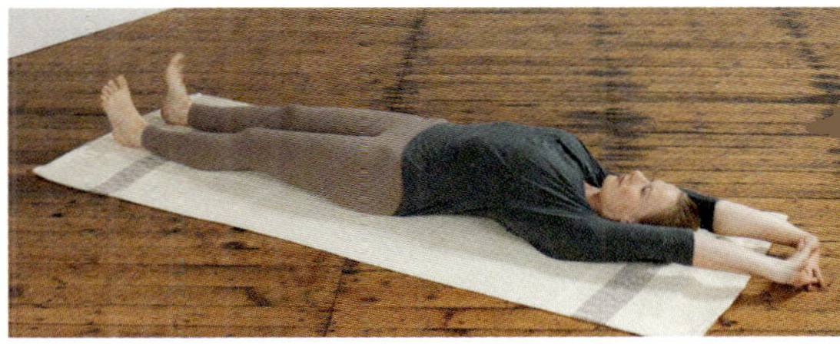

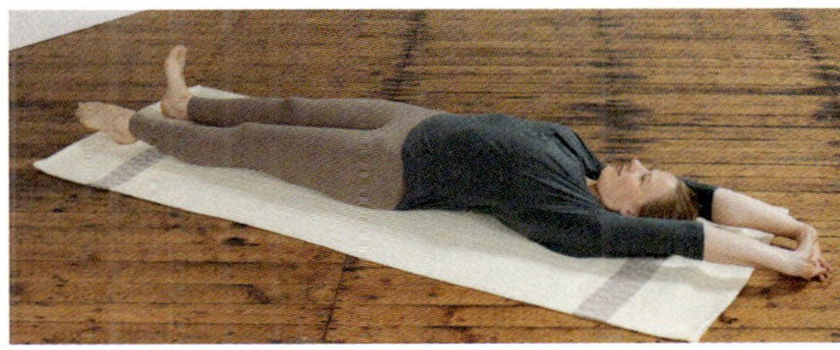

- Lege dich auf den Rücken, die Beine sind leicht geöffnet. Die Arme liegen locker neben dem Körper. Drehe die Handflächen nach oben und entspanne deine Finger. Sie krümmen sich locker nach innen.
- Schließe deine Augen und verweile passiv und bewegungslos.
- Beobachte, wo deine Aufmerksamkeit zuerst hingeht. Was zieht deine Aufmerksamkeit an?
- Konzentriere dich nun auf die Körperflächen, die Bodenkontakt haben.
- Welche Unterschiede spürst du zwischen dem rechten und dem linken Bein? Zwischen den beiden Beckenhälften? Zwischen rechter und linker Schulter? Zwischen rechtem und linkem Arm? Und zwischen den beiden Schädelseiten? An welchen Stellen sinkt mehr Gewicht in den Boden?
- Spüre nun die Körperflächen, die den Boden nicht berühren. Welche Körperteile sind mit Kleidung bedeckt und welche Abschnitte berühren sich gegenseitig?
- Verschränke dann alle zehn Finger ineinander und strecke deine Arme lang über den Kopf. Schiebe Handflächen und Fußsohlen für circa zehn Atemzüge kraftvoll in entgegengesetzte Richtungen.
- Halte die Spannung, beuge und strecke die Füße circa zehnmal im Wechsel.
- Löse die Haltung auf und komme zurück in die Ausgangsposition. Verfolge das innere Echo der Bewegung. Beobachte den Atemrhythmus, das Kribbeln oder Pulsieren in den Extremitäten, den Herzschlag und deine Ausrichtung am Boden.
- Was hat sich verändert?

# Erweiterung der Bewegungsspanne

Somatisches Bewegungstraining fördert die Mobilisierung der Gelenke, verbessert die motorischen Fähigkeiten und balanciert den Körper aus. Über die Praxis erlangen wir mehr Gewahrsein für die rechte und linke Körperseite, Vorder- und Rückseite sowie Innen- und Außenseite des Körpers. Auch das Bewusstsein für das Zentrum des Körpers, die Mittelachse und unseren Schwerpunkt wird geschärft. Wir lernen die natürlichen und antrainierten Ungleichheiten im eigenen System kennen und arbeiten mit unseren individuellen Voraussetzungen, um wirksame Bewegungsabläufe zu entdecken.

Die Übungsmethode schafft Verbindungen zwischen verschiedenen Körperpartien und trainiert die Koordination von Kopf, Rumpf und Gliedmaßen. Einzelne Bewegungen werden anfangs isoliert ausgeführt und dann immer komplexer und vielschichtiger miteinander kombiniert. Die Übungsabläufe erforschen facettenreiche Bewegungsmöglichkeiten, um die Gelenke anzuregen, ihre volle Kapazität auszuschöpfen und aus einseitigen Gewohnheiten auszubrechen. Der Körper wird in alle Richtungen geöffnet und von der äußersten Peripherie bis in den Kern hinein aktiviert und gestärkt. Wir strecken uns in unserer eigenen Haut aus und erfahren tiefe Dehnung bis ins Innerste.

Ausgehend von den sieben Grundbewegungsprinzipien in der Anatomie werden die Übungen in verschiedenen Ebenen und Höhen oder Levels ausgeführt. Im somatischen Bewegungstraining arbeiten wir mit dem Beugen und Strecken von Wirbelsäule und Extremitäten, dem Wegführen der Arme und Beine von der Mitte und dem Heranführen zur Achse des Körpers sowie mit Drehungen nach rechts und links beziehungsweise Rotationen nach innen und außen. Eine besondere Bedeutung kommt der siebenten Bewegungsrichtung zu, der axialen Aufrichtung der Wirbelsäule. Die Ausdehnung in sich selbst ist der Ausgangspunkt für die Bewegungen von Rumpf und Becken und schafft Raum und Beweglichkeit zwischen den einzelnen Wirbelkörpern und den Bandscheiben.

Zudem werden im somatischen Bewegungstraining tiefer liegende Areale im Körper angesprochen und die Wahrnehmung von Körperpartien gesteigert, die sonst eher unbeweglich oder schwer anzusteuern sind. Eine myofasziale Spannung durch stark beanspruchte Muskel- und Bindegewebsstrukturen kann zu lokaler Taubheit und sensomotorischen Störungen führen. Diese verursachen Beschwerden und Einschränkungen in den betroffenen Körperabschnitten. Der somatische Bewegungsansatz dringt tief in diese Bereiche vor und reduziert die Belastung, um das Zusammenwirken von Nervensystem und Bewegungsapparat wiederherzustellen.

### WICHTIGE BEGRIFFE

Die folgenden Begriffe werden dir in diesem Buch häufiger begegnen:

- **myofaszial:** Der Begriff setzt sich aus den Wörtern *myo* für »Muskel« und *faszial* für »Faszie« zusammen. Die Faszie, beziehungsweise das Faszien- oder Bindegewebe, ist in Form von Hüllen angelegt und umschließt Muskelzelle, Muskelzellbündel und Muskel. Im Skelettmuskel sind Muskelfasern und Bindegewebe eng miteinander verknüpft und bilden eine Funktionseinheit.
- **sensomotorisch:** Als Sensomotorik bezeichnet man das Zusammenwirken von sensorischen und motorischen Funktionen im Körper. Um Bewegung zu steuern und zu kontrollieren, bedarf es der sinnlichen Wahrnehmung von Reizen und deren Übertragung an die Muskeln.

## Verinnerlichen der Bewegungsprinzipien

Am Beispiel der Wirbelsäule kannst du die verschiedenen Bewegungsmöglichkeiten und -richtungen im Körper ausprobieren und erspüren:

**Axiale Aufrichtung:** Im Fersensitz oder in einem bequemen Sitz deiner Wahl verschränke die Finger ineinander und strecke deine Arme neben dem Kopf nach oben. Schiebe die Handflächen nach oben und richte die Schultern direkt über dem Becken aus.

Spüre, wie das Steißbein die Füße beziehungsweise den Boden berührt und der Hals mit dem Scheitel nach oben strebt. Die Wirbelsäule wird wie eine Perlenkette in entgegengesetzte Richtungen auseinandergezogen und es entstehen Raum und Leichtigkeit für mehr Bewegungsspanne.

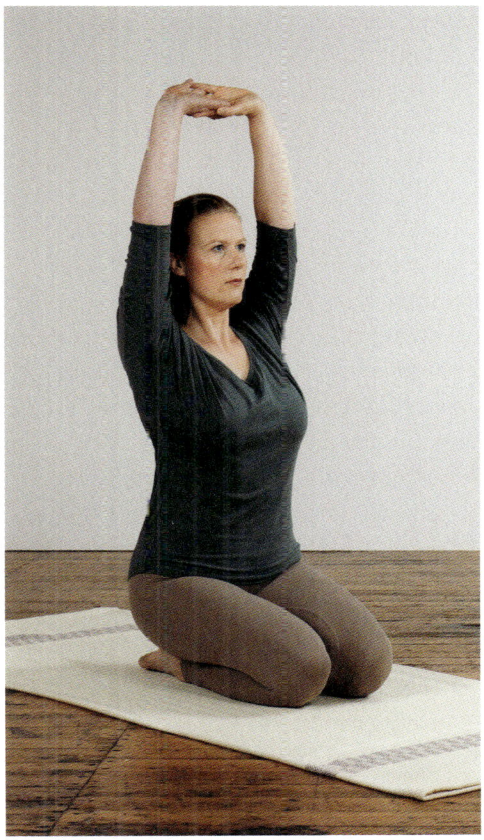

**Streckung und Rückbeuge – Extension:** Platziere die Handflächen auf den Oberschenkeln und hebe mit einer Einatmung das Brustbein und den gesamten Brustkorb nach oben. In dieser Bewegung streckt sich die Brustwirbelsäule und der vordere Bereich der Rippenbögen wird geöffnet.

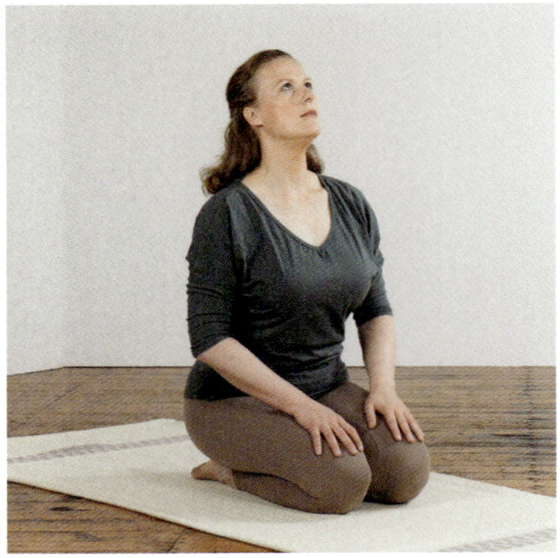

**Rundung und Vorbeuge – Flexion:** Mit einer Ausatmung kommst du in die Gegenbewegung. Runde dafür den oberen Rücken und den Schultergürtel und beuge den Kopf sanft nach vorn. Hier werden die Rückseite des Brustkorbs und der Bereich zwischen den Schulterblättern geweitet.

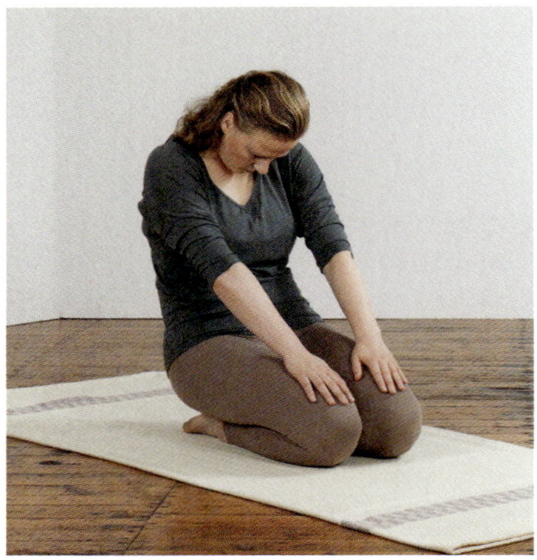

Gehe einige Male dynamisch durch Extension und Flexion der Wirbelsäule. Die Einatmung unterstützt die Öffnung der Vorderseite, mit der Ausatmung entsteht mehr Weite auf der Rückseite.

- **Variante:** Verschränke deine Finger ineinander und platziere die Hände am Hinterkopf. Wiederhole die Extension und Flexion der Wirbelsäule mit gehobenen Armen und nimm wahr, was sich verändert.

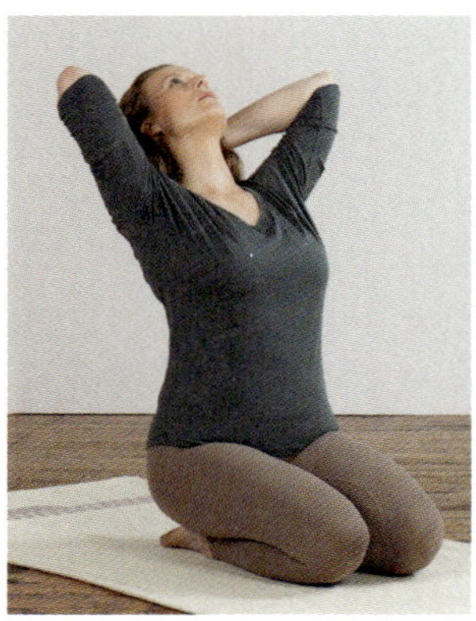

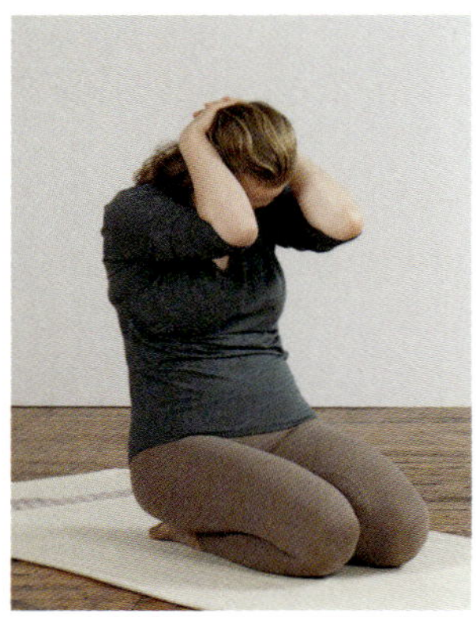

**Seitneigung nach rechts und links – laterale Öffnung:** Richte mit einer Einatmung den Oberkörper lang nach oben auf und strecke dabei die Arme neben dem Kopf nach oben. Neige dich mit der Ausatmung zu einer Seite und lasse die untere Hand weich am Boden landen. Strecke den oberen Arm diagonal über den Kopf und schiebe den entgegengesetzten Sitzknochen stabil in die Ferse beziehungsweise in den Boden.

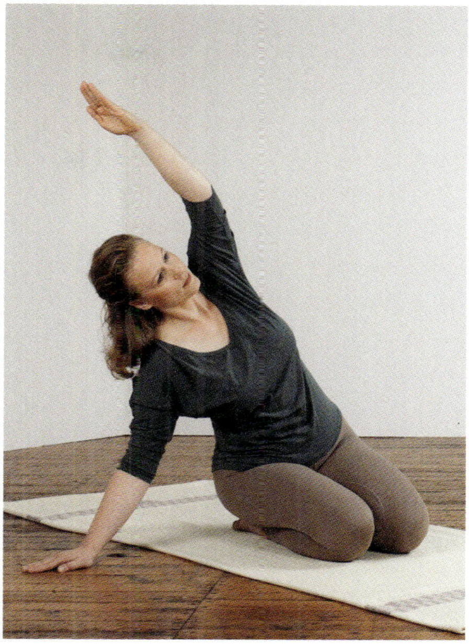

Wiederhole dies mit der rechten und linken Seite einige Male im Wechsel und folge deinem eigenen Atemrhythmus. Fließe mit der Einatmung durch die axiale Streckung, um mit der Ausatmung die laterale Öffnung zu erweitern.

- **Variante:** Platziere die Hände am Hinterkopf und wechsele die Verschränkung deiner Finger. Wiederhole die Übung in dieser Ausrichtung und spüre, welche Unterschiede zwischen rechter und linker Körperseite wahrnehmbar sind.

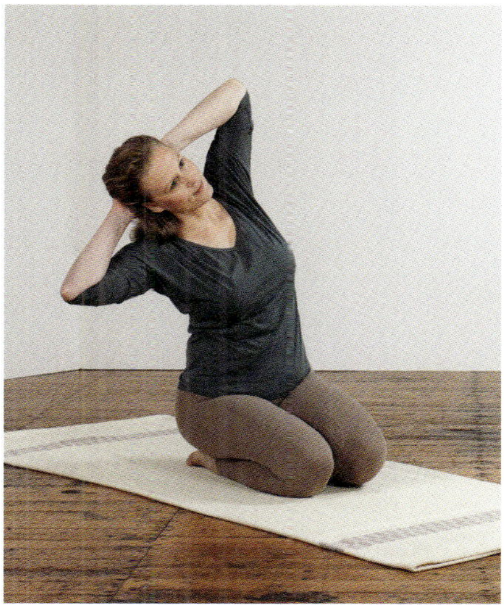

**Drehung nach rechts und links – Rotation:** Finde mit der Einatmung Länge im Oberkörper. Drehe dich mit der Ausatmung zu einer Seite. Lege die vordere Hand am Oberschenkel ab und stelle hinten deine Fingerkuppen auf.

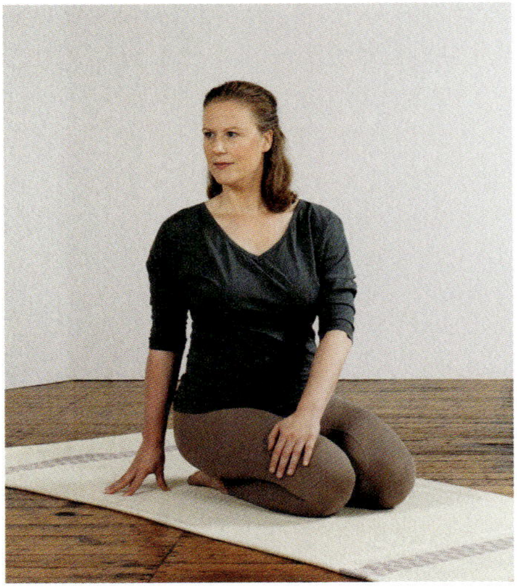

Wiederhole die Rotationsbewegung einige Male dynamisch, rechte und linke Seite im Wechsel.

- **Variante:** Übe die Drehung mit deinen Händen am Hinterkopf platziert und beobachte, wie sich die Bewegungsspanne verändert.

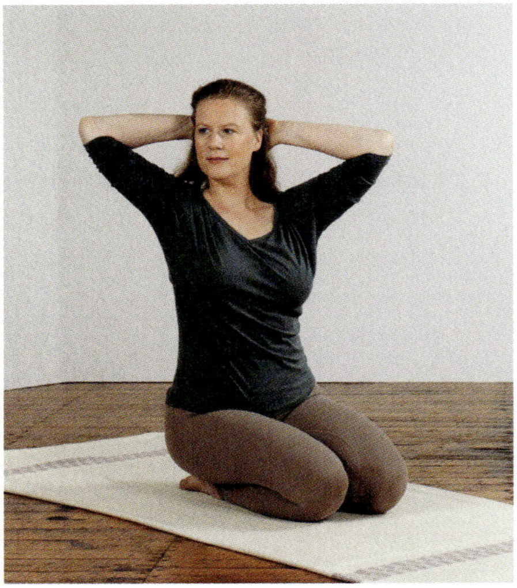

- **Weitere Beispiele:** Extremitäten, Rumpf und Becken führen unterschiedliche Bewegungen in verschiedenen Ebenen aus. In der Beugung des Schulter- oder Hüftgelenks wird die jeweilige Extremität vor den Körper geführt und in der Streckung nach hinten bewegt.

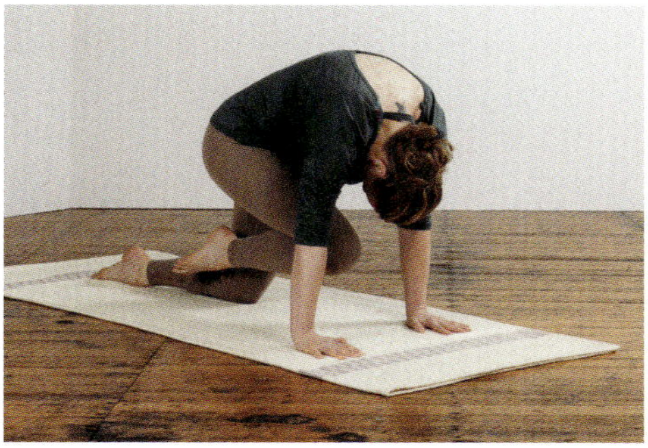

Für die Flexion im Hüftgelenk ziehe im Vierfüßlerstand mit einer Ausatmung deinen Oberschenkel an den Oberkörper heran.

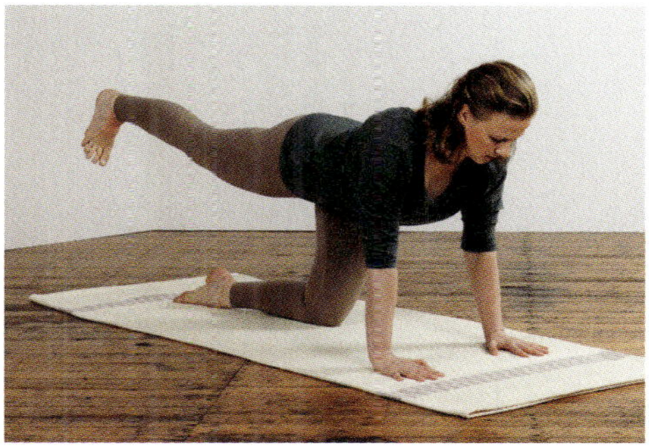

Für die Extension im Hüftgelenk strecke mit einer Einatmung dein Bein zurück und hebe es leicht an.

Rotationsbewegungen in den Gliedmaßen vollziehen sich entweder nach innen oder nach außen. In der Innenrotation wird der jeweilige Körperteil zur Mittelachse geschwenkt, in der Außenrotation von ihr weggeführt.

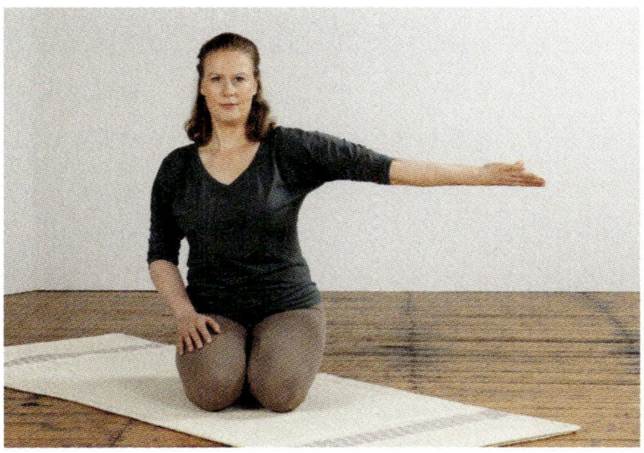

Für die Innenrotation im Schultergelenk bewege die Arminnenseite nach unten und hinten.

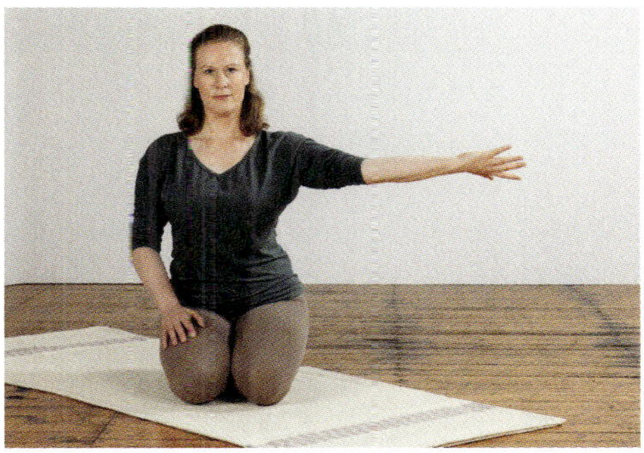

Für die Außenrotation im Schultergelenk bewege die Arminnenseite nach oben und hinten.

# EIN BLICK ZURÜCK – DIE GESCHICHTE DER SOMATISCHEN PRAKTIKEN

Der Begriff *Somatics* etablierte sich in den 1960er- und 1970er-Jahren in den USA, als verschiedene Bewegungspädagog*innen, Therapeut*innen und Psycholog*innen eine Reihe von Ansätzen entwickelten, den Körper von innen durch achtsame Wahrnehmung zu ergründen und zu schulen.

Somatics bezeichnet ein interdisziplinäres Forschungsfeld und versammelt Methoden der Körperarbeit, Körpertherapie und Psychotherapie. Die fachübergreifenden Perspektiven eint das Interesse an der transformativen Kraft von Bewegung und deren Verbindung mit dem menschlichen Wesen.

Somatische Trainingsmethoden basieren auf Selbstbeobachtung, Körpergespür und dem Zurückfinden zu organischen Bewegungsmustern. Sie sind undogmatisch und divers, greifen ineinander über und beeinflussen sich gegenseitig.

Der Ursprung dieser Ideen und Herangehensweisen lässt sich weder auf ein Jahrhundert beschränken noch geografisch oder kulturell eingrenzen. Ein Pionier, der mit seiner Arbeit Generationen beeinflusst hat, tritt jedoch besonders hervor: Moshé Feldenkrais (1904 bis 1984). Der israelische Forscher und Therapeut entwickelte ein weitreichendes Übungssystem zur Verbesserung der Körperhaltung und Optimierung von Bewegungsabläufen. Sein ganzheitliches Verfahren betrachtet die im Laufe eines Lebens entwickelten körperlichen Gewohnheiten sowie die durch Erziehung, Traumata und Verschleiß hervorgebrachten Einschränkungen. Um ungünstige Bewegungsmuster zu ändern, werden alternative Bewegungsabfolgen unterrichtet. Dabei wird auf eine langsame und bewusste Ausführung geachtet. Mit aufmerksamer Selbstwahrnehmung und dem Erlernen variantenreicher Bewegungsqualitäten unterstützt die Feldenkrais-Methode einen effizienten und schonenden Umgang mit dem Körper und schafft, wie ihr Begründer in seinem Hauptwerk schreibt, »Bewusstheit durch Bewegung«.

Während Feldenkrais in seinen Büchern das Fachgebiet Somatics noch nicht benennt, wurde der Überbegriff von seinem Schüler Thomas Hanna (1928 bis 1990) geprägt. Der US-amerikanische Philosoph, Bewegungstheoretiker und Therapeut hat sowohl das altgriechische Wort *soma* wieder aufleben lassen als auch dem sich entwickelnden Forschungsgebiet seinen Namen verliehen. Er beschäftigte sich zeitlebens mit dem Zusammenwirken von Körper und Psyche, und seine vielzitierte Definition »Somatics is the field which studies the soma: namely, the body as perceived from within by first-person perception«[1] oder in anderen Worten »Soma ist der von innen erlebte Körper« wird bis heute immer wieder aufgegriffen und bildet die Basis des somatischen Verständnisses.

In seinen Lehren geht Hanna von der von ihm so bezeichneten sensomotorischen Amnesie (SMA) als Auslöser einer Reihe gesundheitlicher Probleme und Beschwerden im Laufe des Älterwerdens aus. Die Ursache der Informationsstörung zwischen Nervensystem und Bewegungsapparat ist laut Hanna die wiederholte körperliche Reaktion auf Stress und Traumata, die langfristig zu chronischen Muskelverspannungen und reflexartigen Verkrampfungen führt. In seiner körpertherapeutischen Methode verfolgt er daher den Ansatz, das Gehirn mit positiven und schmerzfreien Bewegungsimpulsen neu zu konditionieren, um Mobilität und Lebensqualität zurückzugewinnen. Sein System namens Hanna Somatics baut auf der Arbeit von Moshé Feldenkrais auf und entwickelt diese weiter.

Neben Moshé Feldenkrais und Thomas Hanna gibt es noch weitere Begründer*innen somatischer Methoden, die das somatische Training wesentlich mitgeprägt haben. Hier sind vor allem die folgenden zu nennen: Ida Rolf (Rolfing), Nancy Stark Smith und Steve Paxton (Contact Improvisation), Joan Skinner (Skinner Releasing Technique), Bonnie Bainbridge Cohen (Body Mind Centering), Emilie Conrad (Continuum) sowie Tias Little (SATYA – Somatic Awareness Training for Yoga Attunement).

Über die letzten Jahrzehnte ist das Feld der Somatics bedeutend gewachsen und hat wissenschaftlich an Anerkennung gewonnen. Besonders seit der Pandemie ab 2020 nimmt das Bedürfnis nach Regeneration und Prävention zu. Viele Menschen suchen einen Ausgleich zum schneller werdenden Lebensstil und zum zehrenden Alltag. Somatics etabliert sich immer mehr als Gegenpol oder Ergänzung zu fordernden körperlichen Aktivitäten, die eher das Leistungsprinzip befeuern. Es scheint, dass viele Menschen sich nach einem gesunden Bezug zum eigenen Körper und einer achtsamen Beziehung zu sich selbst sehnen. Überdies hat sich die Bandbreite der somatischen Bewegungsmethoden einhergehend mit den Entwicklungen auf dem noch jungen Gebiet der Faszienforschung über die letzten Jahre enorm vergrößert.

# 2

# SO WIRKT SOMATISCHES TRAINING

Somatisches Training wirkt Erschöpfung, Stress und schmerzhaften Verspannungen entgegen. Es unterstützt Genesungsprozesse und fördert neben einem gesunden Bewegungsapparat auch die Funktionen der Organe und des Gehirns. Ausbalancierte Übungsabläufe mobilisieren das Fasziennetz und aktivieren die Tiefenmuskulatur. Die sanfte Herangehensweise im Einklang mit der Atmung stimuliert den Parasympathikus und beruhigt das Nervensystem.

# Ausgleich für das Nervensystem

Wie wir die Welt erleben, hängt ganz vom Zustand unseres Nervensystems ab. Dieser wiederum wird von einer Vielzahl von Faktoren beeinflusst - von den Genen, der Ernährung, der Umwelt und dem Lebensstil. Wenn das Nervensystem frisch und ausgeruht ist, sind Körper und Geist lebendig. Infolgedessen sind unsere Gedanken kraftvoll und klar, unsere Handlungen entschlossen und lohnend. Bewegung fühlt sich in diesem Zustand locker und mühelos an, frei von Einengung oder Begrenzung.

Wenn täglicher Stress auf unseren Körper einwirkt, reagieren wir reflexartig mit verschiedenen Muskelkontraktionen. Unter andauernder Belastung wird die Muskulatur immer wieder in angespannte und schädigende Haltungen gebracht. Die Muskeln können so verkrampfen und vergessen buchstäblich, sich zu entspannen und zu dehnen. Wenn dieser Zustand chronisch wird, führt er zu schmerzhaften Symptomen und physiologischen Funktionsstörungen. Thomas Hanna nannte diesen Prozess des Verlernens der Regeneration sensomotorische Amnesie (SMA) und erforschte eine Reihe von körperlichen Mustern und Fehlhaltungen, die daraus resultieren.

Die Stressreaktion ist eine somatische Reaktion. Sie zieht nicht nur die Muskulatur zusammen, sondern irritiert das gesamte Nervensystem. Langfristig wird der Reflex durch Gewöhnung im Gehirn verfestigt und die Wahrnehmung unserer eigenen körperlichen Ausrichtung stark beeinträchtigt. So verfälscht sich zum Beispiel unser Gespür für die Aufrichtung der Wirbelsäule, Balance im Schultergürtel, Entspannung im Nacken oder Lockerheit im Becken. Die Kommunikation zwischen Nervensystem und Bewegungsapparat ist gestört.

Somatische Übungen wirken der sensomotorischen Amnesie entgegen und kultivieren neue neuronale Bahnen. Je mehr sich das Feld der neuromuskulären Aktivität entfaltet, desto größer wird auch die mögliche Bandbreite der Bewegungen im Körper. Das Bewegungstraining macht die von Einschränkungen betroffenen Körperpartien wacher und lenkt unsere Aufmerksamkeit an Stellen, die unbewusst oder sogar taub sind. Wir lernen, Bewegung von innen entstehen zu lassen und nicht zu forcieren, um stress- und traumabedingte Impulse zu überschreiben. Somatisches Training kreiert eine konträre Übungsatmosphäre zum fordernden Alltag und füttert unser Gehirn mit angenehmen Bewegungserfahrungen, losgelöst von Druck, Schmerz und strengen Erwartungen.

In den Abläufen nehmen wir uns Zeit und entschleunigen unsere Herangehensweise an die Arbeit mit dem Körper. Die langsame Ausführung der Übungen erlaubt uns, tiefer zu gehen und das Verständnis für unsere eigene physische Beschaffenheit zu schärfen. Wir bauen die Sequenzen Schritt für Schritt auf, um den kinästhetischen Lernprozess nicht zu übergehen, und lösen uns von der Fokussierung auf Resultate. Die leicht verständlichen Bewegungen können bereits nach einigen Wiederholungen mit geschlossenen Augen ausgeführt werden und bewirken dadurch eine tiefe Beruhigung der Sinne. Auch die ausbalancierte Anordnung der somatischen Übungen sorgt für Harmonie und Gleichgewicht im Nervensystem. Überstimulation kann der Umstrukturierung des Informationsaustauschs zwischen Gehirn und Bewegungsapparat im Weg stehen. Das ausgleichende Training unterstützt uns, die Verbindung zwischen Körper und Geist neu zu organisieren und Kohärenz zwischen myofaszialen Strukturen und Nervensystem aufzubauen.

## Beruhigung und Entspannung

Selbstregulierung und Erholung werden im Körper vom Parasympathikus gesteuert. Er ist Teil des vegetativen Nervensystems und regt Entspannung und Stressbewältigung an. Das Nervensystem wird in zwei Stränge mit unterschiedlichen Funktionen unterteilt, nämlich in somatisches und vegetatives Nervensystem. Alle bewussten Vorgänge, unsere Wahrnehmung und willentliche muskuläre Aktivität gehen vom somatischen Nervensystem aus. Das vegetative oder autonome Nervensystem steuert unwillentliche Prozesse. Dazu gehören die Vitalfunktionen der Organe (Herzschlag, Atmung, Verdauung, Stoffwechsel), Stimulation von Hormondrüsen, Durchblutung, Pupillenreaktion und Regulation des Ausscheidungstrakts.

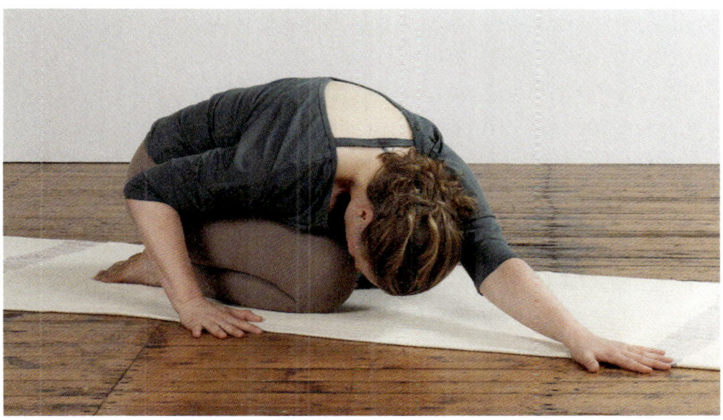

*Die Haltung des Kindes beruhigt das Nervensystem und fördert Entspannung und Regeneration.*

Das vegetative Nervensystem wird nach funktionellen und anatomischen Gesichtspunkten in drei Bereiche untergliedert. Der Sympathikus (sympathisches Nervensystem) erhöht die Leistungsfähigkeit des Körpers und regt Aktivität an. Sein Gegenspieler, der Parasympathikus (parasympathisches Nervensystem), ist verantwortlich für erholungsfördernde Impulse und Regeneration. Das enterische Nervensystem ist das Nervensystem des Magen-Darm-Trakts und regelt unsere Verdauung. Alle drei Systeme arbeiten unwillkürlich und die automatisch ablaufenden Vorgänge können vom Menschen nur indirekt beeinflusst werden. An dieser Stelle setzt die somatische Bewegungspraxis an.

Ein Großteil der somatischen Übungen wird im Liegen ausgeführt, sodass Rumpf und Kopf, wo sich das zentrale Nervensystem mit Gehirn und Rückenmark befindet, vom Boden getragen werden. Wenn der Kopf abgelegt wird, signalisiert dies dem Nervensystem Sicherheit, sodass es sich auf parasympathische Aktivität und Loslassen einstellen kann. Die Langsamkeit der somatischen Abläufe überträgt sich zudem auf das periphere Nervensystem, das den ganzen Körper durchzieht und in engem Austausch mit dem Fasziengewebe agiert. Dehnung, Öffnung und Neuausrichtung der myofaszialen Strukturen bringen das Nervensystem ins Gleichgewicht und balancieren den Muskeltonus aus. Die besänftigenden Bewegungsqualitäten erleichtern es uns, Kontrolle abzugeben und die Gehirnaktivität zu drosseln. Zwischen den Übungen halten wir immer wieder an und inne. In den Pausen entspannen wir uns tief und verbinden uns mit dem Atem. Der beruhigende, gleichmäßige Atemfluss der Praxis stimuliert nicht nur den Parasympathikus, sondern vermittelt zwischen körperlicher und mentaler Ebene.

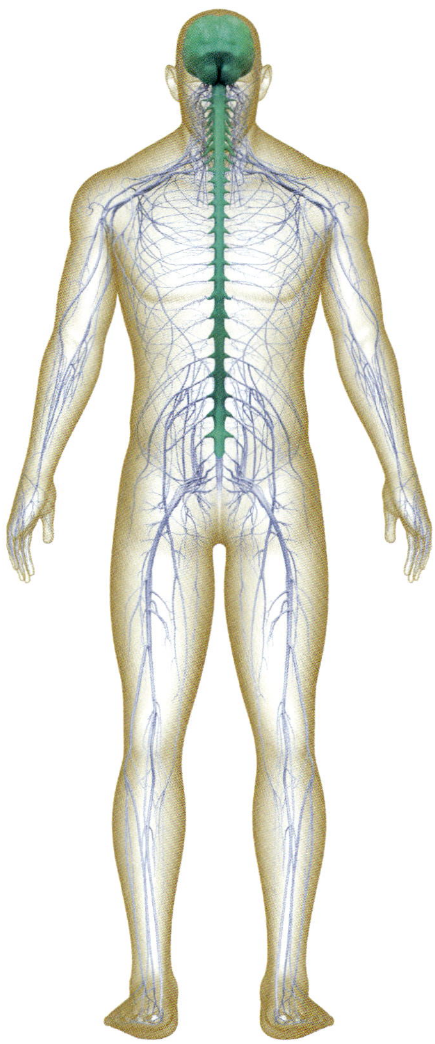

*Das zentrale Nervensystem mit Gehirn und Rückenmark in der Mittelachse (grün) und das Netzwerk des peripheren Nervensystems (blau)*

## Die tiefe Wirkung der Atmung

Die Ausführung von Bewegung im Einklang mit der Atmung ist eine bewährte Praxis, um die Verbindung von Körper und Geist zu fördern. Die bewusste Arbeit mit dem Atem trainiert unsere Achtsamkeit und Sensibilität. Im somatischen Training üben wir, jede einzelne Ein- und Ausatmung wahrzunehmen und die Bewegungen mit dem Atemfluss zu synchronisieren. Auch den kurzen Pausen dazwischen wird Aufmerksamkeit geschenkt. Dadurch lernen wir unseren eigenen Atemrhythmus kennen, werden vertraut mit persönlichen Präferenzen und entdecken Unregelmäßigkeiten, die wir in den Übungen ausbalancieren können.

Bei vielen Menschen ist die Atmung infolge körperlicher und mentaler Belastungen gehemmt oder sogar fehlgesteuert. Die bewusste Koordination von Atmung und Bewegung in sich rhythmisch wiederholenden Abläufen reaktiviert den Atemapparat, schult die Lungenkapazität und optimiert unsere Atemqualität. Unser wichtigster Atemmuskel, das Zwerchfell, wird zum Auslöser und Überträger von Bewegung. Sein Gleiten nach oben und unten überträgt sich auf die angrenzenden Strukturen und beeinflusst das Fasziengewebe. Wenn Atmung und Bewegung miteinander verbunden werden, entsteht eine organische Verkettung von Aktivität und Entspannung durch das Abdomen bis in den Beckenboden.

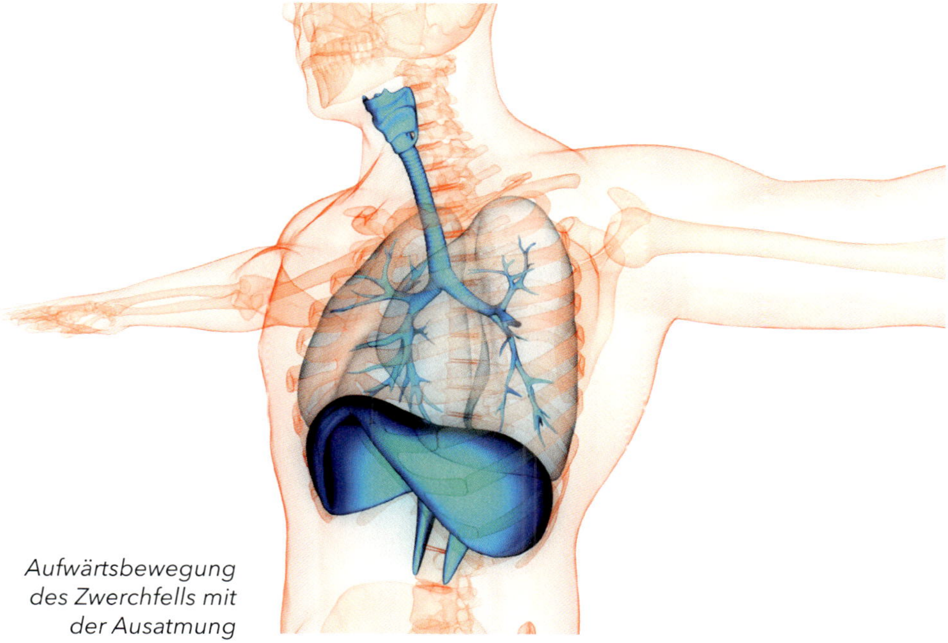

*Aufwärtsbewegung des Zwerchfells mit der Ausatmung*

## Atembeobachtung

Nimm dir am Anfang deiner Bewegungspraxis oder auch zwischendurch einen Moment Zeit, um deinen Atemfluss und die Bewegung der Atmung im Körper zu studieren.

- Lege dich auf den Rücken und stelle deine Füße hüftbreit geöffnet auf. Lege deine Hände rechts und links auf den Brustkorb.

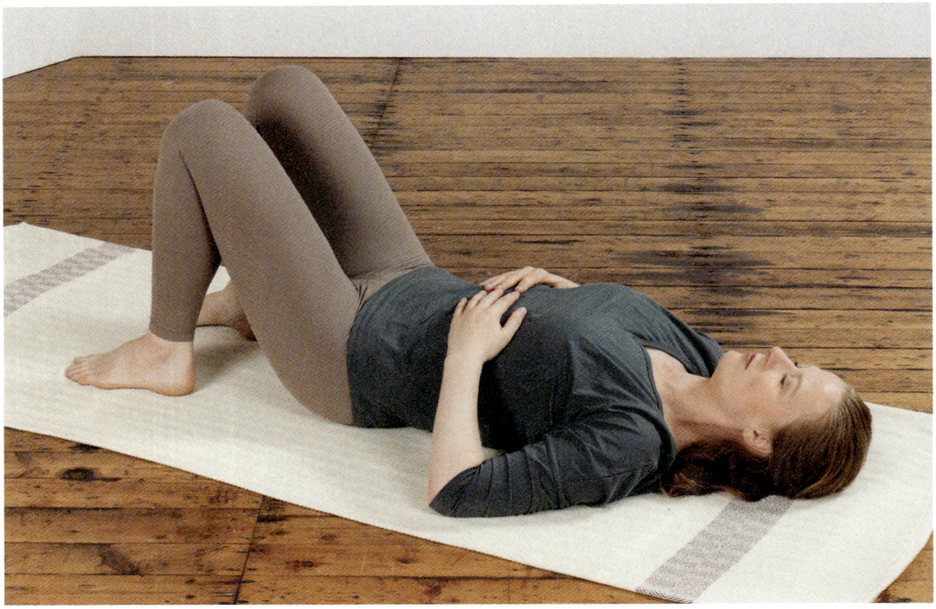

- Schließe deine Augen und lasse den Körper zur Ruhe kommen.
- Lenke deine Aufmerksamkeit zur Atmung und versuche durch die Nase ein- und auszuatmen.
- Nimm wahr, wie die Atemluft etwas kühler an der Nasenspitze einströmt und leicht aufgewärmt wieder ausströmt.
- Vertiefe deine Einatmung und beobachte, wie das Brustbein beginnt, sich stärker zu heben und zu senken.
- Wie passt sich die Ausatmung der Einatmung an?
- Finde einen gleichmäßigen und ausbalancierten Atemrhythmus und nimm über die Hände die seitliche Expansion in den beiden Brustkorbhälften wahr.

- Lenke deine Aufmerksamkeit zur Rückseite des Brustkorbs, der Gewicht an den Boden abgibt. Welche Empfindung löst der Druck gegen die Rippenbögen aus?
- Tauche mit deiner Wahrnehmung noch tiefer in den Körper ein und verfolge die Bewegungen des Zwerchfells im Atemrhythmus.
- Lasse eine Hand zum Bauch gleiten, um zu spüren, wie er sich mit der Einatmung in die Handfläche wölbt und mit der Ausatmung wieder nach unten sinkt.

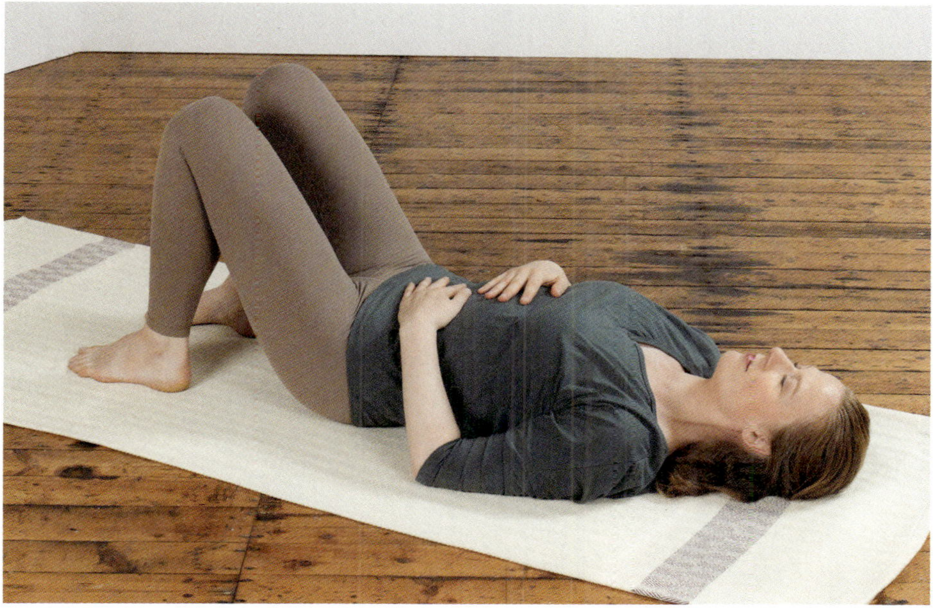

- Lege deine Arme locker neben dem Becken ab und beobachte, wie sich die Atembewegung in andere Körperpartien überträgt.

# Aktivierung des Bewegungsapparats

Der folgende Abschnitt stellt die wichtigsten anatomischen Bausteine und Prinzipien der Trainingsmethode vor. Das genaue Wissen um die Beschaffenheit und Vorgänge in unserem Körper gibt uns eine weitere Wahrnehmungsebene und eine tiefere Dimension, uns selbst zu erfahren. Je besser wir den Körper verstehen und uns in ihm auskennen, desto leichter können wir in einen Zustand von Wohlbefinden und Ausgeglichenheit kommen. In der Anatomie finden wir Balance über die Ausrichtung der Strukturen des Bewegungsapparates und deren Beziehung zueinander.

Im Zentrum der Betrachtung stehen Aufbau und Funktion des Fasziengewebes sowie die Erkundung der Tiefenmuskulatur. Beide Strukturen bilden die Basis für die somatische Übungsweise, in der Stabilität und Beweglichkeit systematisch aufgebaut werden. Das Training ist so gestaltet, dass fließende und repetitive Sequenzen die myofasziale Spannung im Körper reduzieren und gleichermaßen den Stützapparat, bestehend aus Skelett, Muskeln und Bindegewebe, kräftigen. Die weichen, fein artikulierten Bewegungen am Boden füllen den Körper auf, indem sie die Zirkulation in allen Geweben des Körpers erhöhen, den Blutkreislauf mit Sauerstoff anreichern und die Faszien durchspülen. Dies geschieht mit wenig Anstrengung, denn die Bewegungen werden langsam, isoliert und mit wenig Kraftaufwand ausgeführt.

Somatisches Bewegungstraining ist eine ganzheitliche Methode, die darüber hinaus weitere Areale und Systeme im Körper anspricht. Die Beweglichkeit von Schulter- und Beckengürtel wird durch Kreisen, Beugen und Strecken in den Gelenken erweitert. Der Übergang zwischen Becken und unterem Rücken wird in den Abläufen kontinuierlich mit einbezogen und stabilisiert. Überdies fördert ein Großteil der Übungen die Mobilisierung der Wirbelsäule und der Bandscheiben. Knie, Hand- und Fußgelenke, Kopf und Nacken werden ebenso angesprochen und sanft aktiviert.

# Mobilisieren und Nähren des Fasziengewebes

Die Faszie ist nach der Haut die erste innere Schicht, die während der Übungspraxis durchdrungen wird, bevor wir in die Tiefenmuskulatur und ins Zentrum des Körpers gelangen.

Somatisches Bewegungstraining hat einen erheblichen Effekt auf das Bindegewebe, denn es wird dem netzartigen Aufbau der Faszie gerecht. Zu über 70 Prozent aus Wasser bestehend, benötigt das Fasziengewebe vielseitige Stimulation und Mobilisierung, um Verklebungen und Blockaden vorzubeugen.

Wir können das Fasziengewebe durch Wippen, Federn, Schwingen oder Massage anregen. Außerdem braucht es Druck und Zug sowie Dehnung in alle Richtungen. Die fließenden somatischen Bewegungsabläufe bewirken Auflockerung, Geschmeidigkeit und Durchlässigkeit und werden von einer inneren Struktur zur nächsten weitergeleitet. Ähnlich wie die Faszie durchwandern diese Bewegungsabläufe während der Praxis das gesamte Körpersystem. Durch gleitende, streichende, pumpende und auswringende Bewegungsqualitäten wird das Fasziennetz in den Übungen immer wieder neu geformt und verändert.

Die Faszie durchzieht den gesamten Körper und verbindet alle Strukturen zu einem großen Organismus. Der Begriff Faszie leitet sich vom lateinischen *fascia* ab und bedeutet »Band« oder »Bündel«. Die verschiedenen Stränge der Faszie bilden ein fein ausgerichtetes Spannungsnetzwerk und sind Teil des aktiven Bewegungsapparats.

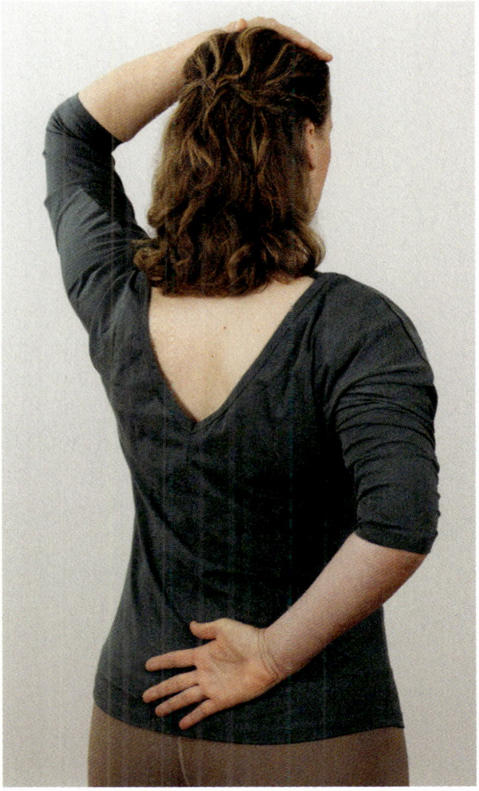

*Das Spüren der Verbindung von Schädel und Kreuzbein verdeutlicht die Verkettung der anatomischen Strukturen in Rumpf und Becken.*

## Innere Textur des Körpers

Das Fasziengewebe besteht im Wesentlichen aus Proteinen und Wasser. Je nach Funktion der Körperstelle, an der es sich befindet, ist es mal fester, mal lockerer geknüpft, mit mehr oder weniger Flüssigkeitsgehalt. Die Bindegewebsfasern sind netzartig angeordnet und können sowohl dehnbar als auch dicht, zug- und reißfest sein.

Die Faszie hüllt jeden einzelnen Muskel bis zur Muskelfaser ein. Sie umschließt Knochen, Gelenke, Nerven und Gefäße. Das Fasziengewebe bildet Sehnen, Bänder und Gelenkkapseln. Auch das Unterhautfettgewebe ist darin eingewoben. Die Aufhängung und Einbettung von Organen, Hirnhaut, Herzbeutel und Brustfell erfolgt über die viszerale Faszie.

Die lose Zusammensetzung des Fasziengewebes sorgt für Elastizität und Gleitfähigkeit wie auch für Stabilität. So können sich die Muskeln gegeneinander und miteinander geschmeidig bewegen. Organe können sich verschieben und zurückgleiten, wie zum Beispiel bei der Atembewegung. Die Faszie gibt dem Körper Form und lässt mit ihrer weichen Beschaffenheit eine große Spanne an Beweglichkeit zu.

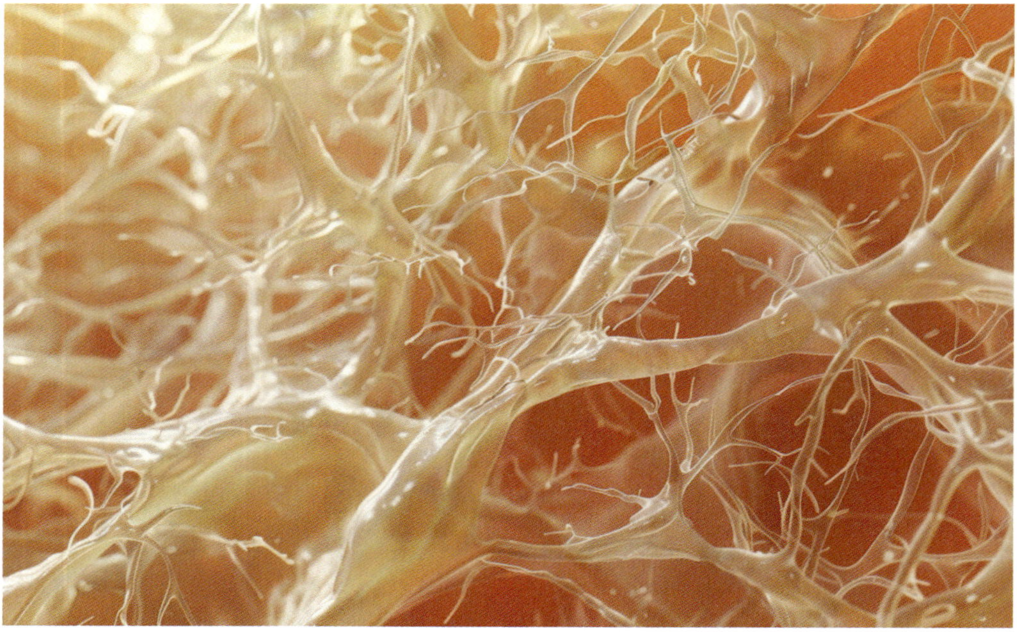

*Das Fasziengewebe kann man sich wie eine netzartige Struktur vorstellen, die die Körpermasse gewissermaßen zusammenhält.*

## Versorgung, Abwehr, Kommunikation

Das Fasziengewebe dient durch seine Wasserbindefähigkeit als wichtiger körpereigener Wasserspeicher. Der hohe Wassergehalt der Bindegewebsfasern unterstützt den Austausch von Flüssigkeiten sowie den Zellstoffwechsel. Die Faszie ist außerdem am Abwehrsystem als Barriere für Fremdkörper beteiligt.

Das Bindegewebe ist zudem ein wichtiges Sinnesorgan, denn in ihm befinden sich viele freie Nervenenden und Rezeptoren, die mechanische Reize, Temperaturschwankungen und Schmerz an umliegende Strukturen melden. Die anatomische Verbindung zwischen Faszie und Nervensystem bildet eine wichtige Grundlage für die somatische Bewegungsarbeit. Die Übungen beleben und trainieren nicht nur das Fasziengewebe, sondern sensibilisieren unsere motorische Wahrnehmung bis hin zur Überschreibung von unangenehmen körperlichen Empfindungen mit positiven Sinneseindrücken während des Bewegungstrainings.

## Komposition von Bewegung

Muskeln und Fasziengewebe interagieren unablässig miteinander. Dieses myofasziale System überträgt und verteilt Kräfte im gesamten Bewegungsapparat. Das Spannungsnetzwerk aus Muskeln, Sehnen, Bändern und Bindegewebe reagiert bei Impulsen und Bewegungen sehr fein und dynamisch. Wenn ein Muskel an einer Stelle aktiviert oder gedehnt wird, gibt es über den Anschluss an lange Faszienketten eine Reaktion an anderen Körperstellen.

Bei der Ausführung von Bewegung ist immer der ganze Mensch zu betrachten. Wenn das myofasziale Netz an einem Punkt stimuliert wird, reagiert das ganze System von der Fußsohle bis zur Kopfhaut. Im somatischen Bewegungstraining wird dieses Zusammenspiel bewusst integriert und über den ganzheitlichen Übungsansatz verfeinert.

## Stimulation des Fasziensystems

**Spüren der Gesamtheit der Faszie:** Komme in die Rückenlage und beginne deine Füße abwechselnd heranzuziehen und wegzustrecken. Der federnde Impuls über die Füße kann immer schneller werden, bis der Körper beginnt dynamisch zu schaukeln. Spüre, wie sich die Bewegung über das gesamte Fasziennetz bis in den Scheitel fortsetzt. Lasse das Vor- und Zurückwippen wieder ausklingen und nimm wahr, wie sich der Körper neu organisiert hat. Was kannst du fühlen?

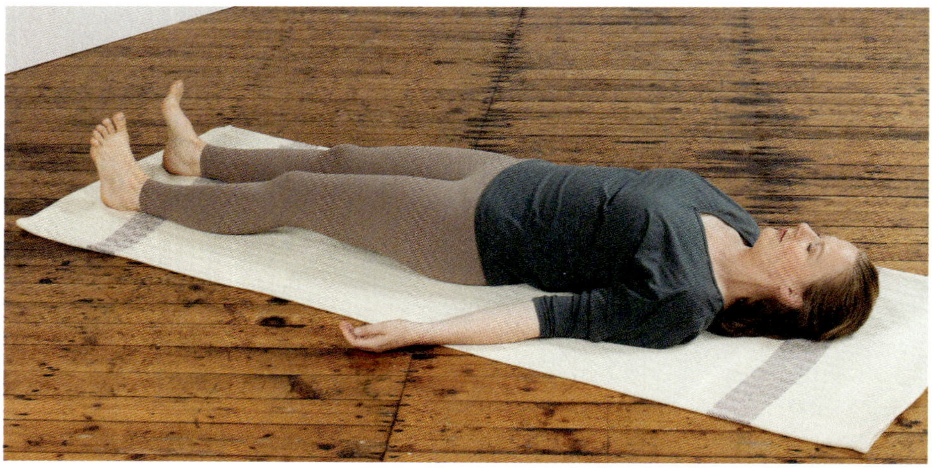

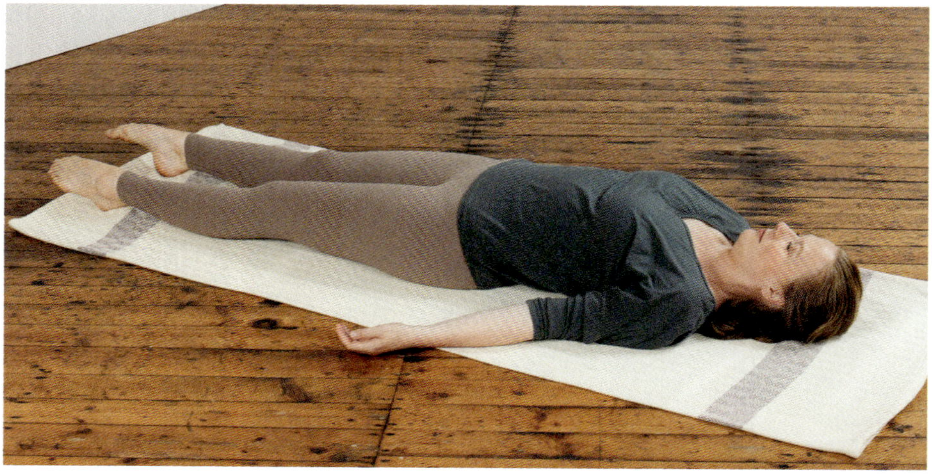

**Spüren der oberflächlichen Faszie:** Über quere Hautrollungen kannst du das Fasziengewebe direkt unter der Haut spüren. Greife dafür unterhalb des Ellenbogengelenks eine Hautrolle mit Daumen und Fingern und verschiebe sie langsam mit dem Daumen von innen nach außen. Die Finger laufen, ohne loszulassen, in diese Richtung mit. Vergleiche beide Arme miteinander, bevor du die Übung auf der anderen Seite wiederholst. Was nimmst du wahr?

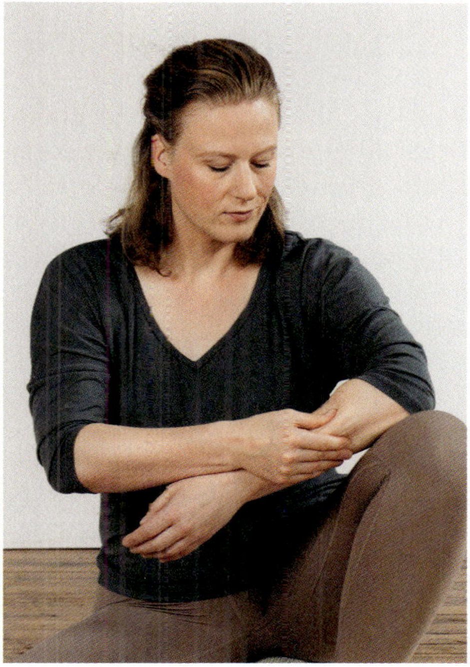

**Spüren der tiefen Faszie:** Lege nun den Handballen oberhalb des Handgelenks auf und gib Druck in die Tiefe (fast bis zum Knochen). Schiebe deine Hand mit diesem Druck in Zeitlupentempo Richtung Ellenbogen. Atme trotz der Intensität locker weiter. Halte kurz inne und spüre nach, bevor du die Übung auf der anderen Seite wiederholst. Wie unterscheiden sich die beiden Seiten zum Abschluss?

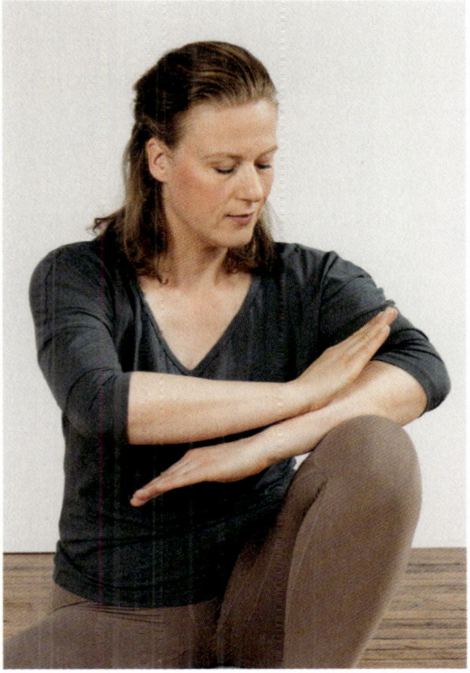

## Stärkung der Tiefenmuskulatur

Auch auf muskulärer Ebene findet im somatischen Bewegungstraining eine Fokussierung nach innen sowie eine bewusste Zentrierung statt. Das Ziel der Übungsmethode ist es, in tiefere und feinere Schichten, vor allem im Abdomen und im Becken, vorzudringen. Hier lokalisieren und erwecken wir die Tiefenmuskulatur und umgehen größtenteils die großen, oberflächlich verlaufenden Muskelgruppen. Wir öffnen den Körper systematisch, um in die Tiefe zu gelangen und den internen Stützapparat zu mobilisieren und zu kräftigen.

Zur Tiefenmuskulatur gehören alle inneren Muskeln des Rumpfes, die nahe am Skelett verlaufen. Entlang der Wirbelsäule zählen die Muskeln der Facettengelenke zwischen den einzelnen Wirbeln dazu. Sie verbinden Dorn- und Querfortsätze miteinander. Das Zwerchfell zwischen Brust- und Bauchhöhle, der quere Bauchmuskel sowie der Lenden-Darmbein-Muskel *(Musculus iliopsoas)* bilden die Tiefenmuskulatur des Abdomens. Der Beckenboden verschließt den Rumpf und interagiert mit den Innenseiten der Beine bis hin zu den Fußgewölben.

Die Tiefenmuskulatur verleiht unserem Skelett Stabilität und ist wichtig für die aufrechte Körperhaltung. Ebenso ist sie für die Regeneration nach Verletzungen verantwortlich. Durch sitzende und einseitige Tätigkeiten wird sie zunehmend vernachlässigt. Dies macht uns anfällig für Instabilität und Schmerzen, vor allem im Rückenbereich.

Somatisches Bewegungstraining knüpft an dieser Schwachstelle an und widmet zwei Abschnitten der Tiefenmuskulatur besonders große Aufmerksamkeit: den Iliopsoasmuskeln und dem Beckenboden. Um die Mittelachse und das Zentrum des Körpers zu stärken, werden diese beiden Partien in den meisten Bewegungsabläufen aktiviert, ohne die Muskulatur bewusst anzuspannen. Die Methode nutzt die myofasziale Verbindung der beiden Strukturen bis zum Zwerchfell und setzt diese Verkettung in einer Vielzahl von Übungen präzise ein.

### Balance aus der Mitte

Der *Iliopsoas*, umgangssprachlich Psoas genannt, wird trotz eines oberflächlichen Anteils oft als der am tiefsten liegende Muskel des Körpers bezeichnet. Er verläuft von der Körpermitte zu den Oberschenkeln hin und ist eine Kombination zweier großer Muskeln, die sich auf Höhe des Schambeins vereinen. Von dort winden sie sich spiralförmig bis zur Innenseite des Oberschenkelknochens, wo sie am kleinen Rollhügel *(Trochanter minor)* ansetzen. Der große Lendenmuskel *(Musculus psoas major)* entspringt jeweils links und rechts der fünf Lendenwirbelkörper und des zwölften Brustwirbelkörpers. Der Darmbeinmuskel *(Musculus iliacus)* kleidet flächig die Innenfläche der Beckenschaufeln aus.

Ein Großteil der somatischen Übungen beziehen die Aktivierung wie auch die Dehnung und Entspannung des Iliopsoas mit ein. Das liegt zum einen daran, dass er sich sehr großflächig durch Bauch- und Beckenhöhle zieht, zum anderen sind seine Funktionen grundlegend für eine Vielzahl von Bewegungsabläufen. Der Iliopsoas ist einer der wichtigsten Muskeln des menschlichen Körpers, denn er führt Bewegungen von Rumpf und Beinen in verschiedene Richtungen aus. Als einer der stärksten Hüftbeuger richtet er das Becken auf und stabilisiert das Hüftgelenk von vorn. So vermittelt er zwischen Rumpf und Beinen und sorgt für wichtigen Halt im Zentrum. Über die Iliopsoasmuskeln sind die Beine bis hoch in den Rumpf integriert und schwingen beim Gehen und anderen Bewegungen aus der Körpermitte. Darüber hinaus verfügt der Iliopsoas über einzigartige Eigenschaften, die ihn noch einmal besonders in den Fokus der somatischen Bewegungsarbeit rücken.

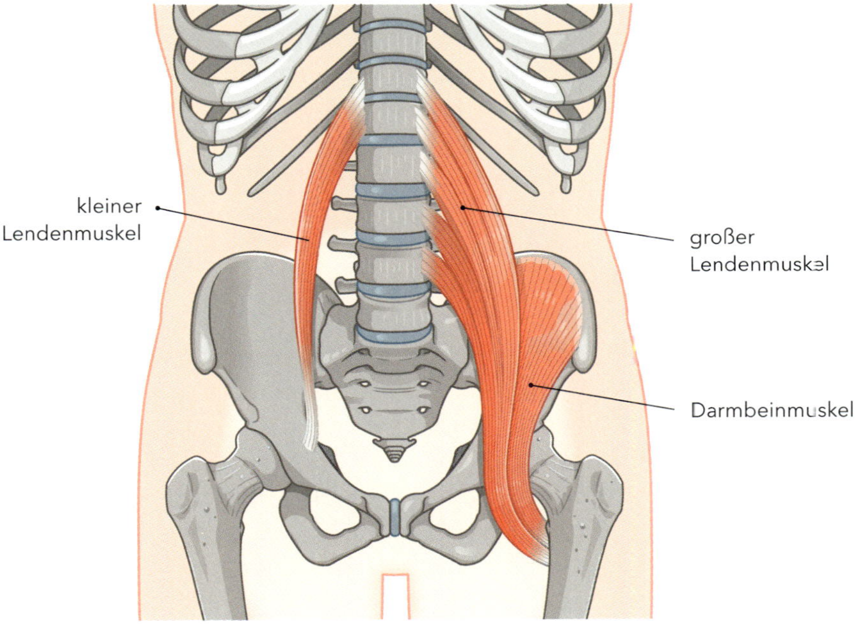


*Die Iliopsoasmuskulatur besteht aus zwei Muskeln: dem großen Lenden- und dem Darmbeinmuskel. Der kleine Lendenmuskel ist faszial mit dem großen Lendenmuskel verbunden und bei weniger als 50 Prozent der Menschen ausgebildet.*

Der Iliopsoas ist ein polyartikulärer Muskel, das heißt, er umspannt mehrere, um genau zu sein, acht Gelenke, von denen sechs Zwischenwirbelgelenke sind. Er bewegt die Knochen des unteren Rückens, des Beckens und der Hüftgelenke. Im Hüftgelenk bewirkt er eine Flexion sowie die Innen- und Außenrotation. Des Weiteren ist er für die Seitneigung der Lendenwirbelsäule zuständig. Der Iliopsoas ist der tiefste Bauchmuskel und Nachbar des Zwerchfells, mit dessen Fasern er sich über seine oberen Segmente verbindet. So beeinflusst er ebenfalls die Atmung und kann bei Überspannung die Bewegung des Zwerchfells beeinträchtigen.

Als sogenannter »Fight and Flight«-Muskel steht der Iliopsoas in direkter Verbindung mit dem Nervensystem und ist an den Überlebensinstinkt gekoppelt. Er reagiert auf Stress, indem er in bedrohlichen oder beängstigenden Situationen sofort anspringt. Die unbewusst ausgelöste Kontraktion des Iliopsoas bewirkt das Zusammenziehen der verletzlichen Körpervorderseite und war entwicklungsgeschichtlich der Auslöser für Kampf oder Flucht. Diese Reaktion geschieht auch bei psychischen Belastungen, weshalb er oft als »Seelenmuskel« bezeichnet wird. Problematisch wird es bei der Umkehrung des Prozesses, wenn chronischer Stress ständig Gefahr suggeriert und der Psoas kaum Entspannung erfährt.

Im somatischen Training spielt die Entspannung des Iliopsoas auf mentaler als auch auf körperlicher Ebene eine wichtige Rolle. Ist er verkürzt, zieht er das Becken nach vorn unten und verhindert durch seine Verspannung die wichtige Hüftgelenksextension und Beckenaufrichtung. Da er tief in der Bauchhöhle liegt, ist er recht unbewusst und oft ungeschmeidig. Dazu kommt, dass er durch das häufige Sitzen im Alltag immer unter Spannung steht. Um diesem Ungleichgewicht entgegenzuwirken, arbeiten wir in der Praxis mit verschiedenen Streckbewegungen und entspannenden Iliopsoasdehnungen.

Wenn wir die Iliopsoasmuskeln trainieren, geht es darum, einen Ausgleich zwischen An- und Entspannung zu schaffen. In den Übungen beteiligt sich der Iliopsoas am Beugen und Strecken der Wirbelsäule, an der Inklination des Beckens und des Rumpfes sowie an allen Abläufen zur Kräftigung der Körpermitte. Er steuert Bewegungen in mehreren Gelenken zugleich und bildet als tiefster Bauchmuskel ein inneres Korsett für unsere Aufrichtung und Fortbewegung. Als Ausgleich üben wir den Bauch loszulassen, zu füllen und zu nähren. Dies fördert die myofasziale Balance im Stützapparat, Durchlässigkeit im Zwerchfell und Regeneration im Nervensystem.

## Lokalisierung des Iliopsoas

- Komme in die Rückenlage und klopfe mit flachen, offenen Handflächen den Verlauf des Iliopsoas auf der rechten und dann auf der linken Körperseite ab. Beginne zwei Finger oberhalb des Bauchnabels und gehe diagonal über die Mitte der Leiste bis zum inneren Oberschenkel. Spüre nach der rechten Seite den Unterschied zu links.

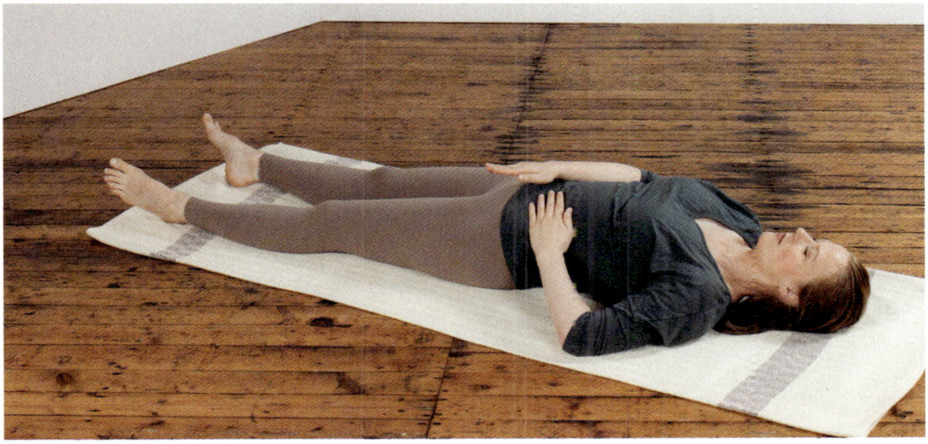

- Stelle nun einen Fuß auf deiner Unterlage auf, platziere die Arme locker neben dem Körper und versetze das gestreckte Bein am Boden etwas nach außen.

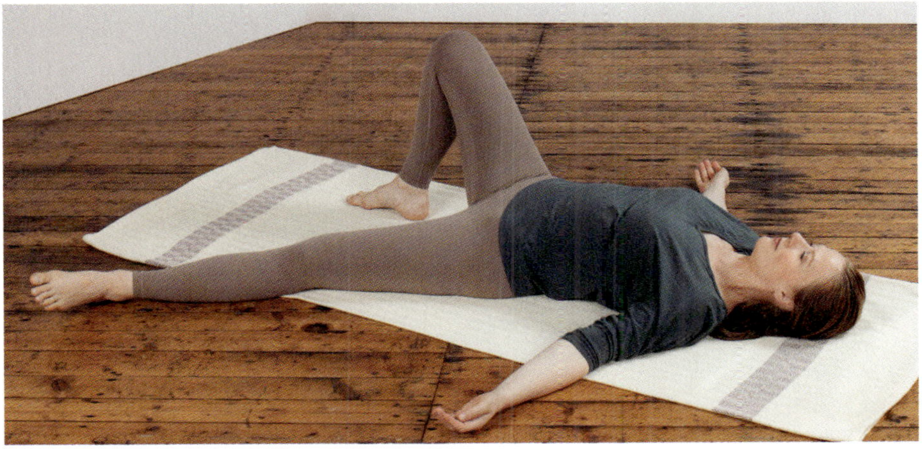

- Hebe das gestreckte Bein auf mittlere Höhe nach oben und halte es dort für ein paar Atemzüge.

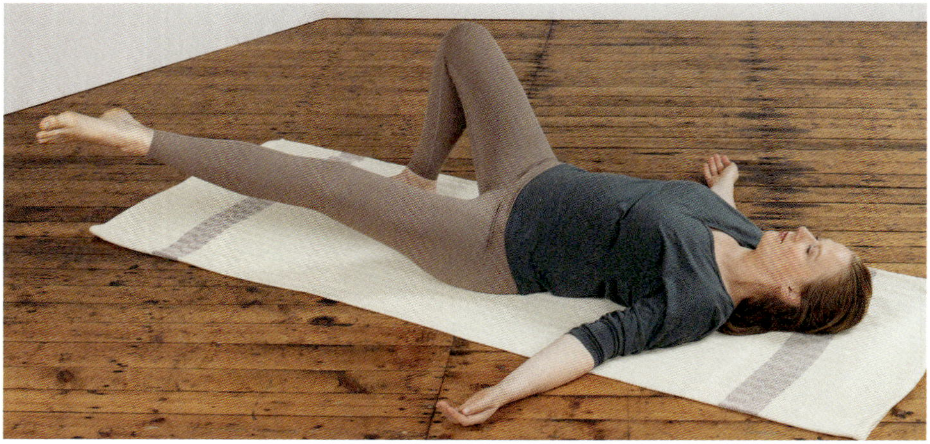

- Lege das Bein sehr langsam wieder ab. Führe deine Hände beim Absenken zur Leiste, um die Iliopsoasmuskeln zu spüren. Wiederhole die Übung dreimal.

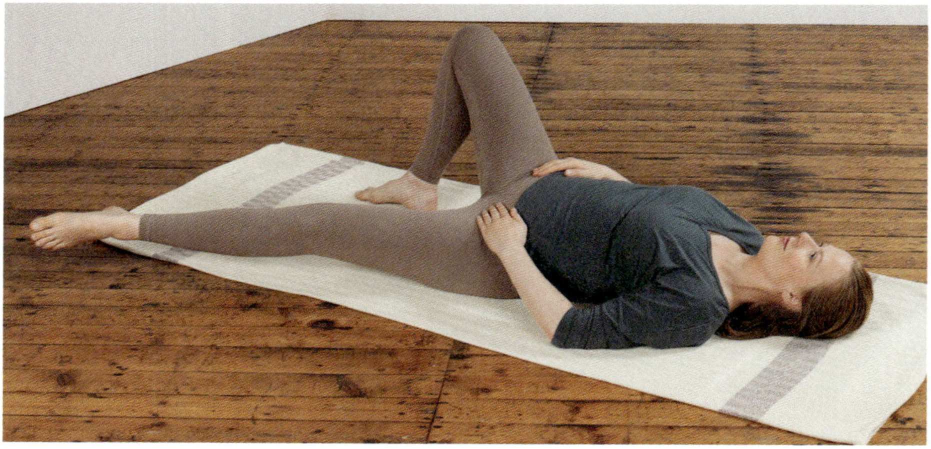

- Nimm wahr, wie die andere Beckenseite und der untere Rücken die Bewegung begleiten.
- Führe die Übung auf der anderen Seite durch und vergleiche rechts und links miteinander. Welcher Hüftbeuger fühlt sich kräftiger an?

## Verankert im Zentrum – Beckenboden

Der Beckenboden ist der zweite Abschnitt der Tiefenmuskulatur, der im somatischen Bewegungstraining in den Vordergrund rückt. Die Beckenbodenmuskeln *(Diaphragma pelvis)* bilden den unteren Abschluss des Bauchraums und sind ein wesentlicher Teil des inneren Halte- und Stützapparats. Die aus drei Schichten bestehende, handtellergroße Muskulatur verschließt den Beckenausgang, kontrolliert die Öffnung von Darm und Harnröhre und trägt die Bauch- und Beckenorgane.

Die äußere Beckenbodenschicht verläuft direkt unter der Hautoberfläche und umzieht in einer Schlaufe aus zwei Ringmuskeln die Körperöffnungen. Der Kreuzungspunkt dieser Achterschleife bildet den sogenannten Damm. Die äußeren Abschnitte verbinden das Steißbein mit dem Schambein. Dieser Teil kann muskelunabhängig von den anderen beiden Schichten des Beckenbodens angespannt und aktiviert werden.

Die mittlere Beckenbodenschicht vernetzt als dreieckige Struktur den Bereich zwischen den Sitzbeinen bis zum Schambein. Die Muskelplatte ist von beiden Seiten in eine Schicht festen Bindegewebes eingebettet und stab lisiert Becken und Wirbelsäule. Ihre Aufgabe ist es zudem, Druckbelastungen aus dem Bauchraum, wie sie etwa beim Husten und Niesen entstehen, abzufedern.

Die innere Beckenbodenschicht bildet sich aus mehreren Muskelgruppen und kleidet fächerförmig den gesamten Innenraum des Beckens aus. Das strahlenartige Netz dieser Schicht verläuft vom Kreuzbein bis zum Schambein und kann kaum unabhängig angespannt werden. Das Gewebe besitzt allerdings ein enormes Schwingungspotenzial sowohl nach oben in den Bauchraum als auch bodenwärts und wird beim Atmen und Sprechen aktiviert.

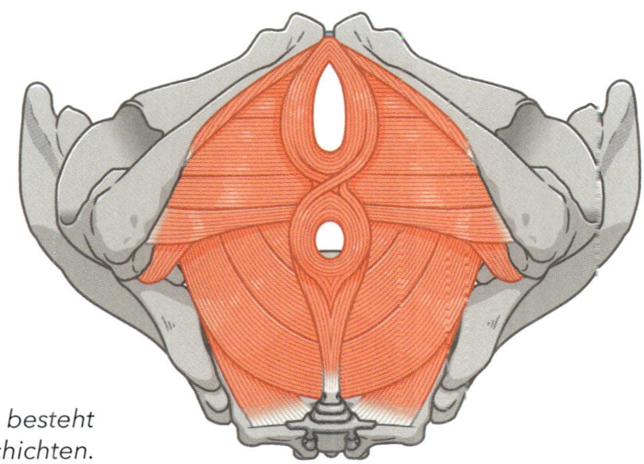

*Der Beckenboden besteht aus drei Muskelschichten.*

Beckenboden und Abdomen sind faszial miteinander verbunden und arbeiten als Synergisten zusammen. Das bedeutet, dass sie sich gegenseitig unterstützen und nicht unabhängig voneinander agieren. Die Aktivität des Beckenbodens ist an die Arbeit der Iliopsoasmuskeln gekoppelt und demzufolge auch mit der Atmung synchronisiert. Beim Einatmen weitet sich der Beckenboden, da die Organe vom Zwerchfell nach unten gedrückt werden. Beim Ausatmen saugt das Zwerchfell die Organe nach oben und der Beckenboden zieht sich zusammen, um wie eine kleine Kuppel in den Beckenraum zu wandern.

Viele weitere Strukturen im Körper sind mit dem Beckenboden vernetzt, unter anderem Kiefer, Kehlkopf, Handinnenflächen und Fußsohlen. Im somatischen Bewegungstraining nutzen wir die fasziale Verbindung über die Beininnenseiten bis in die Fußgewölbe, um den Beckenboden zu aktivieren. Die Beckenbodenmuskulatur ist oft nicht einfach zu lokalisieren und anzusteuern, deshalb trainieren wir in den Übungsabläufen die umgebenden Strukturen und der Beckenboden wird automatisch mit einbezogen. Diese Herangehensweise ermöglicht einen leicht verständlichen Zugang zur Arbeit mit feinen, tief liegenden Körperregionen. Wie beim Iliopsoas ist es für die Praxis wichtig, einen Ausgleich zwischen An- und Entspannung zu schaffen, denn die Beckenbodenmuskulatur benötigt gezielte Kräftigung genauso wie Weite und bewusstes Loslassen.

## Ansteuern des Beckenbodens

**Über die Verbindung von Oberschenkelinnenseiten, Scham- und Steißbein:** Komme in die Rückenlage und bringe mit geöffneten Knien beide Fußsohlen zueinander. Lege die Hände wie ein Dreieck auf das Schambein, um den Beckenraum zu spüren. Stelle dir mit der Einatmung vor, wie der Beckenboden sich weitet. Spüre, wie rechter und linker Sitzbeinknochen, Steißbein und Schambein sich auseinander bewegen und eine Öffnung im Beckenboden entsteht. Schiebe mit der Ausatmung die Fersen leicht gegeneinander und nimm wahr, wie der Beckenboden kontrahiert und sich nach innen hebt. Wiederhole den Ablauf mehrere Male. Als Steigerung kannst du den Beckenboden am Ende der Ausatmung leicht nachziehen.

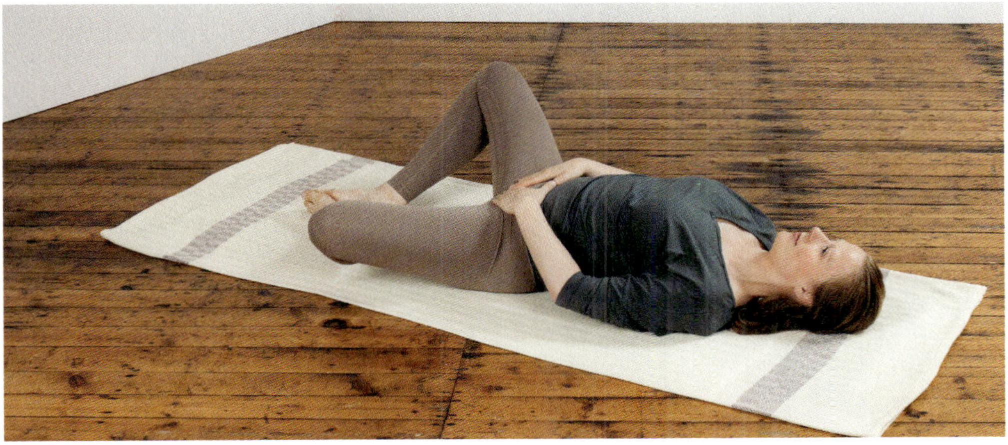

**Über die Verbindung von Oberschenkelrückseiten und Sitzbeinhöckern:** Stelle nun die Füße hüftbreit geöffnet auf. Die Fersen stehen in der Verlängerung der Sitzbeinknochen. Lege die Fingerspitzen an den rechten und an den linken Sitzbeinknochen. Verfolge mit der Einatmung das Weiten der Sitzbeinknochen. Ziehe mit der Ausatmung die Fersen leicht zu den Sitzbeinknochen, ohne dass die Füße sich bewegen. Beobachte das Zusammenziehen der Sitzbeinknochen und mache als Steigerung die Aktion nach einigen Wiederholungen bewusst mit. Um die Wahrnehmung zu verfeinern, kannst du üben, die Sitzbeinknochen einzeln und alternierend anzusteuern.

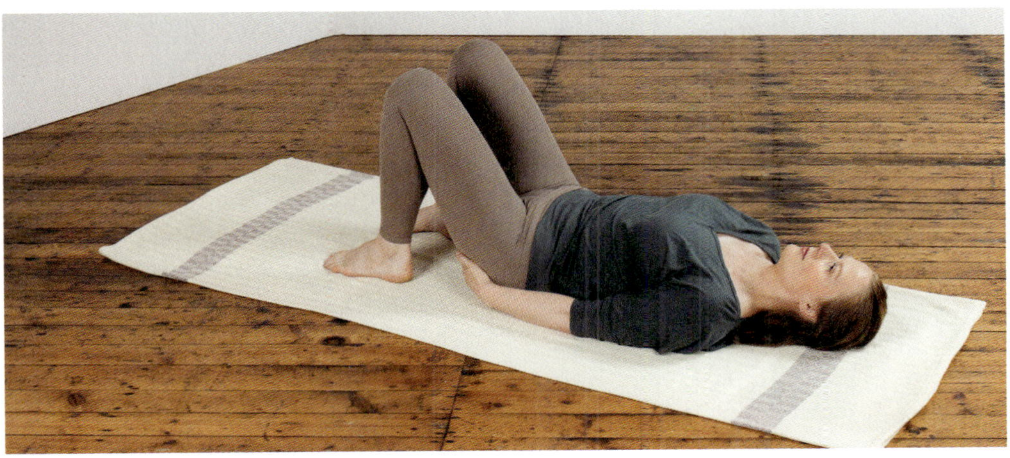

# Somatisches Training zur Prävention und Linderung von Beschwerden

Somatisches Training ist besonders wirksam als regelmäßige Übungspraxis zur Prävention von Bewegungsmangel, Haltungsschäden und Fehlbelastungen. Mit ihrem ganzheitlichen Fokus und der sanften Herangehensweise dient die Methode aber auch dem Ausgleich von Dysbalancen. So können körperliche Beschwerden gelindert, Blockaden gelöst und Bewegungsabläufe optimiert werden.

Regeneration und Heilung brauchen Zeit und Geduld. Die Trainingsphilosophie der somatischen Bewegungsarbeit ist es daher, Hilfe zur Selbsthilfe zu leisten. Der Körper soll lernen, die eigene Genesung anzukurbeln, indem er gesunde Bewegungsmuster trainiert, die ihn stabilisieren, öffnen und widerstandsfähig machen. Das Bestreben ist, körperliche Aktivität möglichst in Form einer festen Bewegungsroutine in den Alltag zu integrieren und den individuellen physischen Voraussetzungen oder bereits vorhandenen Einschränkungen anzupassen.

In herausfordernden Situationen sind wir für schnelle Lösungen anfällig, die unmittelbare Entlastung in Aussicht stellen. Die Vorstellung, dass eine einzige Übung gegen bestimmte Symptome oder Schmerzen wirkt und sie mit wenig Aufwand und in kürzester Zeit verschwinden lässt, ist verlockend. Jedoch ist es vor dem Hintergrund der aktuellen Faszienforschung nicht mehr zeitgemäß, den Trainingsfokus ausschließlich auf eine bestimmte Körperpartie zu legen. Mit einseitigen Übungen werden das Zusammenspiel der verschiedenen Körpersysteme sowie die Verbindung des Skeletts und der Tiefenmuskulatur über komplexe Faszienschläuche übergangen. Darüber hinaus ist auch ein Ausgleich der Bewegungsrichtungen im Körper empfehlenswert, denn das Üben von neutralisierenden Abläufen und Gegenbewegungen erleichtert das Vergrößern der gesamten Bewegungsspanne in den Gelenken.

# Neue Impulse gegen Bewegungsmangel

In erster Linie wirkt somatisches Training gegen Bewegungsmangel durch stetiges Sitzen, wenig Sport und mentale wie physische Überlastung. Im Berufs- oder Familienalltag bleiben Bewegung und Training oft auf der Strecke. Selbst die Freizeit vieler Menschen ist von Bewegungsmangel geprägt. Um besonders in angespannten und herausfordernden Zeiten gesund, flexibel und resilient zu bleiben, finden wir in der somatischen Bewegungspraxis zurück zum Körper und geben ihm das, was er am meisten braucht.

Besonders unsere Gelenke sind für Bewegung in verschiedene Richtungen und das Verteilen von Kräften ausgelegt. Sie leiden, wenn sie nicht ausreichend genutzt und angeregt werden. Knorpel, Kapsel und Gelenkflüssigkeit müssen beständig durch Be- und Entlastung versorgt und genährt werden. Muskeln und Fasziengewebe werden bei Bewegungsmangel fest und undurchlässig. Mit dem Kultivieren einer vielseitigen und abwechslungsreichen Übungspraxis bekommt der Bewegungsapparat immer wieder frische Anstöße, Mobilität und Kraft aufzubauen.

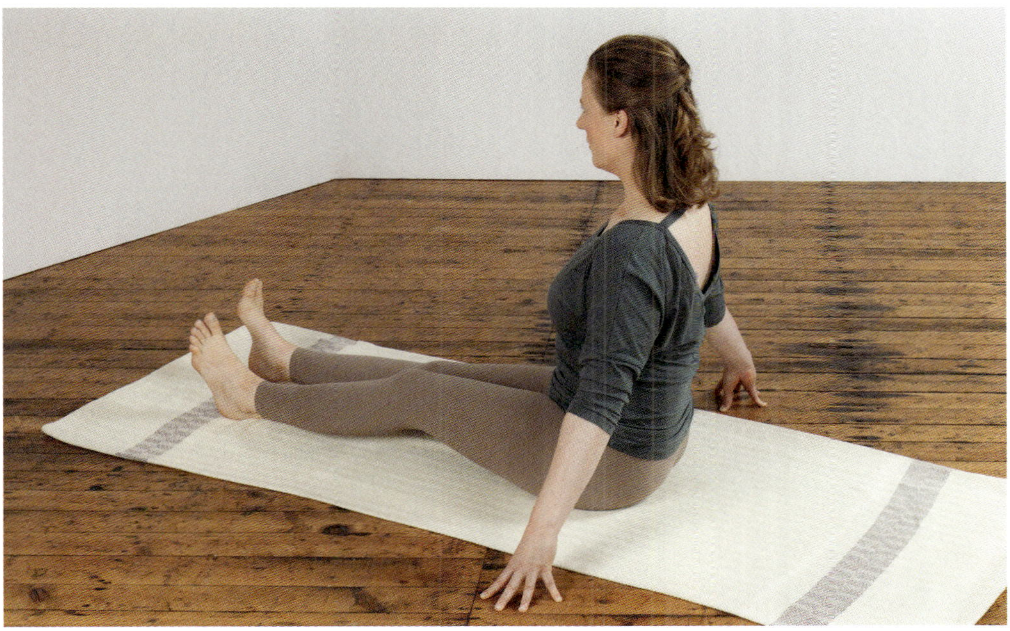

*Auch kurze Mobilisierungseinheiten können einen großen Effekt bewirken, wenn sie nur regelmäßig durchgeführt werden.*

Um die Muskulatur und das Bindegewebe gezielt und gelenkschonend zu trainieren, braucht es zudem eine gründliche Aufwärmphase. Spezifische Übungen zur Prävention und Schmerzlinderung sind ohne die schrittweise Vorbereitung des Körpers wenig effektiv und erreichen die empfindlichen Regionen gar nicht in der Tiefe. Auch die gewissenhafte Wiederholung von Bewegungsabläufen ist wichtig, um die Informationen und Effekte der Abläufe zu verinnerlichen und schließlich dauerhaft zu verkörpern.

Oft stehen uns zu hohe Ziele und Erwartungen im Weg, wenn wir mehr Bewegung in unseren Alltag integrieren wollen. Das lässt die Motivation sehr schnell wieder sinken. Wenn wir uns aber von der Vorstellung verabschieden, dass mit Bewegungstraining kurzfristige Ergebnisse erzielt werden, lernen wir die Praxis selbst wertzuschätzen. Dabei reichen bereits 20 bis 30 Minuten am Tag aus, weil kurze, gut abgestimmte Übungseinheiten sehr effektiv sein können. Selbst wenn wir nicht täglich trainieren, etablieren wir so eine gesunde Routine, die wir langfristig gar nicht mehr missen möchten. Die besten Voraussetzungen dafür sind Freude an Bewegung, ein angemessenes Trainingspensum, die Möglichkeit, soziale Kontakte zu knüpfen, beziehungsweise Raum für Rückzug im eigenen Zuhause.

## FÜNF GUTE GRÜNDE FÜR MEHR BEWEGUNG

1. Bewegung ist auf ganzer Linie gesundheitsförderlich.
2. Regelmäßige Bewegung reduziert die Risikofaktoren für Erkrankungen wie Diabetes, Herz-Kreislauf-Störungen und Bluthochdruck.
3. Bewegung fördert die Rückengesundheit, insbesondere die Elastizität der Bandscheiben.
4. Ausgewogenes Bewegungstraining beugt Stimmungsschwankungen, Schlafproblemen, Angststörungen, Depressionen und Demenz vor.
5. Bewegung verlängert unsere Lebenserwartung und verbessert die Lebensqualität bedeutend.

# Schmerzregulierung und Regeneration

Trotz aller Bemühungen zur Prävention gehören auch Irritationen und Schmerzen zu unserem Leben. Es gibt kaum Erwachsene, die noch nie unter Rücken- oder Nackenproblemen gelitten haben. Für einige sind körperliche Beschwerden sogar chronisch. Unser Körper ist ein Wunderwerk und reagiert trotzdem empfindsam auf äußere Einflüsse, Krankheitserreger und Immundefekte. Dazu kommen psychosomatische Ursachen für Erkrankungen, die die Wechselwirkung zwischen Körper und Psyche widerspiegeln. So sind selbst bei Kreuzschmerzen die psychische Komponente und der Einfluss von Stress nicht zu unterschätzen. Schmerzsignale sind oftmals eine Warnung des Organismus und können eine Reaktion auf körperliche wie auch auf mentale Überanstrengung sein.

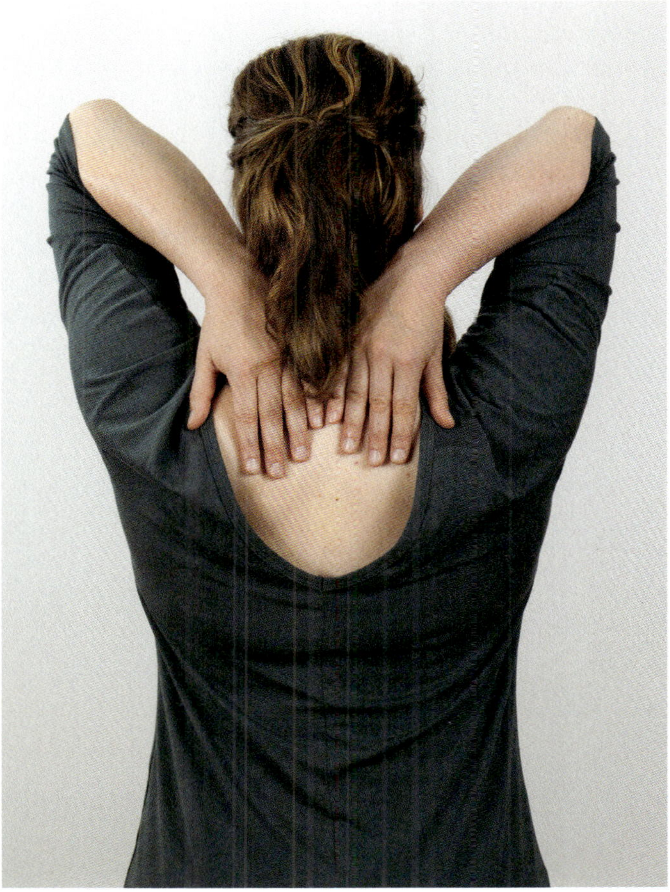

*Die Schulter-Nackenpartie ist besonders anfällig für schmerzhafte Beschwerden.*

Verletzungen, Krankheiten und Schmerzen schränken den Körper in seinen Bewegungsmöglichkeiten ein. Ungeachtet dessen empfiehlt mittlerweile auch die Schulmedizin, in Phasen der Regeneration möglichst aktiv zu bleiben, statt sich ausschließlich zu schonen. Bewegung ist ein wichtiger Schlüssel zur Genesung. Selbstständig in die Aktion zu kommen, stärkt unser Selbstbewusstsein und das Vertrauen in den eigenen Körper. Empfindliche Körperpartien sollten zunächst vorsichtig gedehnt und mobilisiert werden. Geschädigte körperliche Strukturen brauchen eine sanfte Stimulation und Entlastung der Gelenke, um Entzündungen zu hemmen und gereizte Bereiche zu beruhigen.

Rückenschmerzen sind die am häufigsten auftretenden Beschwerden im Bewegungsapparat. Die doppelte S-Form der Wirbelsäule verleiht uns Beweglichkeit, Aufrichtung und Stabilität. Unsere geschwungene Mittelachse ist aber auch anfällig für Dysbalancen. Insbesondere die konkaven Krümmungen an Hals- und Lendenwirbelsäule sowie die Übergänge zu den anliegenden Abschnitten sind verletzungsanfällig. Diese empfindlichen Bereiche sind veränderten Kräften ausgesetzt, weil viele anatomische Strukturen dort ansetzen. Zum einen gibt es Muskelinsertionen, zum anderen befindet sich an jedem Übergang ein Diaphragma, durch welches wichtige versorgende Gefäße verlaufen. Während der Rehabilitation nach Bandscheibenvorfällen, Wirbelblockierungen oder Hexenschuss bedarf es deshalb besonders der Stabilisierung der Rumpfmuskulatur. Die Arbeit mit der Tiefenmuskulatur im somatischen Bewegungstraining kräftigt das Abdomen sowie die paraspinale Muskulatur entlang der Wirbelsäule. So schaffen wir wieder ein Gleichgewicht zwischen den einzelnen Segmenten und finden Halt in der Körpermitte.

## DIE WIRKUNGSBEREICHE DES SOMATISCHEN TRAININGS

Auf körperlicher Ebene wirkt somatisches Training lindernd und unterstützend bei:

- Nackenschmerzen
- Einschränkungen im Schultergürtel (Frozen Shoulder, Impingement-Syndrom, Kalkschulter)
- Verspannungen und Blockaden im Rücken
- Skoliose
- Schmerzen im Lendenbereich
- Bandscheibenvorwölbungen und Bandscheibenvorfällen
- Ischiasbeschwerden
- Beckenschiefstand
- Schmerzen im Iliosakralgelenk
- eingeschränkter Beweglichkeit in den Hüftgelenken
- Knieschmerzen
- Ellenbogenschmerzen
- Arthrose
- Atemeinschränkungen
- Rückbildung nach der Geburt

Auf mentaler Ebene wirkt somatisches Training regulierend bei:

- psychischer Belastung und Stress
- Müdigkeit und Erschöpfung
- Schlafstörungen

# 3

# BEWEGUNG OHNE GRENZEN

Somatisches Bewegungstraining ist abwechslungsreich, umfassend und ausgewogen. Es beruft sich auf natürliche Bewegungsqualitäten und anatomisch fundierte Bewegungsprinzipien. Der behagliche Rahmen der Praxis erleichtert den Einstieg und nimmt einen positiven Einfluss auf die eigene Übungserfahrung.

# Wohltuende Bewegungsqualitäten

Bewegung wird im somatischen Training losgelöst von Form ausgeübt. Dieser Ansatz macht den grundlegenden Unterschied zu Yoga, Pilates oder klassischem und modernem Tanz aus. Die Übungsabläufe basieren zwar auf anatomischen Prinzipien, aber es spielt keine Rolle, wie die Bewegungen aussehen. Es gibt immer so viele verschiedene Ausführungsmöglichkeiten wie Menschen im Raum.

Im Vordergrund stehen die Bewegungsqualitäten, die uns unterstützen, die Synergie von myofaszialem System und Gehirn wiederherzustellen und zu optimieren. Wir arbeiten mit fließenden Bewegungen und nahtlosen Übergängen, um einen repetitiven Fluss aufzubauen. So entstehen wellenförmige Impulse, die ohne festen Anfang und Ende ineinander überfließen. Diese Qualitäten von Wasser spiegeln sich in unserer physischen Konstitution wider, besonders im Flüssigkeitsgehalt des Fasziengewebes. Auch der pulsierende Rhythmus der Übungen entspricht der Natur unseres Körpers. Wir bewegen uns im Einklang mit dem Pumpen des Herzens, mit den Kontraktionen unserer Organe und mit den Schwingungen der Diaphragmen im Beckenboden und im Zwerchfell.

Alle Bewegungen werden vom Atem getragen und folgen dem gleichbleibenden Tempo der Ein- und Ausatmung. In der Arbeit am Boden nutzen wir die Schwerkraft, um die Gelenke zu schonen. Die Sequenzen sind simpel und beinhalten gleitende, schaukelnde und kreisende Bewegungen. Wir schleifen Rumpf, Arme und Beine über die Unterlage und nutzen den Widerstand, um die Tiefenmuskulatur anzuregen. In den Übungen wenden wir die geringstmögliche Anstrengung auf, um das Gehirn nicht mit Informationen zu überhäufen und somit auch den somatischen Lernprozess nicht zu unterbrechen. Unsere Muskelkraft bekommt im somatischen Training eine elastische und geschmeidige Qualität, statt kräftig und hart zu sein.

Weil die Bewegungsabläufe einfach und schnell zu erlernen sind, ist es während der Praxis wichtig, nicht in den Automatikmodus überzugehen. Jede Wiederholung einer Bewegung ist anders und ermöglicht es uns, in tiefere Schichten vorzudringen. Mit Achtsamkeit und Beharrlichkeit können wir die Bewegungsspanne der Gelenke kontinuierlich erweitern und die Intensität je nach Bedarf dosieren. Ein sanfter und schonender Umgang mit dem Körper erfordert auch, Bewegungen nicht zu erzwingen und bei Schmerzen behutsam vorzugehen.

Dabei darf ausprobiert und experimentiert werden. Vor der Praxis, zwischen den einzelnen Übungen und am Ende pausieren wir und schauen nach innen. Wir spüren dem Echo der Bewegung nach, lassen die sensomotorischen Anstöße nachwirken und empfangen die Effekte des Trainings.

## Erholsame Bewegungspausen

Momente der Ruhe und bewusstes Innehalten sind wichtige Grundprinzipien der somatischen Bewegungsarbeit. In der Stille zwischen den Bewegungsabläufen können wir den Vorgängen im Körper lauschen und unsere innere Wahrnehmung schärfen. Wenn wir bewegungslos in einer neutralen Position verweilen, können wir den Körper, ohne einzugreifen, beobachten und die Prozesse, die ohne unser Zutun ablaufen, erleben. Wir lenken unsere Aufmerksamkeit auf die mit der Bewegung verbundenen Empfindungen und bekommen einen Einblick in die angeborene Weisheit des Körpers. Kontrolle abzugeben bedeutet, die Praxis passiv zu verinnerlichen und darauf zu vertrauen, dass unser System die Wirkungen aufnimmt, die uns dienen.

Die neutrale Position in Rückenlage gibt uns die Möglichkeit, den Körper zu spüren, ohne ihn zu bewegen. Wir können wahrnehmen, wie viel Gewicht unsere Knochen haben, in welchen Strukturen sich Spannung ansammelt und wo wir uns eng oder steif fühlen. Wenn wir uns auf den Boden legen und innehalten, offenbaren sich die Unterschiede zwischen rechter und linker Körperseite. Wir beobachten, wie unterschiedlich unsere Beine auf der Unterlage ausgerichtet sind oder wo sich unsere Arme neben dem Oberkörper befinden. Die neutrale Position gibt uns ebenfalls Aufschluss über die Beschaffenheit unserer Wirbelsäule. Wir spüren, welche Abschnitte den Boden berühren und wie sich der Übergang zum Becken anfühlt. Nicht zuletzt verrät uns der Körper in den Pausen mehr über unseren energetischen und geistigen Zustand. Wir nehmen wahr, ob wir erschöpft oder müde sind und welche Gedanken aufkommen. In passiven Momenten fällt es uns leichter, unsere Aufmerksamkeit zu bündeln und unsere Konzentration zu schärfen. Wenn wir kurz ruhen, gewähren wir unserem System genügend Zeit anzukommen, und können uns physisch wie mental immer wieder neu auf die Praxis einstellen.

## Ausrichtung der neutralen Position

1. Lege dich auf den Rücken und öffne deine Beine etwas weiter als hüftbreit.
2. Entspanne deine Füße und lasse die Zehen rechts und links nach außen fallen.
3. Lege deine Arme mit nach oben gerichteten Handflächen leicht geöffnet neben dem Oberkörper ab. Die Finger rollen von allein in ihre natürliche Krümmung.
4. Zentriere deinen Kopf und ziehe das Kinn etwas heran, um den Nacken zu verlängern.

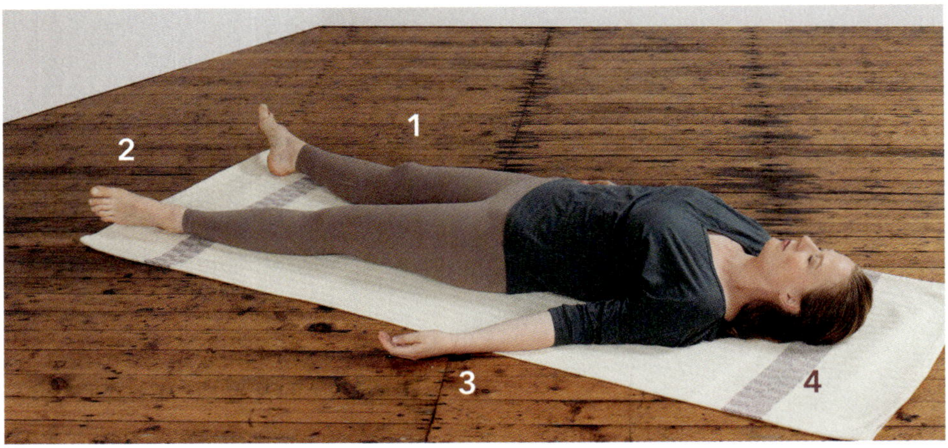

# KÖRPERSCAN

Die folgenden Fragen unterstützen dich dabei, den einzelnen Übungen nachzuspüren und deine individuelle physische Konstitution besser kennenzulernen. Konzentriere dich auf jeweils drei bis vier Aspekte, wenn du den Körper in den Ruhephasen scannst. Komme dafür in die neutrale Rückenlage und schließe deine Augen.

- Wie nimmst du den Nachhall der Bewegung im Körper wahr?
- Kannst du Wärme oder ein Kribbeln in deinen Armen, Händen, Beinen oder Füßen spüren?
- Fühlen sich bestimmte Körperpartien besser durchblutet an?
- Welche Abschnitte der Wirbelsäule haben Kontakt zum Boden?
- Wie sind deine Füße ausgerichtet und welche Ferse landet satter auf der Unterlage?
- Fühlt sich ein Bein länger an als das andere?
- Wie sinkt der rechte Oberschenkel in den Boden im Vergleich zum linken Oberschenkel?
- Welches Bein ist mehr nach außen rotiert?
- Wohin zeigen die Kniescheiben?
- Welche Seite des Beckens fühlt sich schwerer an?
- Was kannst du im Abdomen spüren?
- Nimmst du mehr Spannung in deiner rechten oder in deiner linken Körperseite wahr?
- Wie liegen die Schulterblätter am Boden?
- Fühlt sich ein Arm länger an als der andere?
- Welche Ausrichtung haben deine Hände und Finger?
- Gibt die rechte oder die linke Schädelhälfte mehr Gewicht an den Boden ab?
- Ist der Kopf leicht zu einer Seite geneigt oder gedreht?
- Wie hat sich der Atemfluss mit der Bewegung verändert?
- Welches Level an Energie oder auch an Erschöpfung nimmst du wahr?
- Bemerkst du Unbehagen oder Irritation in bestimmten Körperpartien?
- Welchen Rhythmus hat dein Herzschlag?
- Kannst du ein inneres Vibrieren oder Pulsieren im Körper verfolgen?

# Vielseitige Bewegungsprinzipien

Das ganzheitliche Training und der Variantenreichtum in der somatischen Körperarbeit beruhen auf der Anwendung verschiedener Bewegungsprinzipien. Dabei werden zwei Bewegungsmuster angewendet, die auf den ersten Blick gegeneinander zu arbeiten scheinen. Doch genau dieser Gegensatz bewirkt einen ganz besonderen Effekt, und ohne die eine Bewegung wäre die andere nicht halb so wirkungsvoll.

## Kontraktion und Expansion

Unter Berücksichtigung der in Kapitel 1 beleuchteten Bewegungsrichtungen (Seite 17) arbeiten wir mit den anatomischen Konzepten von Kontraktion und Expansion. Kontraktionen sind Bewegungen hin zur Mittelachse des Körpers. Sie wirken zentrierend und bringen den Körper in eine kompakte Ausrichtung. Kontraktion geht einher mit Flexion, dem Beugen eines oder mehrerer Körperteile. So pressen wir beispielsweise im tiefen Vorbeugen die inneren Organe zueinander und krümmen die Hüftgelenke und die Vorderseite der Wirbelsäule. Die Expansion ist die Gegenbewegung zur Kontraktion und verlängert einzelne Körperpartien oder unseren Bewegungsapparat im Ganzen. In der physischen Ausbreitung aus der Körperachse heraus erfahren wir Weite und schaffen Raum in dichten oder verkürzten Abschnitten. Expansion bedeutet Streckung, Dehnung und Öffnung in alle Richtungen. Wir senden Energie aus dem Zentrum des Körpers in den Raum.

Die beiden gegensätzlichen Bewegungsprinzipien werden während der Praxis in einem Großteil der Abläufe dynamisch im Wechsel durchgeführt. Wir schwingen zwischen den konträren Polen hin und her und erfahren die verschiedenen Nuancen mittendrin. Der Ausgleich der Bewegungsrichtungen erfolgt unmittelbar mit jedem Atemzug beziehungsweise in länger gehaltenen Dehnungen im Anschluss an eine aktivierende Übungssequenz.

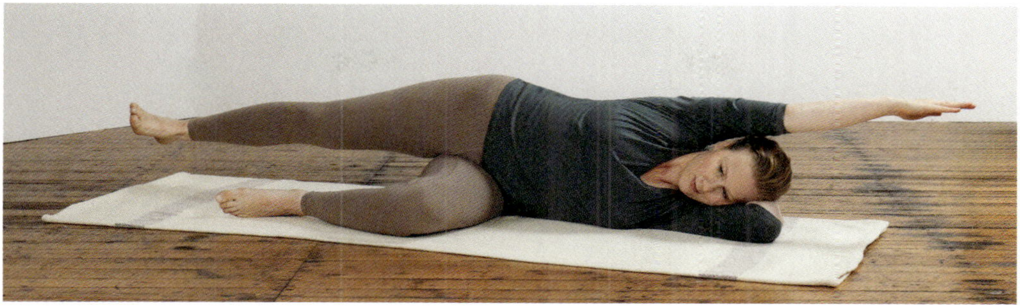

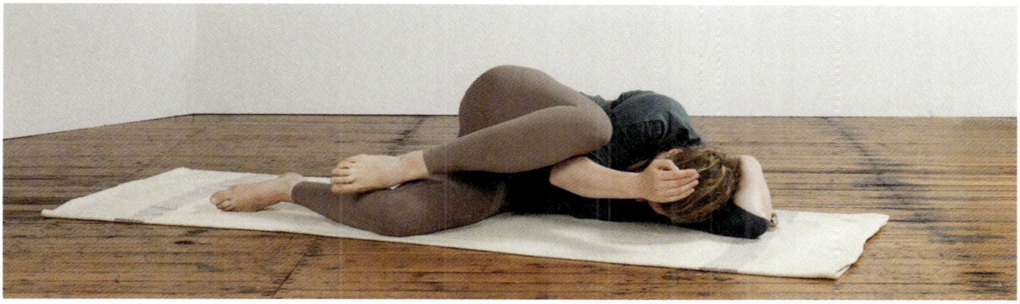

*Bei der Übung Aktivierung von Wirbelsäule und Körperseiten (Seite 116) streckt man mit der Einatmung Arm und Bein lang auseinander und zieht sie mit der Ausatmung eng in der Körpermitte zusammen.*

## Kompression und Dekompression

Auch die Konzepte von Kompression und Dekompression ergänzen sich gegenseitig. Hier liegt der Fokus auf dem ausgeglichenen Öffnen und Schließen der Gelenke. Diese Balance ist wichtig für Sehnen, Bänder, Knorpel und Gelenkflüssigkeit. In vielen Bewegungsabläufen kreieren wir bewusst Enge, um unsere Bewegungsspanne mit der darauffolgenden Druckentlastung zu erweitern. Unsere Organe profitieren ebenso von diesem Ansatz, wenn sie beispielsweise in Drehungen ausgewrungen und verdichtet werden. Beim Auflösen der komprimierenden Bewegung werden Blut und Lymphe wieder in die Organe gesogen und es entfaltet sich eine reinigende Wirkung. Pumpende und pulsierende Bewegungen regen zudem das Fasziengewebe an und fördern dessen Durchblutung, Hydrierung und Gleitfähigkeit.

Bei Dysbalancen kann Dekompression wiederum ein erleichternder Effekt sein. Wenn einzelne Körperpartien, allen voran die Wirbelsäule mit den Bandscheiben, unter zu viel Druck und Belastung leiden, greift das Prinzip der aktiven Selbstverlängerung, um der Schwerkraft sowie der fehlenden inneren Stütze entgegenzuwirken.

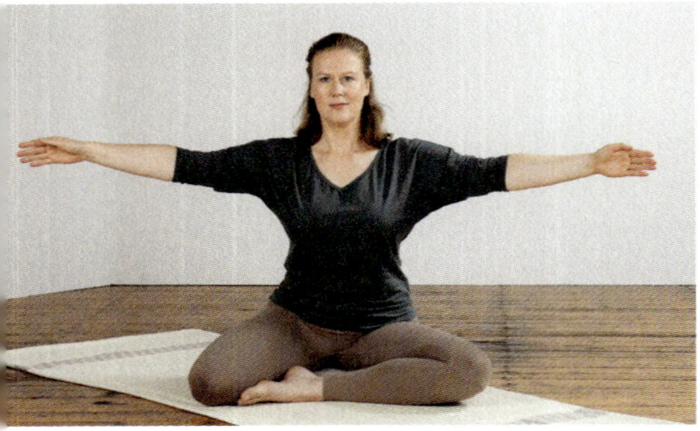 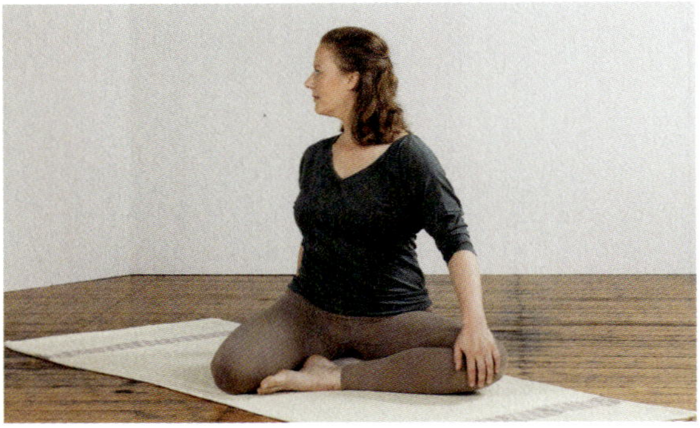

*Bei der Drehung im Rehsitz (Seite 142) wird mit der Einatmung der Oberkörper lang aufgerichtet und mit der Ausatmung die Bandscheiben und die Bauchorgane ausgewrungen.*

## Symmetrie und Asymmetrie

Eine Bewusstheit für Symmetrie und Asymmetrie sowie deren Ausgewogenheit in den Übungsabläufen ist ein weiteres Bewegungsprinzip im somatischen Training. Symmetrische Bewegungen erzeugen Harmonie, Gleichgewicht und Orientierung im Nervensystem. In symmetrisch ausgerichteten Positionen kann der Körper entspannen, sich regenerieren und heilen. Asymmetrisch angelegte Sequenzen, in denen bestimmte Körperpartien unterschiedliche Aktionen ausführen, erlauben es uns, tiefer in die einzelnen Strukturen und Gewebe des Körpers vorzudringen. So ist beispielsweise ein Bein gebeugt und das andere gestreckt, der Rumpf zu einer Seite geneigt oder ein Arm am Boden auf Schulterhöhe und der andere neben dem Becken platziert. Wenn wir Bewegungen erst auf einer Seite und dann auf der anderen ausführen, lernen wir Ungleichgewichte zu erkennen und diese auszubalancieren. Obwohl der menschliche Körper auf den ersten Blick symmetrisch erscheint, sind unsere Bewegungsmuster meist völlig asymmetrisch, geprägt von Präferenzen, Einschränkungen und individuellen Erfahrungen. Die bewusste Wahrnehmung dieser persönlichen Konditionen bringt uns dahin, Verständnis für den eigenen Körper aufzubauen. Wir bekommen ein Gefühl dafür, die Intensität und die Anzahl der Wiederholungen je nach Bedürfnis und Möglichkeiten auf der jeweiligen Seite anzupassen und ausgleichend zu praktizieren.

## Spiralen und Diagonalen

Ebenfalls angelehnt an anatomische Bewegungsprinzipien lässt sich die somatische Werkzeugkiste mit der Einbindung von Spiralen und Diagonalen kom-

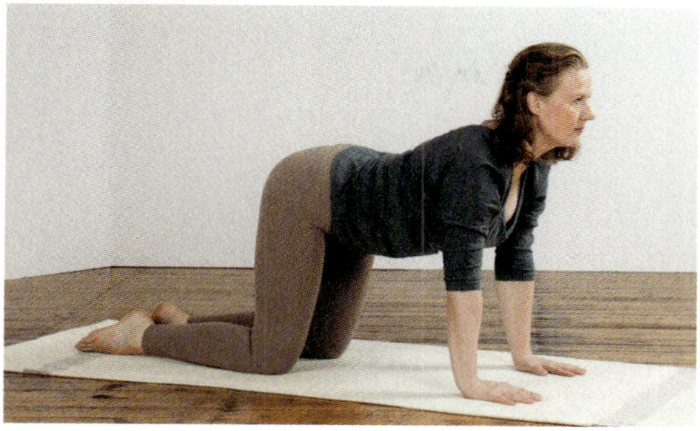
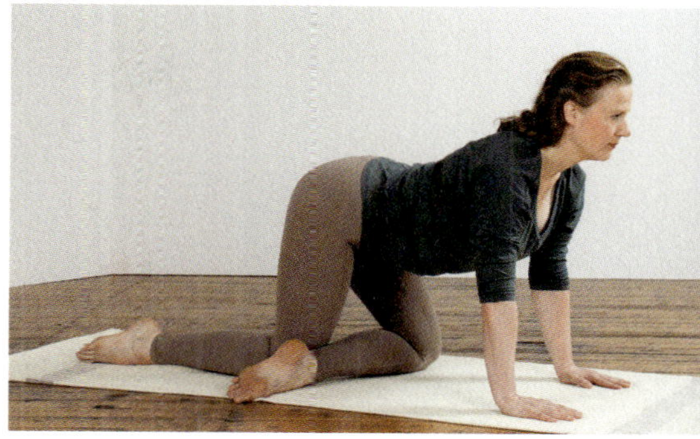

*Die Basisübung der Wirbelsäulenmobilisierung (Seite 153) ist ein symmetrischer Bewegungsablauf (links). Man kann sie aber auch asymmetrisch durchführen (rechts).*

plettieren. Spiralförmige Bewegungen können dynamisch fließen oder tief in gehaltenen Positionen wirken. Sie dienen der Kräftigung und der Stabilisierung des Körpers und unterstützen gleichzeitig unsere Beweglichkeit. In Spiralen verschrauben wir uns, wringen die Gewebe aus und lockern Versteifungen. Wir verkörpern Elastizität, Leichtigkeit und Mühelosigkeit. Diagonalen symbolisieren die größtmögliche Ausdehnung und Bewegungsspanne im Körper. Sie können sich von den Fingerkuppen einer Hand bis zu den Zehenspitzen des anderen Fußes erstrecken oder zum Beispiel von einer Schulter bis zum gegenüberliegenden Knie reichen. Diagonale Verbindungen kreuzen die Mittelachse des Körpers und fördern die Rechts-Links-Koordination im Gehirn.

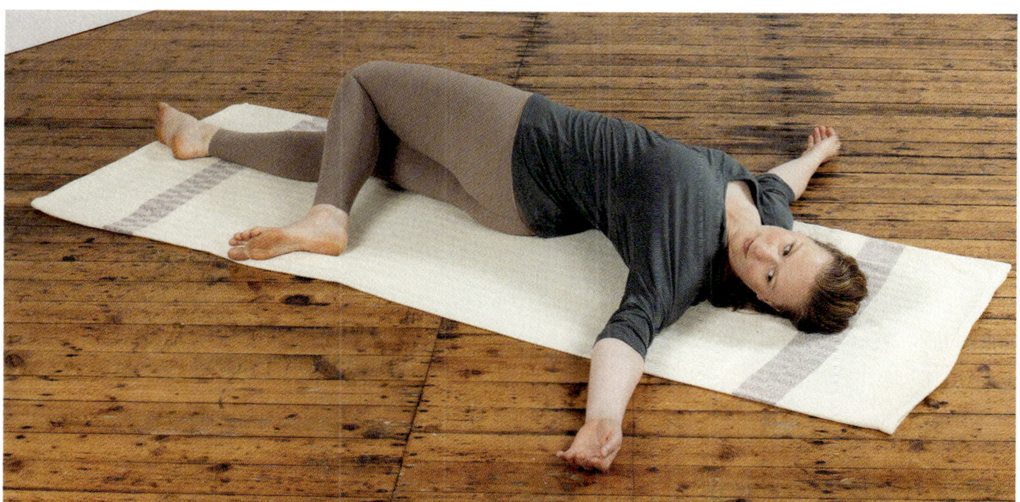

*In der Rückenspirale (Seite 75) wird die Verdrehung des Lendenbereichs vom Knie initiiert.*

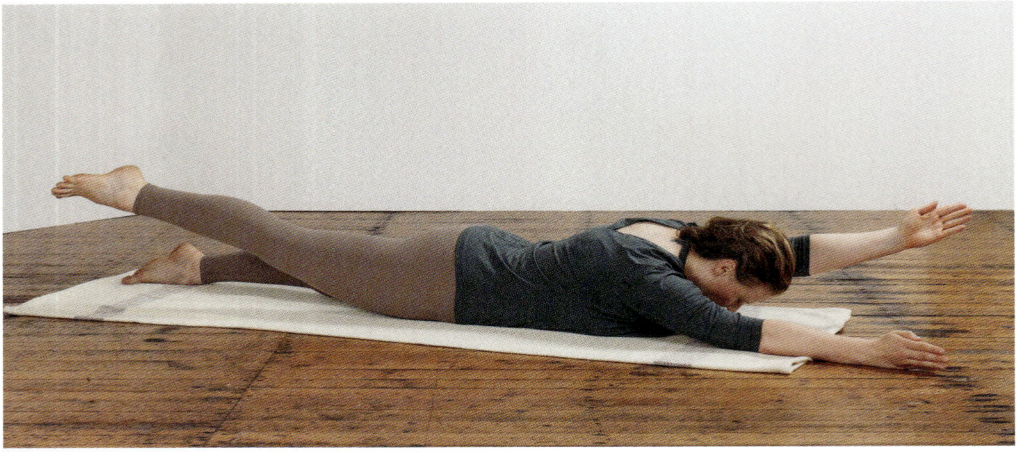

*Bei der Rückenkräftigung (Seite 125) wird Länge zwischen einem Arm und dem entgegengesetzten Bein geschaffen.*

## Wahrnehmung und Achtsamkeit

In den somatischen Bewegungsprinzipien sind die Grundpfeiler der Methode, Wahrnehmung und Achtsamkeit stets präsent. Wir sind angehalten, unsere Bewegungsmuster zu analysieren, Routinen zu hinterfragen und uns für Veränderungen zu öffnen. Während der Praxis können wir Anpassungen vornehmen, die nicht nur die beiden Körperseiten in Einklang bringen, sondern neue Impulse bis an die Hautoberfläche spürbar machen. Durch einfache Wechsel und Verschiebungen in den Positionen merken wir, wie einseitig wir oftmals konditioniert sind und welche Bewegungsrichtungen wir eher vermeiden.

### Wahrnehmungsübungen

Wie sich kleine Variationen in den jeweiligen Körperpartien und den angrenzenden Strukturen anfühlen, zeigt diese Übung. Komme dafür in den Sitz mit gekreuzten Beinen.

- Führe deine Arme vor den Körper und greife die Ellenbogen oder Unterarme mit der gegenüberliegenden Hand. Halte einen Moment inne und wechsele dann die Verschränkung der Unterarme, indem du sie andersherum kreuzt.

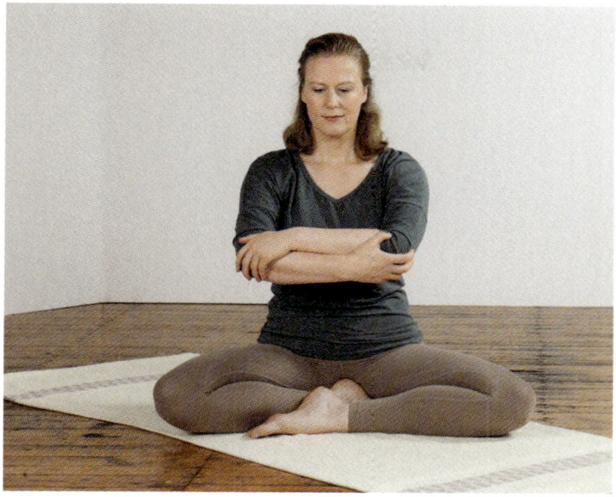

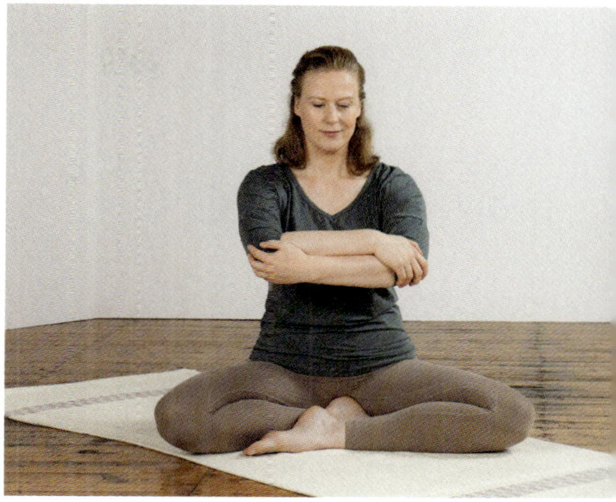

- Wiederhole die Übung mit den Armen hinter dem Oberkörper verschränkt.
- Führe deine Arme vor den Körper und verschränke alle zehn Finger ineinander. Halte kurz inne und ändere dann die Verschränkung der Finger, sodass jetzt der andere Daumen oben liegt und der andere kleine Finger unten.

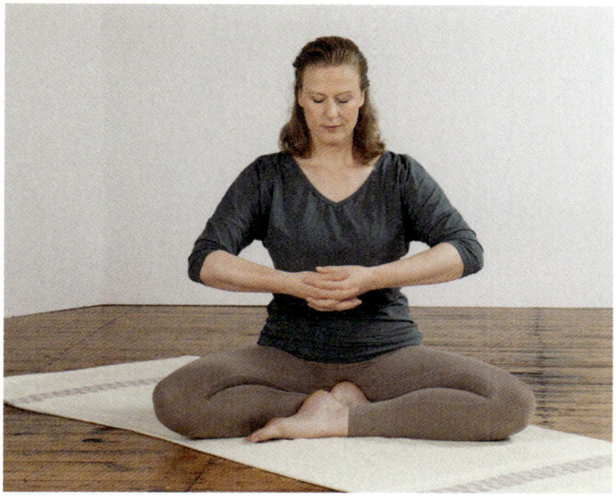

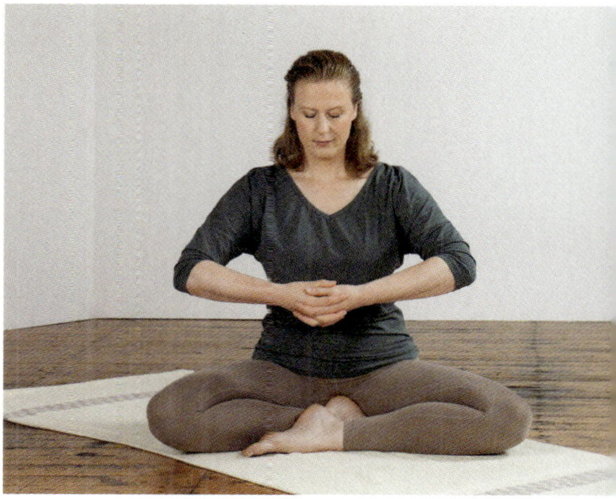

- Wiederhole die Übung mit den Fingern hinter dem Oberkörper ineinander verschränkt.
- Umschlinge deinen Brustkorb mit beiden Armen. Halte einen Moment inne und ändere dann die Verschränkung, sodass der andere Arm oben liegt.

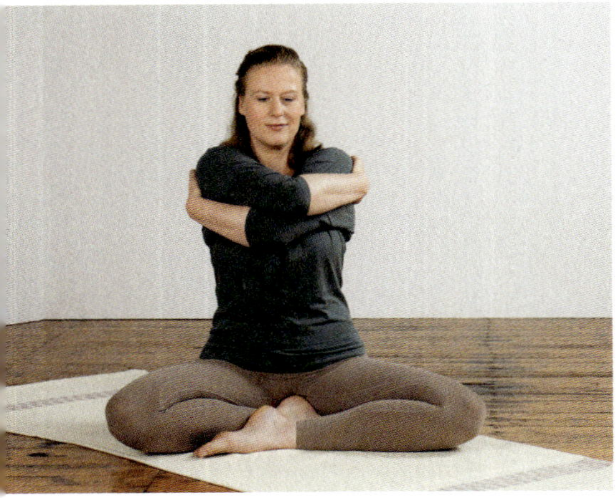

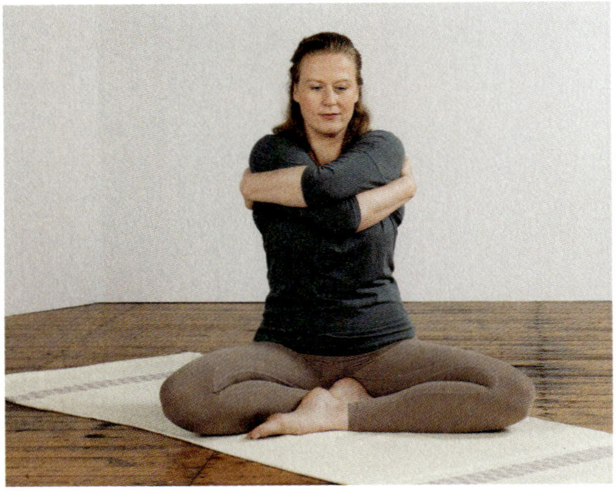

- Schließe deine Augen und lenke die Aufmerksamkeit zu deinen Füßen und Unterschenkeln. Platziere dann das andere Bein nach vorn.

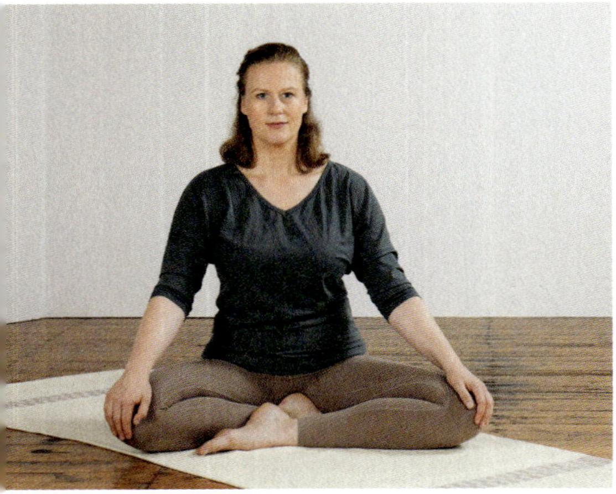

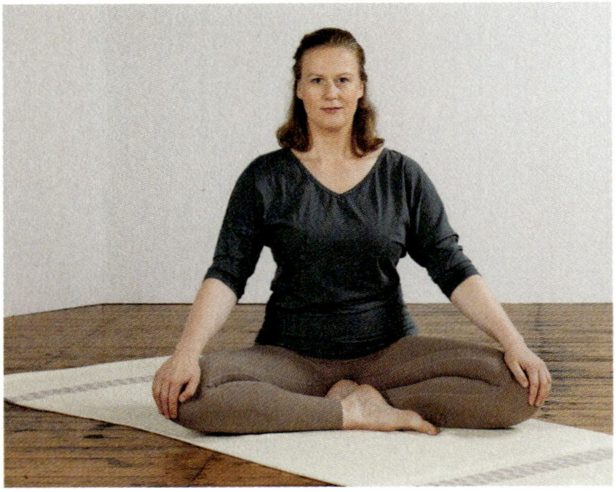

Diese Fragen helfen dir beim Nachspüren:

- Welche Variationen verändern die Wahrnehmung in den Fingern, Händen, Armen, Schultern oder Beinen besonders stark?
- Welche Wechsel beeinflussen deine Wahrnehmung kaum?
- Was fühlt sich angenehm oder unangenehm an?
- Wie passt sich der Körper an und richtet sich neu aus?
- Welche Unterschiede kannst du auf den abgedruckten Bildern erkennen?

# Den Einstieg finden

Traditionelle somatische Körperarbeit, wie die Feldenkrais-Methode und Hanna Somatics, können aufgrund ihrer besonders langsamen Herangehensweise eine große Herausforderung für Einsteiger*innen darstellen. Die ausdauernde Konzentration auf kleinste Details will geübt sein und so bedarf es eines zugänglichen und abwechslungsreichen Ansatzes, um den Weg zum somatischen Training zu ebnen.

Das SOMATA-Bewegungstraining ist eine Kombination verschiedener somatischer Methoden, die ich als Tänzerin, Body-Work-Praktizierende und Schülerin von Tias Little gelernt und in meiner eigenen Praxis weiterentwickelt habe. Viele Übungen gehen direkt auf die Arbeit von Moshé Feldenkrais zurück, die heute immer noch weltweit gelehrt wird. Auch Thomas Hanna bezieht sich konstant auf die Bewegungsabläufe seines Lehrers. Tias Little beruft sich in seiner weitreichenden Bewegungsrecherche und -methodik SATYA ebenso auf diese beiden Vorreiter. Meine Methode wird ergänzt durch Einflüsse aus dem integralen Yoga nach Aurobindo. Und so unterrichte ich, angetrieben von Kreativität und Neugierde, eine Synthese aus Bewegungstechniken, die gut miteinander harmonieren und aufeinander aufbauen.

Eine Bewegungsmethode, die ausdrücklich auf Selbstwahrnehmung und Eigenerfahrung fußt, als Buch zu veröffentlichen, ist durchaus wagemutig. Deshalb möchte ich betonen, dass Bilder die beschriebenen Bewegungsqualitäten nie vollständig veranschaulichen können. Zudem vermitteln Fotografien immer nur ein Körperbild und ich möchte daran erinnern, das diverse und undogmatische Leitprinzip des somatischen Trainings im Hinterkopf zu behalten. Die Idee soll sein, mit den Abbildungen und Beschreibungen zu lernen, ohne sie zu reproduzieren. Der Gedanke von richtig oder falsch sollte weitestgehend losgelassen werden, um die Bewegungen wertungsfrei und von innen heraus entstehen zu lassen. Im somatischen Training geht es darum, Bewegung zu fühlen und unsere körperliche und räumliche Wahrnehmung zu schulen. Zu viel Fokus auf korrekte Ausführung kann dem im Weg stehen und uns daran hindern, unser Nervensystem positiv zu beeinflussen.

# Den Übungsraum gestalten

Ein angenehmer und bequemer Übungsort ist nicht nur inspirierend, sondern hilft uns, den Übergang aus dem Alltag in die Bewegungspraxis zu finden. Viele Yogapraktizierende empfinden ihre Matte als eine Art mobiles Zuhause, das ihnen überall Vertrautheit und Zeit für den eigenen Körper schenkt. Im somatischen Training arbeiten wir ebenfalls mit einer festen Stütze am Boden. Das kann jede Art von Trainingsmatte, aber auch ein Teppich oder sogar das eigene Bett sein. Um die gleitenden, schleifenden und schiebenden Bewegungsqualitäten zu unterstützen, empfiehlt es sich, eine Decke über der Unterlage auszubreiten. Halte außerdem eine oder mehrere gefaltete Decken bereit, um in den sitzenden Positionen dein Becken höher zu lagern.

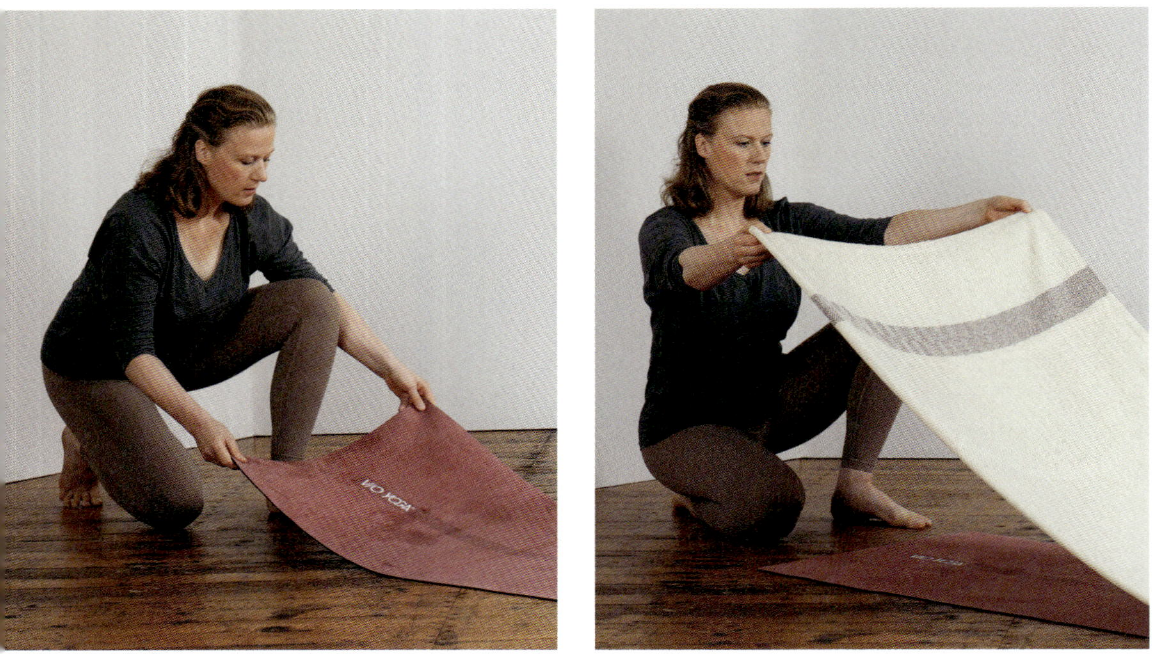

*Bereite deinen Übungsplatz mit einer Unterlage sowie einer darüberliegenden Decke vor.*

Im somatischen Training wird ein bedeutender Teil der Übungen am Boden ausgeführt und der Körper neigt dazu, schneller auszukühlen. Trage deshalb lockere und warme Kleidung sowie je nach Bedarf Socken.

Für längere wie auch für ganz kurze Übungseinheiten stelle sicher, dass es in deinem Übungsraum so wenig Ablenkung wie möglich gibt. Das ist leichter gesagt als getan, wenn gleich der nächste Termin ansteht, man von den Kindern gebraucht wird oder der Lärm der Stadt nicht abzuschalten ist. Finde deshalb ein Zeitfenster, das nur dir gehört, zum Beispiel direkt morgens oder abends vor dem Schlafengehen. Auch kurze Momente zwischendurch eignen sich für eine Übungspraxis. Möglicherweise kannst du mit Musik, Kerzenlicht, Aroma oder einer kleinen Meditation zu dir finden und dein ganz persönliches Ritual gestalten, die Praxis zu eröffnen.

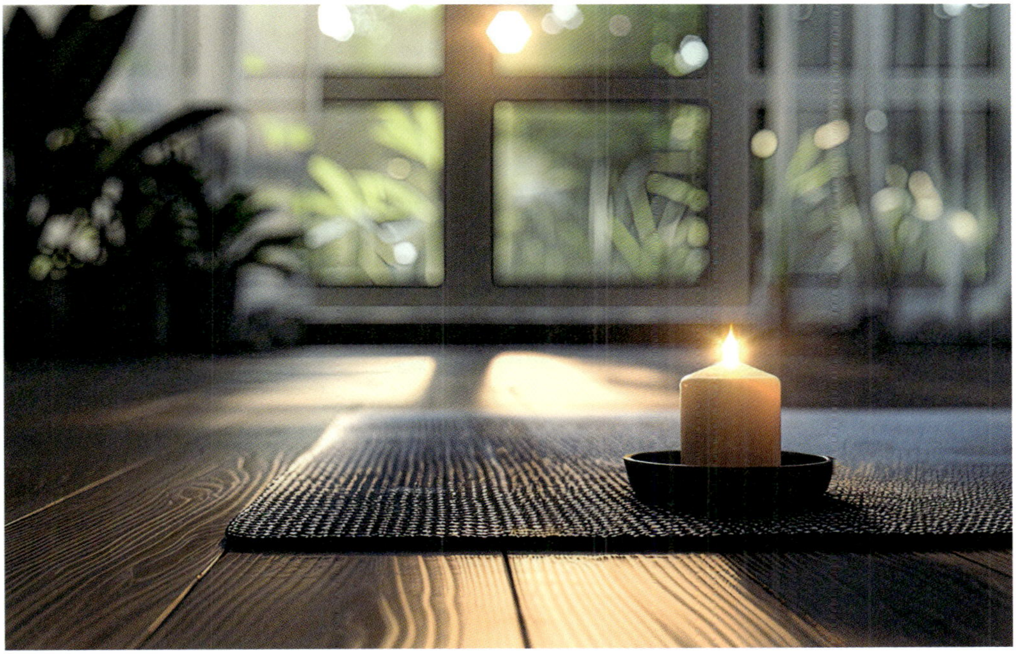

*Ein einladender und warmer Rückzugsort begünstigt die somatische Bewegungspraxis.*

# 4

# EINE ENTDECKUNGSREISE DURCH DEN KÖRPER

Von klein zu groß, von einfach zu komplex sowie von unten nach oben – in 66 somatischen Übungen durchstreifen wir die verschiedenen Landschaften des Körpers, orientieren uns am Atem wie an einem Kompass und gestalten eine innere Karte der Bewegung.

# Schritt für Schritt zu einem besseren Körpergefühl

Das somatische Bewegungsrepertoire ist umfangreich und erschöpft sich eigentlich nie. In diesem Buch werden die Grundlagen erklärt und zusammengefasst, um ein Fundament für die eigene Praxis zu schaffen. In diesem Kapitel werden daher die Übungen einzeln erläutert, bevor sie in Kapitel 5 in Bewegungssequenzen (ab Seite 169) thematisch zusammengestellt werden. Jede Übung und jeder Bewegungsablauf sind genau auf den jeweiligen anatomischen Fokus abgestimmt und werden im Einklang mit einer Ein- oder einer Ausatmung ausgeübt. So wird auch bei den Übungsschritten jeweils angegeben, bei welcher Bewegung du ein- und wann ausatmen solltest.

Die Anleitungen sind in einzelne Sektionen untergliedert, beginnend in der Rückenlage bis hin zur Arbeit im Vierfüßlerstand. Nach und nach werden die Abläufe in den jeweiligen Positionen komplexer und mehrere Bewegungen müssen gleichzeitig koordiniert und mit dem Atem synchronisiert werden. Für viele Übungen gibt es eine Reihe von Varianten, mit denen die Bewegungen entweder modifiziert und erleichtert oder bestimmte Körperpartien in den Fokus gerückt werden.

Beginne jede Übungseinheit mit einer Bestandsaufnahme und beobachte, wie dein Körper in Rückenlage am Boden landet. Es ist nicht notwendig, deine Ausrichtung zu korrigieren. In der neutralen Position nimm wahr, wie du dich in diesem Moment fühlst, und gehe durch die Atembeobachtung aus Kapitel 2 (Seite 30) und durch den Körperscan aus Kapitel 3 (Seite 57). Wähle für jede Praxis ein paar der dort aufgeführten Fragen aus und halte auch zwischen den einzelnen Übungen inne, um deinen Körper und die Effekte der Bewegung zu spüren.

Es braucht mindestens drei Wiederholungen, um einen Bewegungsablauf zu erlernen, meist sind es mehr. In den einzelnen Übungen fließen wir vier- bis sechsmal durch die dynamischen Bewegungen. Oft gibt es aber auch die Option, beliebig viele Wiederholungen durchzuführen. Wenn sich eine Seite fester anfühlt oder mehr Aufmerksamkeit benötigt, ist es sinnvoll, die Übungsdauer an der Stelle zu verlängern und der jeweiligen Körperpartie mehr Zeit zu schenken. Versuche während deiner Praxis durchlässig für den Atem und die Bewegung zu bleiben. Entspanne im Kiefer, in der Kehle, im Nacken und im Gesicht.

# Rückenlage

Ein Großteil der somatischen Übungen wird in Rückenlage ausgeführt. In dieser Ebene können wir entspannt Gewicht abgeben und uns vom Boden tragen lassen. Dadurch entsteht in vielen Körperpartien eine große Bewegungsspanne. In den Übungen in Rückenlage konzentrieren wir uns auf verschiedene Bereiche und anatomische Strukturen, die im folgenden Abschnitt einzeln gruppiert aufgeführt sind. Die Anatomiebilder dienen der Veranschaulichung der verwendeten Muskel- und Skelettbezeichnungen in den einzelnen Abläufen.

Wir arbeiten mit der Einheit von Becken und unterem Rücken und der Wechselwirkung zwischen den einzelnen Gelenken in dem für Beschwerden anfälligen Übergang zwischen Kreuzbein und Lendenwirbelsäule wie auch in den Iliosakralgelenken. Über die Öffnung der Körperseiten gelangen wir in die tieferen Schichten des Rumpfes und schaffen Verbindungen zwischen den Extremitäten sowie zwischen rechter und linker Körperseite. Mit einer Vielzahl an Varianten mobilisieren wir Beine und Hüftgelenke sowie Nacken und Schultergürtel. Die Übungen für das Abdomen und die Iliopsoasmuskeln geben Kraft und Halt in der Mitte. Gleichzeitig wirken sie Überbeanspruchung und Verspannung entgegen. Auch die feinste Struktur von allen, der Beckenboden, wird in den Abläufen gleichermaßen gekräftigt und gedehnt, um ein Gleichgewicht zwischen An- und Entspannung herzustellen.

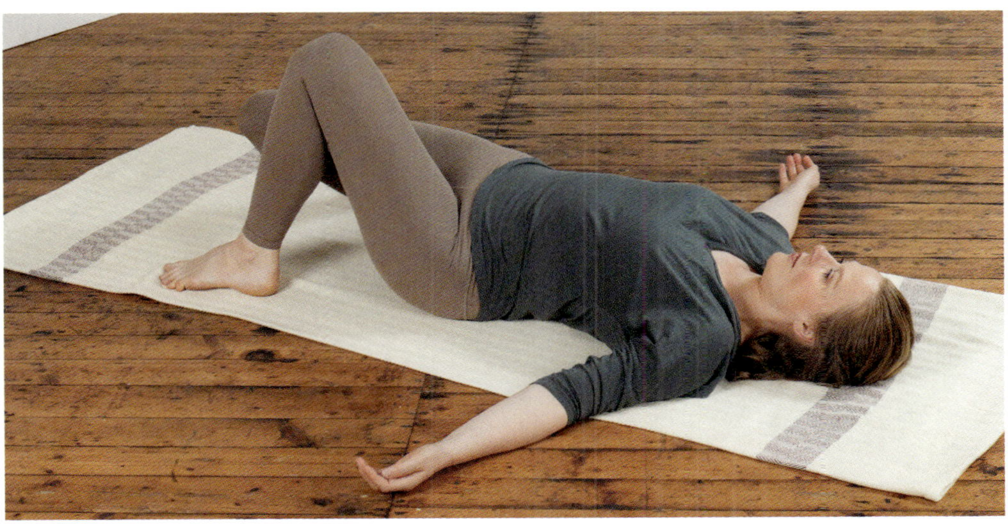

*Die Innenrotation im Hüftgelenk in der Rückenlage*

# Becken und unterer Rücken

Die Strukturen im Lendenbereich und im Becken leiden besonders unter häufigem Sitzen und den damit verbundenen Fehlhaltungen des Bewegungsapparats. Mit sanften Beuge- und Streckbewegungen, Seitneigungen und Rotationen werden die Muskulatur, Bindegewebe und Bänder der Lendenwirbelsäule im somatischen Training mobilisiert und ausgeglichen. Die Übungen entlasten die Bandscheiben und regen ihre Regeneration an. Wir aktivieren die Wirbelsäule und das Becken in ihrer dreidimensionalen Beschaffenheit, indem Vorder- und Rückseite und sowohl rechte als auch linke Seite isoliert sowie im Einklang miteinander trainiert werden. Einige Bewegungen in diesen Abschnitten sind sehr klein und subtil. Sie benötigen Geduld und Feingefühl und sind oft kaum von außen sichtbar. Umso hilfreicher ist es, zwischendurch die Augen zu schließen, die Hände aufzulegen und den eigenen Körper und seine Bewegungsmöglichkeiten zu spüren.

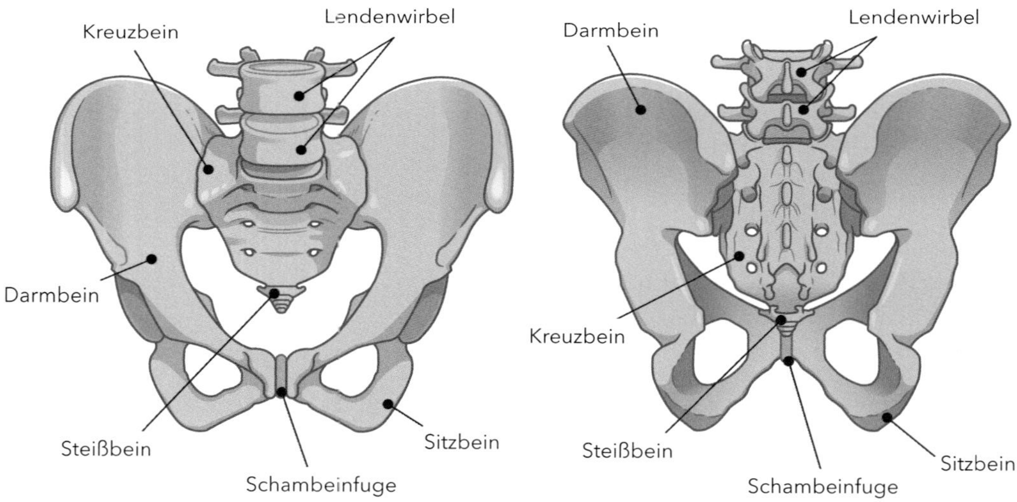


*Anatomie des Beckens in der Vorderansicht (links) und in der Rückansicht (rechts)*

## Mobilisierung der Beckenseiten – auf und ab

Die ersten Abläufe der somatischen Übungspraxis dienen dazu, die Bewegungsmöglichkeiten der beiden Körperseiten zu entdecken und an deren Isolierung zu arbeiten. In dieser Übung mobilisieren wir die rechte und die linke Beckenseite, beide Iliosakralgelenke sowie den unteren Rücken. Dabei erkunden wir die Bewegung der Beckenhälften nach oben und nach unten.

**Ausgangsposition:** Stelle in der Rückenlage deine Füße hüftbreit geöffnet auf. Lege die Hände rechts und links auf den oberen Beckenrand, wo die Darmbeinschaufeln gut zu ertasten sind. Die Handflächen ruhen auf den Darmbeinstacheln.

**1. EIN** Schiebe die rechte Beckenseite nach vorn, in die Richtung der rechten Ferse.

**2. AUS** Bewege die rechte Beckenseite langsam zurück in die Ausgangsposition.

- Gehe durch circa sechs Wiederholungen, rechts und links im Wechsel.

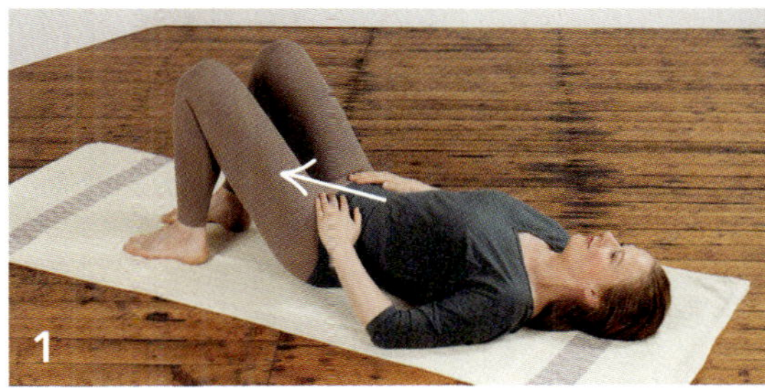
1

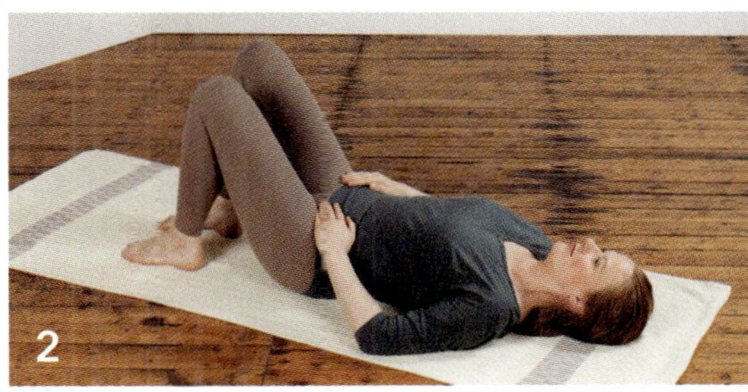
2

**Hinweis:** Die Bewegung ist anfangs verschwindend klein und kaum sichtbar. Nimm wahr, wie die Beckenseiten in entgegengesetzte Richtungen gleiten. Achte darauf, das Becken nicht vom Boden abzuheben.

**Variante:** Du kannst die Übung auch im Sitzen mit hüftbreit aufgestellten Füßen durchführen. Stütze dafür die Handflächen mit den Fingern zum Becken gedreht hinter dir am Boden auf. Schiebe mit der Einatmung ein Knie nach vorn und komme mit der Ausatmung zurück in die Ausgangsposition.

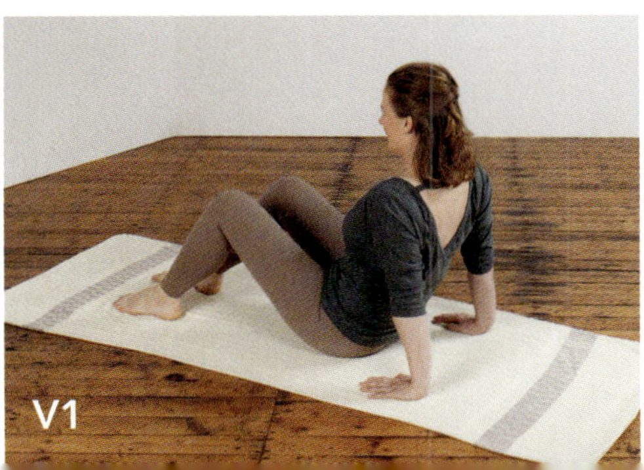
V1

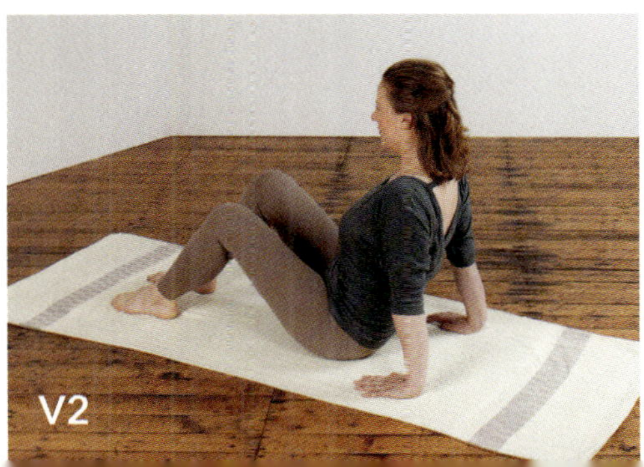
V2

## Mobilisierung der Beckenseiten – vor und zurück

Über kleine, isolierte Bewegungen im Becken erreichen wir die empfindlichen Strukturen im unteren Rücken, ohne sie direkt zu aktivieren. In dieser Übung bewegen wir die Beckenhälften unabhängig voneinander vor und zurück.

**Ausgangsposition:** Stelle in der Rückenlage die Füße hüftbreit geöffnet auf. Lege deine Hände rechts und links auf den oberen Beckenrand, wo die Darmbeinschaufeln gut zu ertasten sind. Die Handflächen ruhen auf den Darmbeinstacheln.

**1. EIN** Schiebe den rechten Darmbeinstachel in die Handfläche nach oben. Presse die linke Beckenseite gleichzeitig zum Boden.

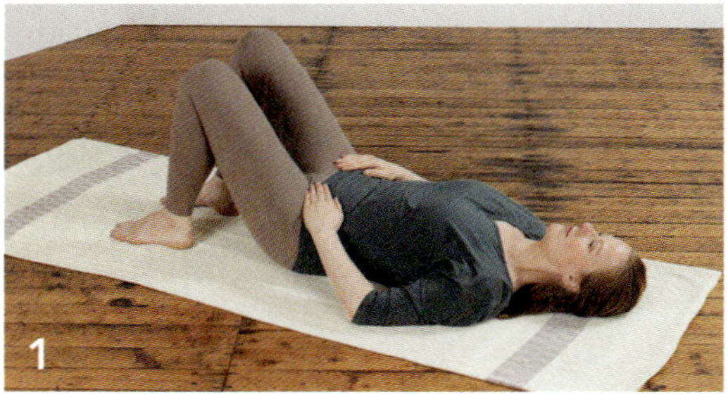


**2. AUS** Lasse die Beckenseiten langsam zurück in die Ausgangsposition gleiten.

- Gehe durch circa sechs Wiederholungen, rechts und links im Wechsel.

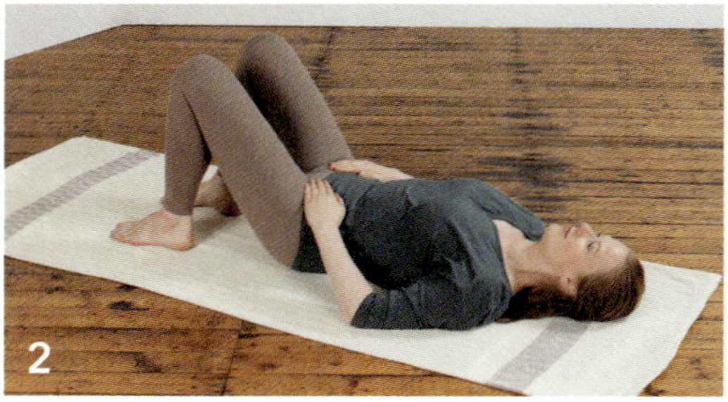


**Hinweis:** Die Bewegung ist sehr klein und das Becken hebt sich nicht vom Boden ab.

**Variante:** Nach einigen Wiederholungen kannst du mit dem Pressen der Beckenseite nach unten den jeweiligen Fuß leicht anheben. Es entsteht eine kleine Laufbewegung.

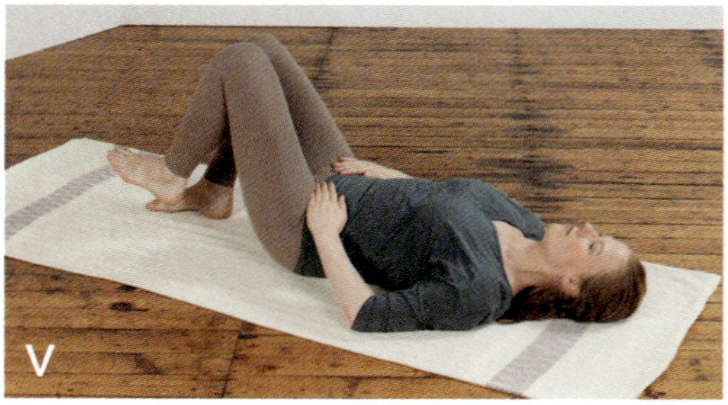

## Rückenspirale

Diese Übung dient der Entlastung und der Auflockerung von Kreuzbein, Iliosakralgelenk und unterem Rücken. Das Becken und der Rumpf werden dabei regelrecht ausgewrungen.

**Ausgangsposition:** Stelle in der Rückenlage einen Fuß auf, das andere Bein liegt locker am Boden. Lege deine Arme mit den Handflächen nach oben gedreht auf Schulterhöhe neben dir ab.

**1. EIN** Bewege das Knie des aufgestellten Beins über die Mittellinie des Körpers zur anderen Seite. Dabei heben sich die Beckenseite und der untere Rücken vom Boden ab. Der Kopf rotiert in die entgegengesetzte Richtung des Knies.

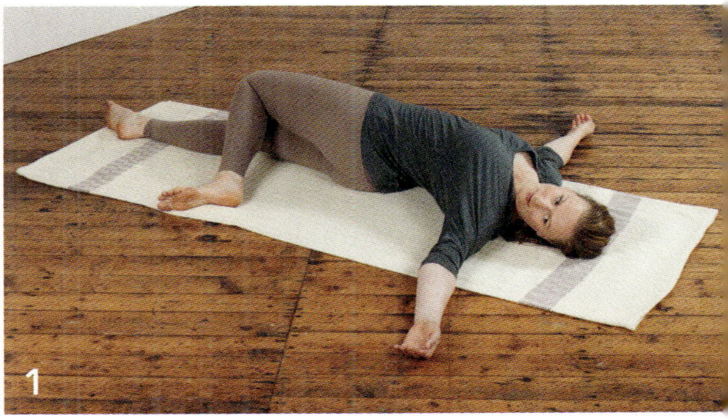

1

**2. AUS** Nutze die ganze Ausatmung, um langsam wieder zurück in die Ausgangsposition zu kommen.

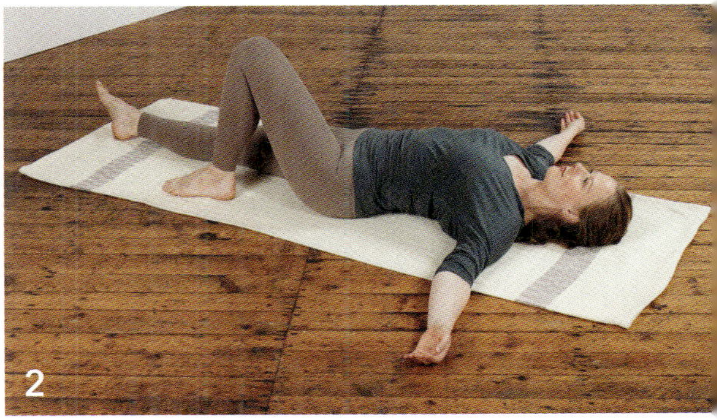

2

- Gehe durch circa sechs Wiederholungen auf einer Seite, bevor du die Beine wechselst.

**Hinweis:** Achte darauf, die Schultern während der Bewegung nicht mit vom Boden abzuheben, um die Spirale tief von Seite zu Seite wirken zu lassen.

## Beckenrolle

Die Beckenrolle ist die wichtigste Basisübung im somatischen Bewegungstraining. Sie mobilisiert die gesamte Wirbelsäule, insbesondere den unteren Rücken und den Übergang zum Kreuzbein. Der repetitive Ablauf verbindet die Aktivität von Beckenboden, Iliopsoasmuskeln und Zwerchfell und kann ganz unterschiedlich variiert werden.

**Ausgangsposition:** Stelle die Füße in Rückenlage hüftbreit geöffnet auf. Lege deine Handflächen rechts und links auf den oberen Beckenrand, wo die Darmbeinschaufeln gut zu ertasten sind.

**1. EIN** Kippe dein Becken nach vorn, sodass dein Steißbein Richtung Boden zieht und die beiden Beckenschaufeln sich in deine Handflächen schieben. Der untere Rücken streckt sich durch und löst sich dabei vom Boden. Erlaube dem Bauch sich zu füllen und weit zu werden. Mit der Einatmung wird die konkave Krümmung der Lendenwirbelsäule verstärkt.

**2. AUS** Rolle das Becken langsam zurück, um in die Gegenbewegung zu kommen. Jetzt senkt sich der obere Beckenrand und das Steißbein zieht nach oben. Presse die Rückseite des Beckens, das Kreuzbein und den unteren Rücken in den Boden. Mit der Ausatmung wird die Lendenwirbelsäule lang gezogen und geerdet.

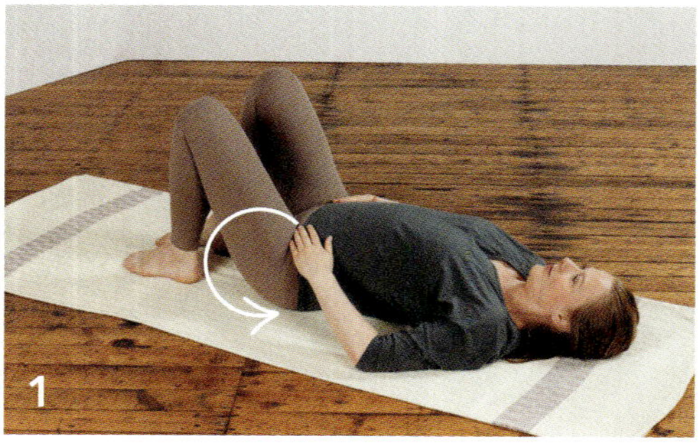


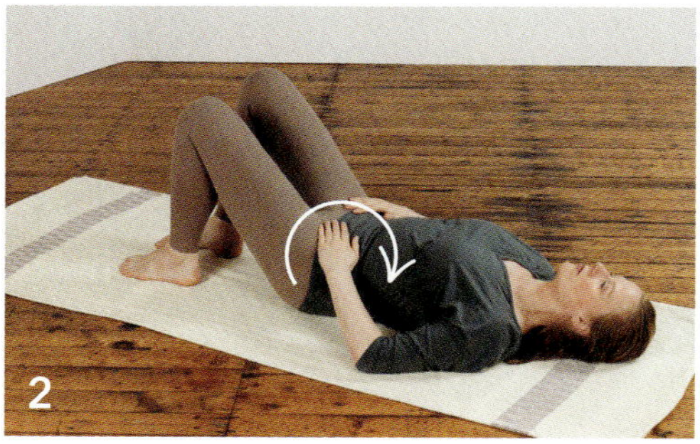

- Gehe durch beliebig viele Wiederholungen, vor und zurück.

**Hinweis:** Die Bewegung fließt wellenartig vom Becken durch die ganze Wirbelsäule bis in den Kopf. Das Becken hebt sich nicht vom Boden ab. Der Bauch bläht sich mit der Einatmung und wölbt sich nach oben, mit der Ausatmung sinkt der Bauchnabel Richtung Wirbelsäule.

**Varianten:**

- **Beckenuhr:** Stelle dir ein Zifferblatt auf der Rückseite des Beckens vor. Die Zwölf befindet sich am oberen Beckenrand, die Sechs am Steißbein. Die Drei und die Neun sind die Seiten. Nun bewegst du das Becken im Uhrzeigersinn kreisförmig am Boden. Kippe das Becken dafür mit der Einatmung nach vorn, sodass du auf die imaginäre Sechs am Steißbein rollst. Mit der Ausatmung gehst du über die rechte Seite bis zur Zwölf nach oben und mit der nächsten Einatmung über die linke Seite wieder zur Sechs nach unten. Wiederhole die Bewegung dreimal und übe dann, entgegen dem Uhrzeigersinn zu kreisen.

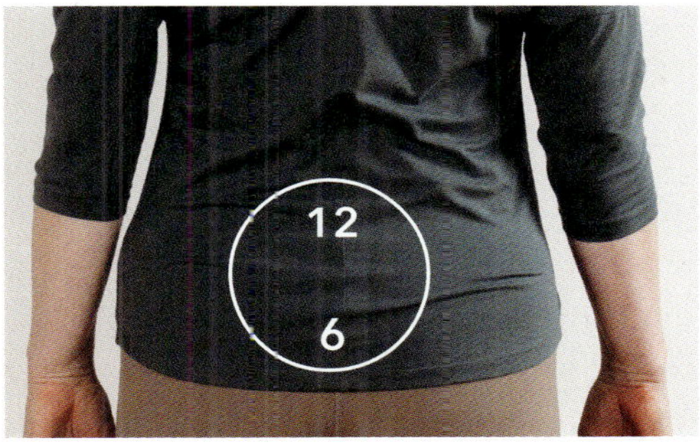


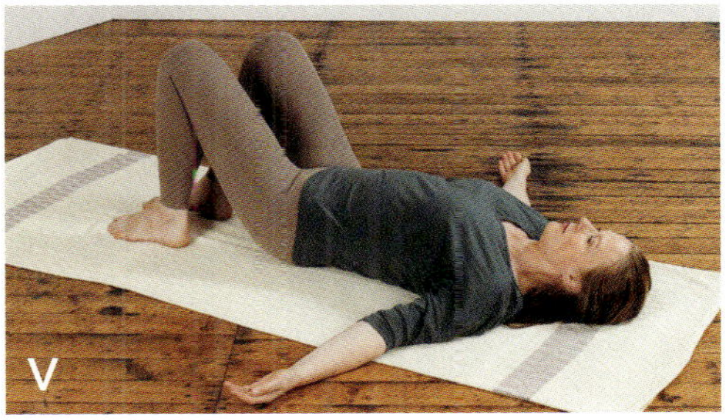


- **Brücke:** Kippe das Becken mit der Einatmung wie in der Basisübung nach vorn. Rolle das Becken mit der Ausatmung zurück und gehe durch die Rundung des unteren Rückens, bevor du am Ende des Atemzugs das Becken ein paar Zentimeter vom Boden abhebst. Lege das Becken mit der nächsten Einatmung wieder ab und komme in die Kippbewegung nach vorn. Wiederhole den Ablauf beliebig oft und steigere optional die Höhe der Brücke.

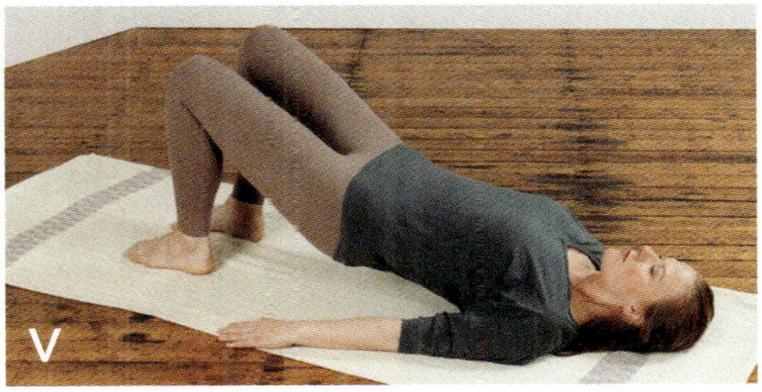

## Beckenrolle mit Kopfbewegung

In dieser Übung wird die Bewegung durch Becken und Wirbelsäule mit dem Vor- und Zurückschieben des Kopfes ergänzt. In den Varianten tasten wir uns an den tiefen Hüftbeuger, den Iliopsoas, heran und beginnen Abdomen und Beckenboden zu aktivieren.

**Ausgangsposition:** Stelle die Füße in Rückenlage hüftbreit geöffnet auf. Lege deine Arme auf Schulterhöhe und im rechten Winkel gebeugt am Boden ab. Die Handflächen zeigen nach oben.

**1. EIN** Kippe wie in der Beckenrolle das Becken nach vorn, sodass dein Steißbein Richtung Boden zieht und die beiden Beckenschaufeln sich nach oben schieben. Der untere Rücken streckt sich durch und löst sich dabei vom Boden. Auch die Halswirbelsäule und der Kopf werden durch die Bewegung mit nach vorn gezogen. Das Kinn bewegt sich Richtung Brustbein.

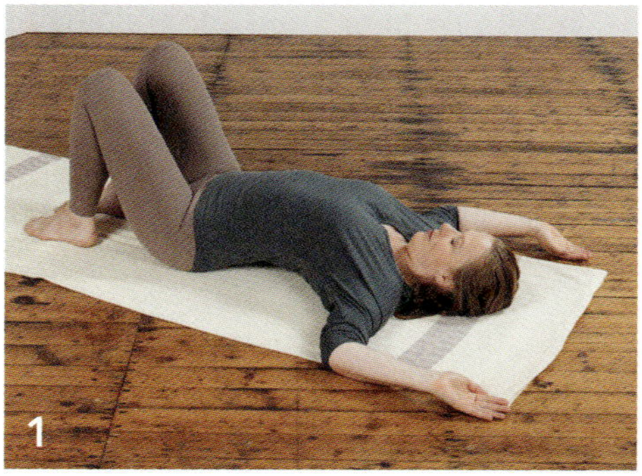


**2. AUS** Rolle das Becken langsam zurück, um in die Gegenbewegung zu kommen. Der obere Beckenrand senkt sich ab und das Steißbein zieht nach oben. Presse die Rückseite des Beckens, das Kreuzbein und den unteren Rücken in den Boden. Der Kopf wird durch die Bewegung am Boden hochgeschoben. Die Halswirbelsäule streckt sich durch und das Kinn reckt sich leicht nach oben.

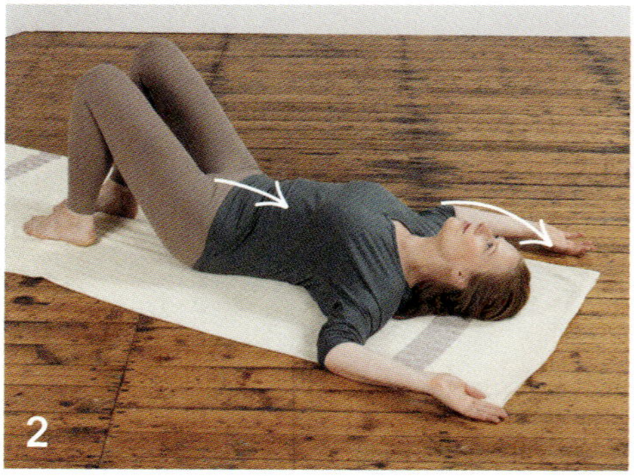


- Gehe durch beliebig viele Wiederholungen, vor und zurück.

**Hinweis:** Beobachte zunächst, wie die Bewegung des Kopfes organisch mit dem wellenartigen Fluss der Wirbelsäule entsteht. Führe sie dann bewusst aus und achte darauf, den Nacken nicht anzuspannen.

**Varianten:**

- **Mit Bein zum Oberkörper:** Lege deine Arme locker neben dem Körper ab. Die Handflächen sind nach oben gedreht. Kippe mit der Einatmung dein Becken nach vorn und rolle es ausatmend wieder zurück. Erde mit der Ausatmung die Rückseite des Beckens und die Lendenwirbelsäule und hebe einen Fuß leicht vom Boden ab. Mit der Einatmung stellst du den Fuß wieder auf und streckst den unteren Rücken durch. Hebe mit der nächsten Ausatmung den anderen Fuß. Gehe durch mehrere Wiederholungen rechts und links im Wechsel und steigere die Höhe allmählich, bis du den Oberschenkel mit der Ausatmung stärker zum Oberkörper heranziehen kannst.

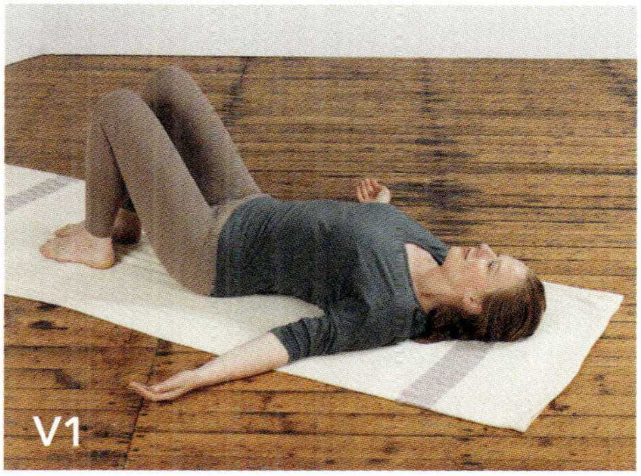
V1

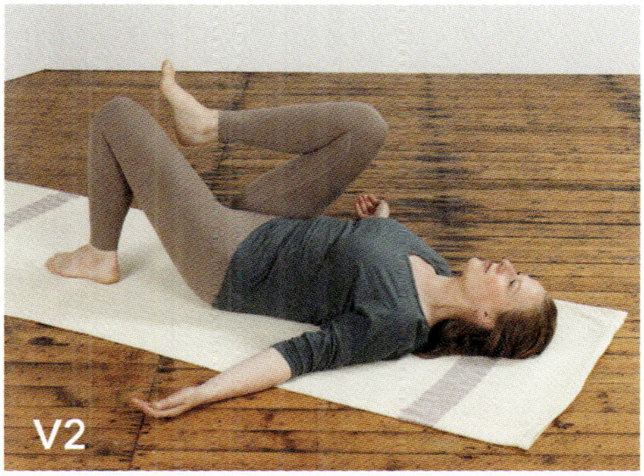
V2

- **Mit starker Bauchaktivierung:** Übe diesen Ablauf mit beiden Beinen zugleich und steigere den Abstand zwischen Füßen und Boden Schritt für Schritt.

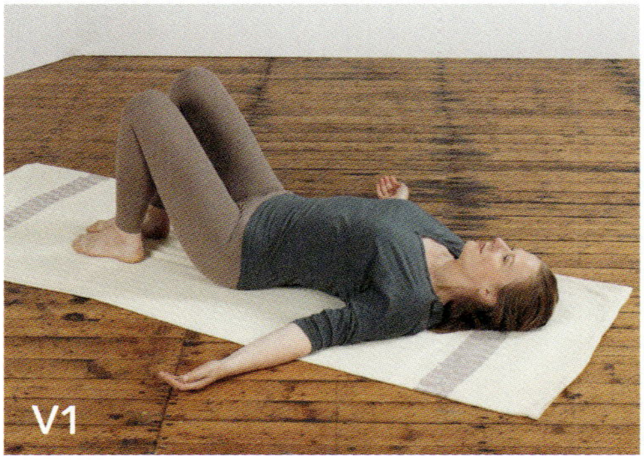
V1

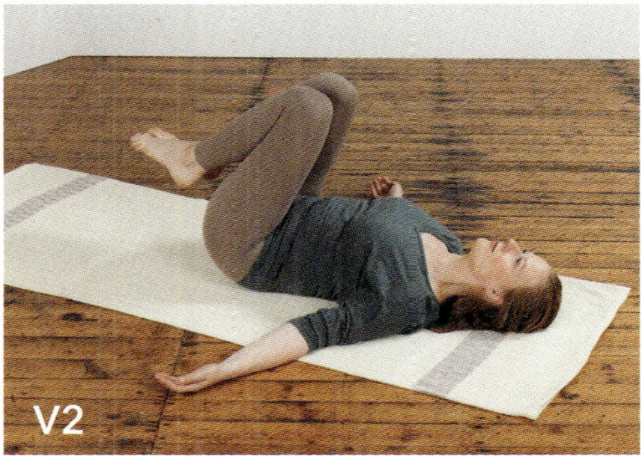
V2

# Öffnung der Körperseiten

Die äußeren Körperseiten verbinden unsere Front mit der Rückseite. Die Muskel- und Bindegewebsstrukturen in diesem Bereich sind kräftig und widerstandsfähig. Sie versiegeln den Körper und sind die Schichten, die wir in der Bewegungspraxis durchdringen, um Zugang zum Inneren zu erlangen. Besonders die Rumpfseiten sind mit dem quadratischen Lendenmuskel, der schrägen Bauchmuskulatur und dem großen Rückenmuskel *(Musculus latissimus dorsi)* wichtig für den Halt im Oberkörper. Der vordere Sägemuskel *(Musculus serratus anterior)* unterstützt die Bewegung des Schulterblatts und wird mit dem Überkopfziehen der Arme aktiviert.

In den folgenden Übungen schaffen wir Raum zwischen Becken und Brustkorb und trainieren die Expansion sowie die Kontraktion der Körperseiten. Die laterale Streckung löst die Spannung aus den seitlichen Muskeln, die an den Rippen ansetzen, sowie aus den Zwischenrippenmuskeln, sodass die Rippen ihren vollen Bewegungsspielraum ausschöpfen können. Die Bewegungen erzeugen Weite in den Lungen, im Zwerchfell und in den Herzkammern. Zugleich werden die Muskulatur der Beinaußenseiten und das Iliotibialband, ein dicker Strang aus Bindegewebe am äußeren Oberschenkel, wie auch die Außenseiten der Arme in den Abläufen gedehnt.

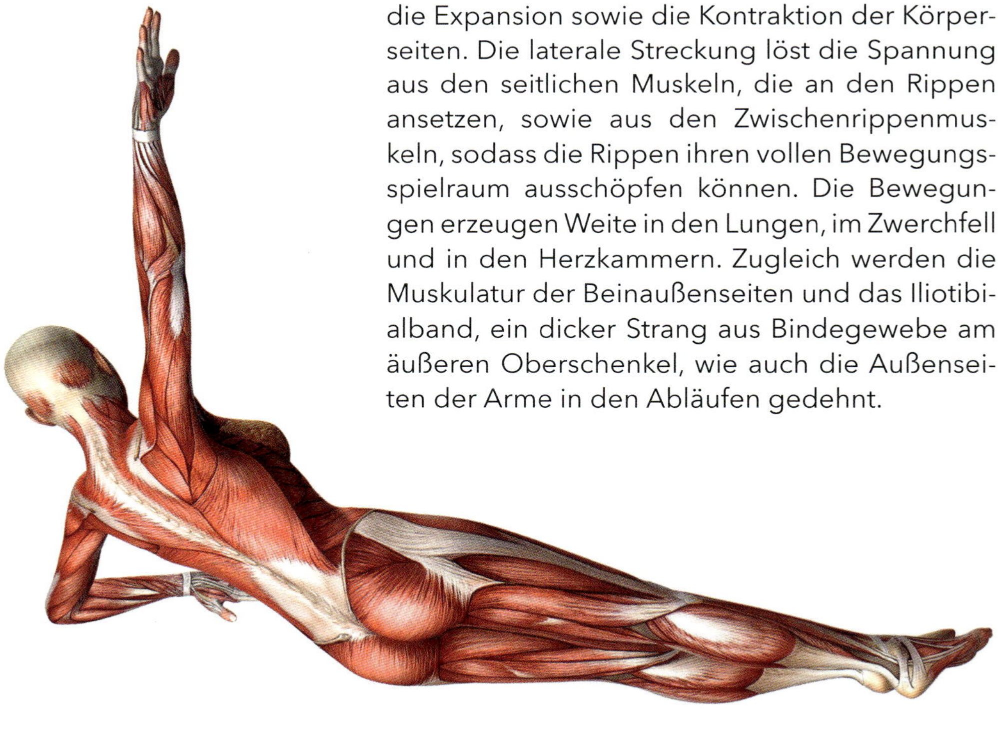

*Modell der unterschiedlichen Muskeln und Bänder, die über die Körperseiten verlaufen*

## Oberkörpergleiten

Mit dem aktiven Gleiten des Oberkörpers von Seite zu Seite erreichen wir eine tiefe Öffnung im Bereich der Außenseiten des Beckens, in der rechten und linken Taille sowie in den beiden Flanken des Brustkorbs.

**Ausgangsposition:** Stelle die Füße in Rückenlage hüftbreit geöffnet auf. Verschränke deine Finger am Hinterkopf und lasse das Gewicht des Schädels in deine Handflächen sinken.

**1. EIN** Schleife Ellenbogen und Hüfte auf einer Seite in entgegengesetzte Richtungen. Dabei gleitet der Oberkörper zur anderen Seite und der Blick geht in Richtung des nach oben gezogenen Ellenbogens.

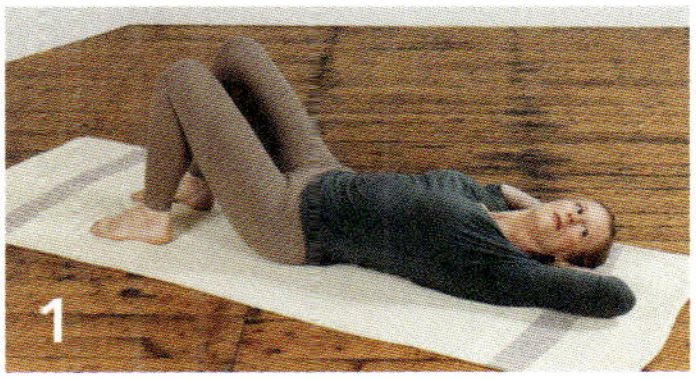
1

**2. AUS** Nutze die ganze Ausatmung, um langsam wieder zurück in die Ausgangsposition zu gleiten.

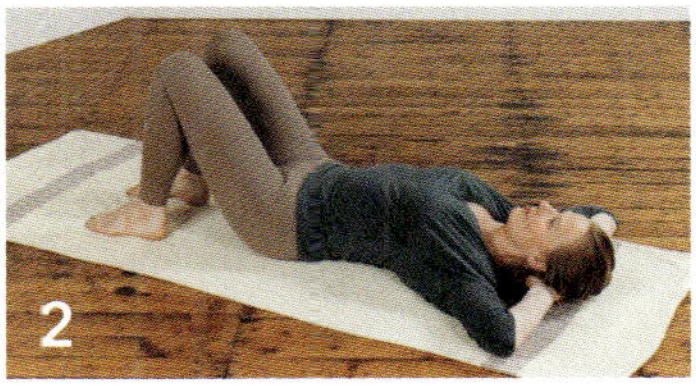
2

- Gehe durch circa sechs Wiederholungen, rechts und links im Wechsel.

**Hinweis:** Nutze den Widerstand deiner Unterlage, um die Körperseiten zu aktivieren. Der Oberkörper hebt sich nie vom Boden ab und die Bewegung des Rumpfes wird ausschließlich durch das Schleifen von Seite zu Seite generiert.

**Variante:** Verbinde diesen Bewegungsablauf mit der Rückenspirale (Seite 75). Strecke dafür ein Bein am Boden aus. Schleife den Oberkörper mit der Einatmung in Richtung des aufgestellten Fußes. Das Knie zieht über die Mittellinie des Körpers zur anderen Seite. Gleite mit der Ausatmung langsam wieder zurück in die Ausgangsposition.

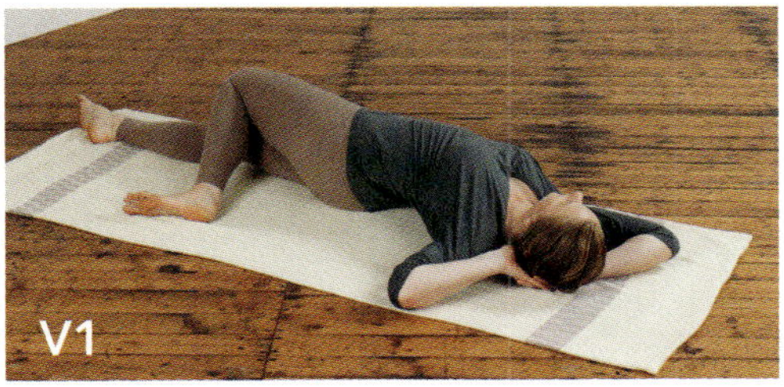
V1

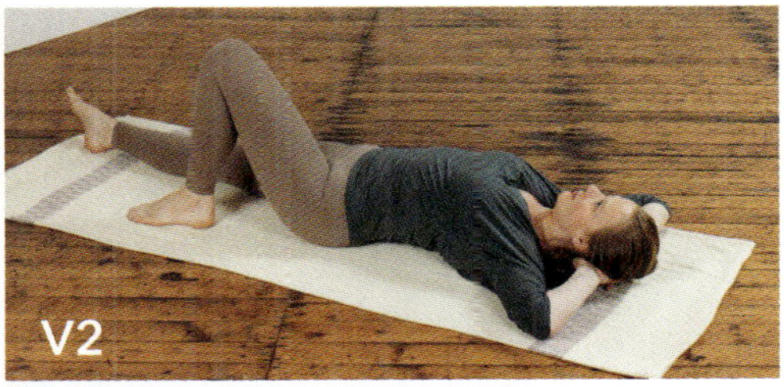
V2

## Körperseitenstreckung

In dieser Übung aktivieren wir die Körperseiten von der Fußaußenkante bis zur Kleinfingerseite der Hand. Wir dehnen uns in unserer eigenen Haut aus und schaffen maximale Länge.

**Ausgangsposition:** Lasse in der Rückenlage deine Beine locker am Boden landen und lege deine Arme auf Schulterhöhe im rechten Winkel gebeugt ab.

**1. EIN** Schleife Arm und Bein auf einer Seite gleichzeitig auseinander. Der Kopf dreht sich mit in die Richtung des Arms und der Blick geht zur Hand.

**2. AUS** Nutze die ganze Ausatmung, um langsam wieder zurück in die Ausgangsposition zu kommen.

- Gehe durch circa vier Wiederholungen, rechts und links im Wechsel.

**Hinweis:** Beobachte, ob sich die Bewegungsspanne auf einer Seite eingeschränkt anfühlt, und spiele mit der Variante, das entgegengesetzte Bein zum Arm zu verlängern.

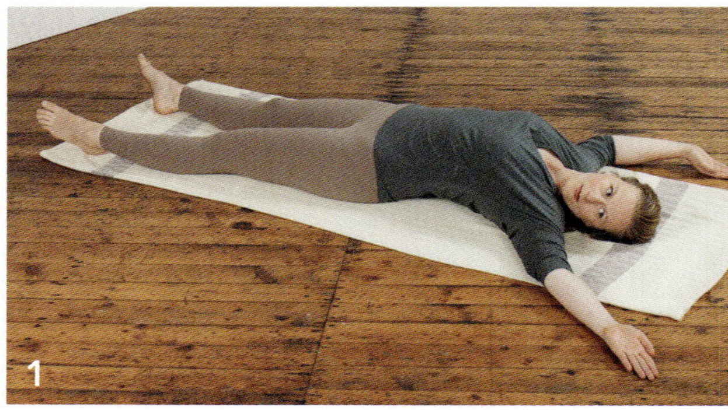

1

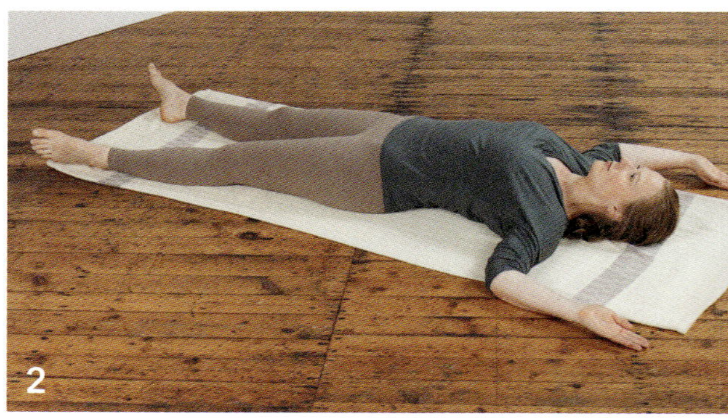

2

## Körperseitendehnung

Auch in der Dehnung werden die Körperseiten von den Fußsohlen bis zu den Handflächen geöffnet. In der gehaltenen Position längen wir die Taille, öffnen die Achselhöhlen und schaffen Raum im Schultergürtel.

**Ausgangsposition:** Lege in der Rückenlage deine Beine locker am Boden ab und verschränke deine Finger ineinander.

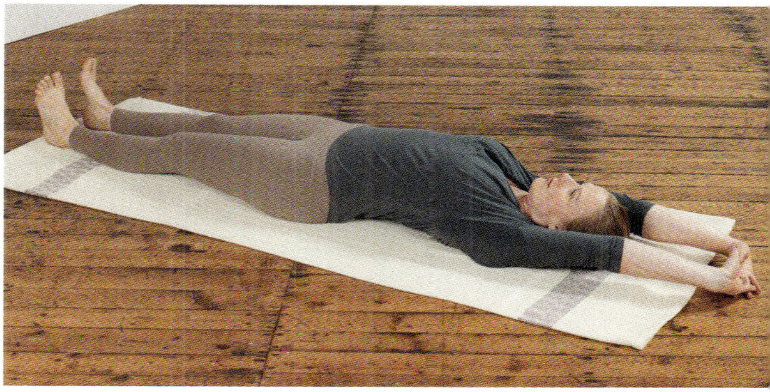

Verlängere deine Arme über dem Kopf und schiebe die Handflächen und Fußsohlen in entgegengesetzte Richtungen.

- Halte die Dehnung für circa eine Minute.

**Hinweis:** Die Atmung verändert sich in der gehaltenen Position nicht und fließt tief und gleichmäßig weiter. Nutze jede Einatmung, um noch etwas mehr Länge zu finden. Mit der Ausatmung kannst du überflüssige Spannung im Körper lösen. Experimentiere damit, die Verschränkung der Finger zu wechseln.

**Variante:** Greife deine Ellenbogen oder Unterarme und schiebe die rechte Ferse und den rechten Ellenbogen auseinander. Schleife den Oberkörper am Boden nach links, um die Dehnung zu vertiefen. Wechsele nach dem Halten der Dehnung die Seite und ändere die Verschränkung der Unterarme.

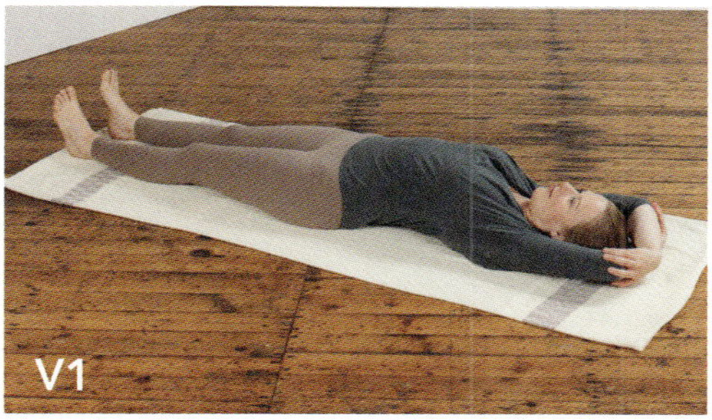


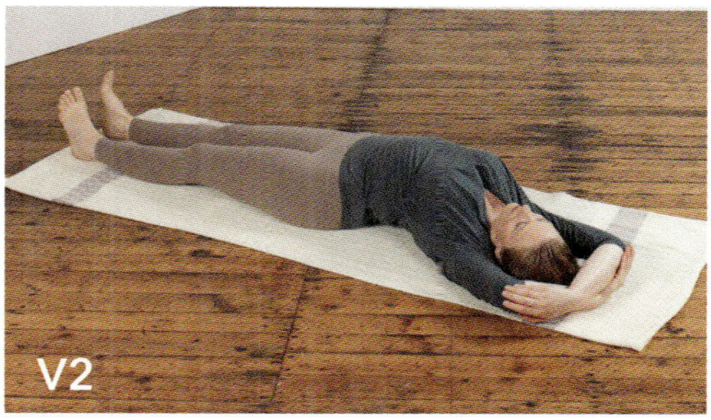

# Beine und Hüftgelenke

Häufig ist das Hüftgelenk von Anspannung und Druck betroffen. Der Bereich ist anfällig für Ungleichgewichte in der Muskulatur und in der Knochenstruktur, ausgelöst von asymmetrischen Spannungsverhältnissen, ungleicher Gewichtsverteilung, unausgeglichener Laufbewegung wie auch unterschiedlicher Beinlänge oder Hüftfehlstellungen. Darunter leiden vor allem die Bänder, die Gelenkknorpel und das Fasziengewebe. Dysbalancen können durch myofasziale Spannungszustände sowie durch Hypermobilität entstehen, die die Stabilität im Hüftgelenk beeinträchtigen. Besonders in den Übungen, in denen wir die rechte und linke Körperseite isoliert voneinander bewegen, kannst du beobachten, an welchen Stellen mehr oder weniger Öffnung möglich ist.

In der Rückenlage arbeiten wir zunächst an der Erweiterung der Bewegungsspanne der Hüften. Wir lockern das verklebte Fasziengewebe, rotieren den Kopf des Oberschenkelknochens in der Gelenkpfanne und entlasten die Beine. In den Abläufen im Vierfüßlerstand, am Ende des Kapitels (ab Seite 150), stabilisieren wir die Hüftgelenke, indem wir Gewicht in die Beine bringen und die Oberschenkel wie zwei feste Säulen aufrichten.

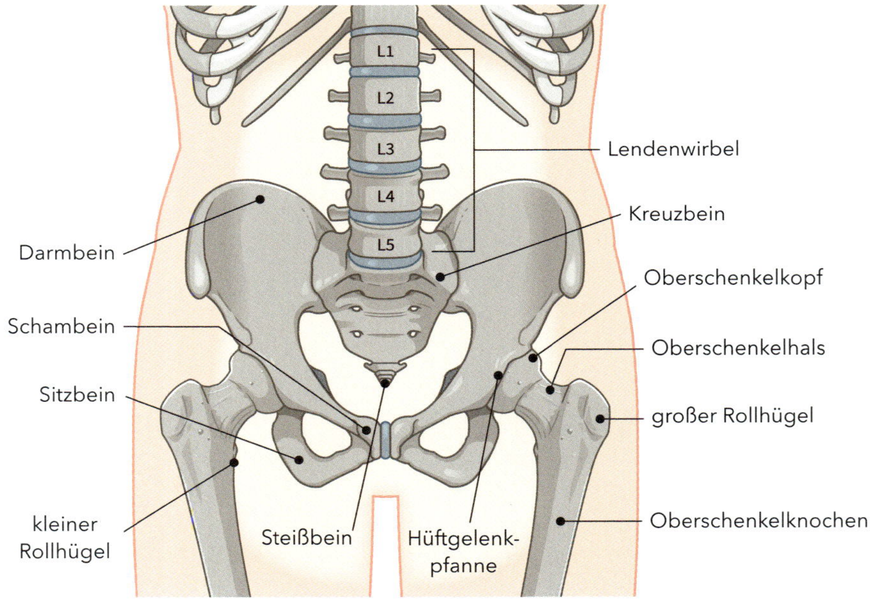


*Anatomie der Hüftgelenke mit Lendenwirbelsäule und Oberschenkeln*

## Innenrotation im Hüftgelenk

Das Spektrum an Übungen für die Innenrotation im Hüftgelenk ist im Vergleich zur Bandbreite der Bewegungsmöglichkeiten mit Außenrotation sehr klein. Umso wertvoller sind Abläufe, die ausgleichend wirken und uns helfen, Becken und Hüftgelenke zu neutralisieren.

**Ausgangsposition:** Stelle deine Füße in Rückenlage weiter als hüftbreit geöffnet auf und lege deine Arme locker neben dir am Boden ab.

**1. EIN** Bewege ein Knie vorsichtig in Richtung des entgegengesetzten Fußgelenks. Rolle dabei auf die Innenkante des Fußes. Die andere Fußsohle bleibt stabil geerdet und das Knie zeigt, ohne nach außen auszuweichen, direkt nach oben.

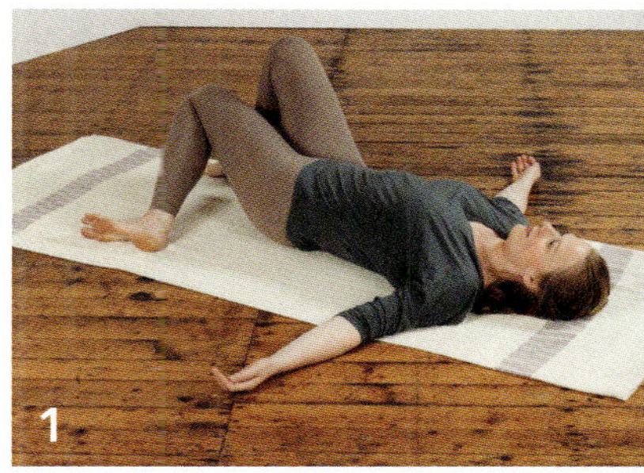


**2. AUS** Nutze die ganze Ausatmung, um langsam wieder zurück in die Ausgangsposition zu kommen.

- Gehe durch circa sechs Wiederholungen, rechte und linke Seite im Wechsel.

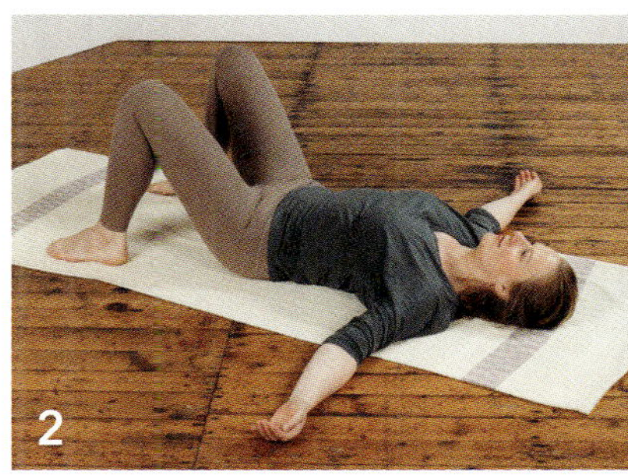


**Hinweis:** Das Knie muss das Fußgelenk nicht berühren und bewegt sich nur, soweit es gut möglich ist, in diese Richtung. Nimm wahr, in welchem Moment Widerstand spürbar wird, und arbeite mit sehr kleinen Bewegungen, wenn deine Knie und Hüften empfindlich sind. Nach einigen Wiederholungen kannst du die Bewegungsspanne vergrößern.

**Variante:** Beginnend in der Ausgangsposition, führe die Knie zusammen, sodass beide Oberschenkel im Hüftgelenk nach innen rotieren. Mit den Knien aneinandergelehnt halten sich die Beine gegenseitig und du kannst überflüssige Anspannung lösen. Schiebe das Becken noch ein Stück weiter Richtung Fersen, um den unteren Rücken zu weiten, und verweile circa eine Minute in der Dehnung.

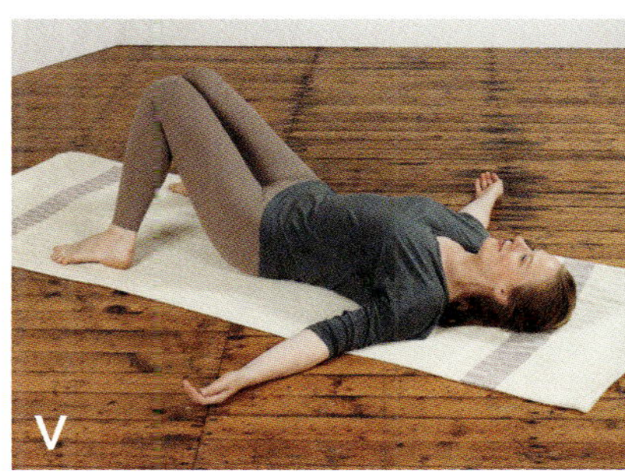

## AUSSENROTATION IM HÜFTGELENK

Die Außenrotation im Hüftgelenk findet sich in unzähligen Positionen und Bewegungsabläufen wieder. In dieser einfachen Übung arbeiten wir daran, die Bewegung isoliert auszuführen, um ihre Funktionsweise bewusst wahrzunehmen und zu verinnerlichen.

**Ausgangsposition:** Stelle in Rückenlage deine Füße geschlossen am Boden auf, sodass die Innenseiten der Beine sich berühren. Lege deine Arme locker neben dir am Boden ab.

**1. EIN** Bewege ein Knie langsam nach außen. Rolle dabei auf die Außenkante des Fußes. Die andere Fußsohle bleibt stabil geerdet und das Knie zeigt direkt nach oben.

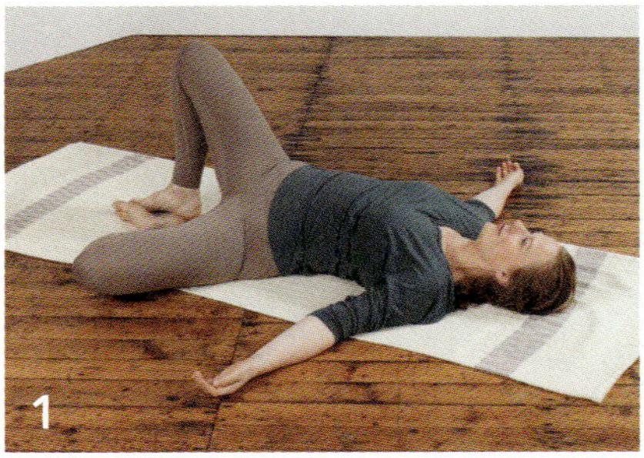


**2. AUS** Nutze die ganze Ausatmung, um langsam wieder zurück in die Ausgangsposition zu kommen.

- Gehe durch circa sechs Wiederholungen, rechts und links im Wechsel.

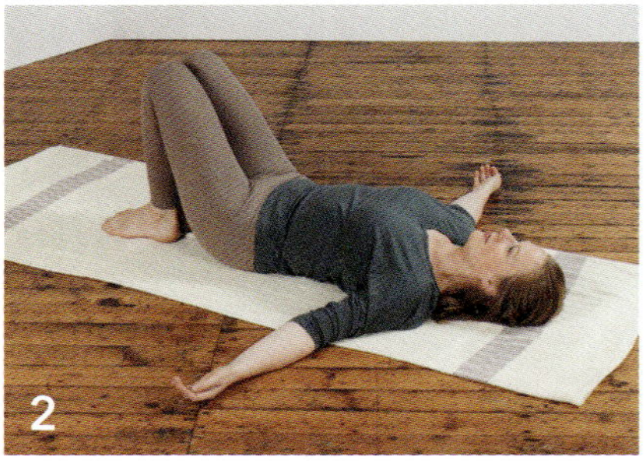


**Hinweis:** Oftmals fühlt sich die Bewegung der Außenrotation einfacher an als die der Innenrotation. Gehe trotzdem achtsam in die Öffnung und führe das Bein bewusst nach außen, um ruckartige Bewegungen zu vermeiden.

**Variante:** Beginnend in der Ausgangsposition, öffne beide Knie nach außen und bringe die Fußsohlen zusammen. Wenn der untere Rücken empfindlich ist, kannst du deine Arme über den Kopf ziehen und die Ellenbogen greifen. So verlagert sich der Schwerpunkt Richtung Schultergürtel, die Lendenwirbelsäule wird entlastet und der Rücken gelängt. Verweile circa eine Minute in der Dehnung.

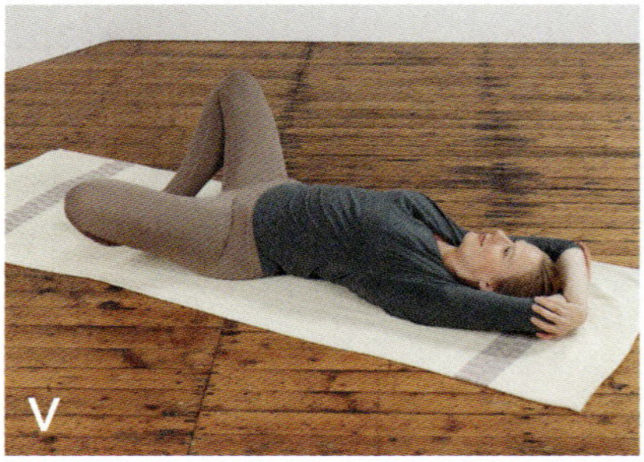

## HÜFTDEHNUNG

Es gibt unzählige Übungen für die Außenrotation im Hüftgelenk. In dieser Variante integrieren wir die Flexion der Hüften und der Knie und schaffen über den Zug der Fersen zur Körpermitte zusätzlich Öffnung im unteren Rücken.

**Ausgangsposition:** Beginne in der entspannten Rückenlage und stelle die Füße am Boden auf.

**1. EIN** Winkele beide Beine an und kreuze deine Fußgelenke.

**2. AUS** Greife um die Beine herum nach den Fußaußenkanten. Wenn du diese nicht erreichst, kannst du alternativ die Zehen umfassen. Ziehe deine Beine Richtung Oberkörper, so als ob du ein kompaktes Paket schnüren würdest.

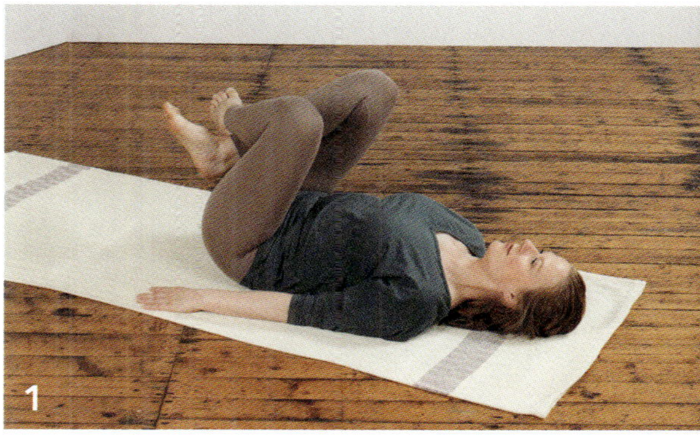
1

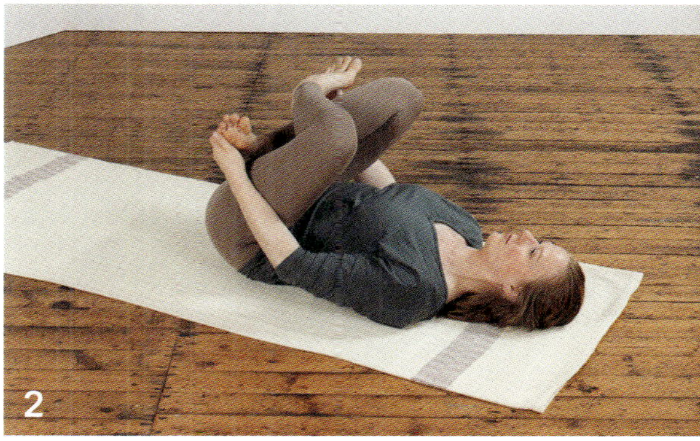
2

- Halte die Dehnung für circa eine Minute. Um die Hüftgelenke auszugleichen, wechsele die Kreuzung der Fußgelenke und wiederhole die Übung mit dem anderen Fuß oben.

**Hinweis:** Der Hinterkopf liegt ausgeglichen am Boden. Achte darauf, das Kinn nicht hochzuziehen und den Nacken entspannt zu halten.

**Variante:** Platziere die gekreuzten Beine am Boden, statt die Füße zu halten. Ziehe deine Arme über den Kopf und lege sie entspannt ab. Nach circa einer Minute kannst du das Kreuz in den Beinen wechseln.

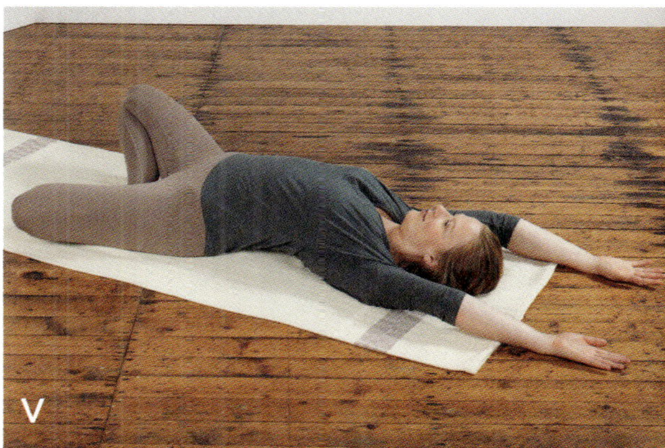
V

## Scheibenwischer

Diese Übung ist ein Klassiker und dient der Aufwärmung der Hüftgelenke. Ihre Wirkungsweise ist trotz des einfachen Ablaufs komplex, denn wir mobilisieren nicht nur die Hüften, sondern aktivieren gleichzeitig die Iliopsoasmuskeln und die Lendenwirbelsäule.

**Ausgangsposition:** Stelle deine Füße in Rückenlage hüftbreit geöffnet oder etwas weiter am Boden auf und lege die Arme locker neben dir ab.

**1. EIN** Bewege beide Knie nach rechts. Rolle dabei auf die rechte Fußaußenkante und die linke Fußinnenkante. Das rechte Bein befindet sich in Außenrotation, das linke Bein rotiert nach innen.

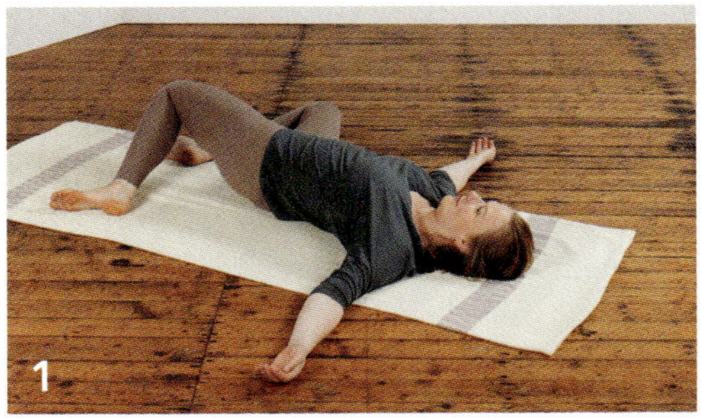
1

**2. AUS** Nutze die ganze Ausatmung, um langsam wieder zurück in die Ausgangsposition zu kommen.

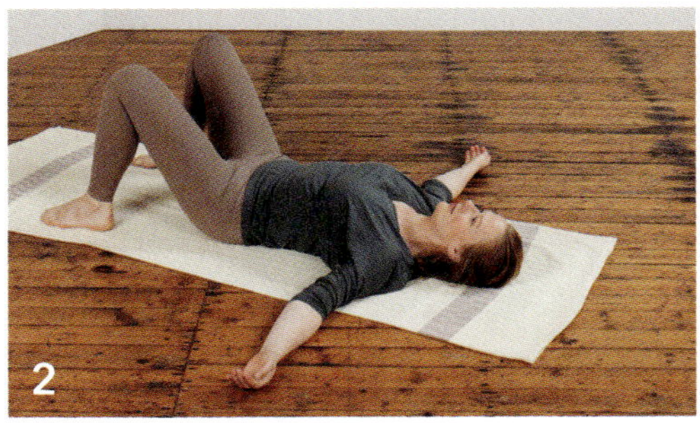
2

**3. EIN** Bewege mit der nächsten Einatmung beide Knie nach links. Rolle dabei auf die linke Fußaußenkante und die rechte Fußinnenkante. Das linke Bein befindet sich nun in Außenrotation, das rechte Bein rotiert nach innen. Gehe durch beliebig viele Wiederholungen von Seite zu Seite.

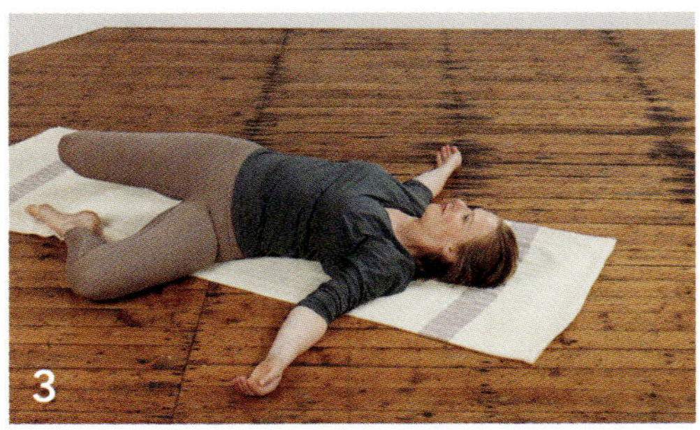
3

**Hinweis:** Die Bewegung verläuft nahtlos von einer Seite zur anderen. Du fließt durch die Ausgangsposition, ohne sie statisch zu halten. Nimm wahr, ob die Bewegungsspanne in der Innenrotation etwas kleiner ist und das Knie nicht ganz so weit Richtung Boden sinkt.

**Varianten:**

- **Mit Oberschenkeldehnung:** Wenn beide Knie zur linken Seite gekippt sind, platziere den linken Fußknöchel auf dem rechten Oberschenkel über dem Knie. Halte die Dehnung für circa eine Minute und wechsele anschließend auf die rechte Seite.

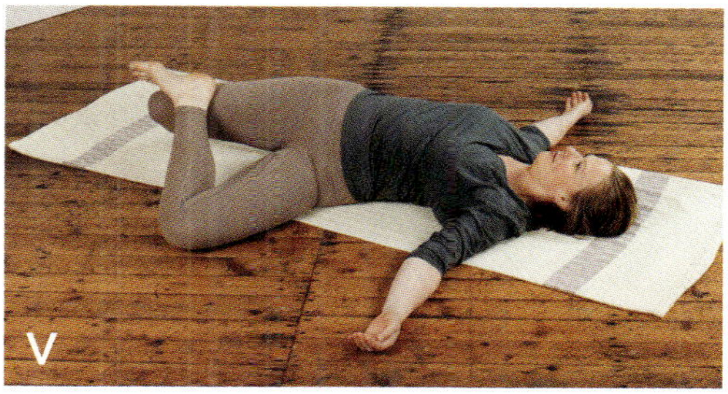


- **In Bauchlage:** Übe die dynamische Scheibenwischerbewegung in Bauchlage und beobachte, wie sie sich verändert, wenn der Körper mit der Vorderseite nach unten ausgerichtet ist.

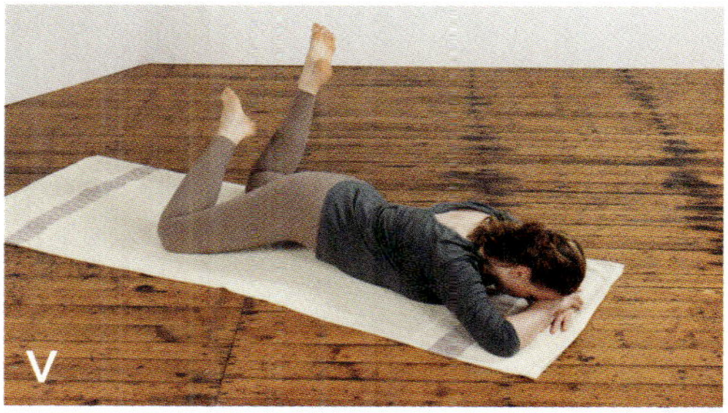


- **Sitzend:** Richte dich zum Sitzen auf und positioniere die Hände mit den Fingern zum Becken gedreht hinter deinem Gesäß. Auch hier rollst du hin und her über die Fußsohlen. Die Schultern bleiben dabei frontal ausgerichtet. Wie funktioniert die Bewegung auf einer anderen Höhe?

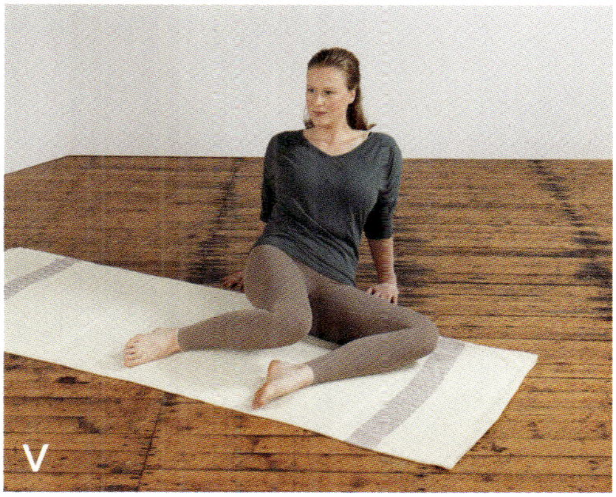

## Beinkreise

Das Hüftgelenk ist ein Kugelgelenk und benötigt Bewegungen in alle Richtungen, um aktiv und geschmeidig zu bleiben. Diese Übung verbindet Innen- und Außenrotation in einem kreisenden Fluss miteinander. Der repetitive Ablauf kurbelt die Flexion und Extension im Hüftgelenk an und erweitert die Bewegungsspanne des Oberschenkels.

**Ausgangsposition:** Starte in Rückenlage in der neutralen Position und lege deine Arme und Beine locker am Boden ab.

**1.–2. EIN** Ziehe einen Fuß über die Außenkante zu dir hin. Das gebeugte Bein öffnet sich dabei nach außen. Richte am Ende der Einatmung das Knie nach oben auf und erde die Fußsohle am Boden.

**3.–4. AUS** Rolle den Fuß auf die Innenkante, sodass das aufgestellte Knie nun zur anderen Seite, über den Oberschenkel des ausgestreckten Beins, kippt. Schleife das Bein in Innenrotation zurück in die Ausgangsposition.

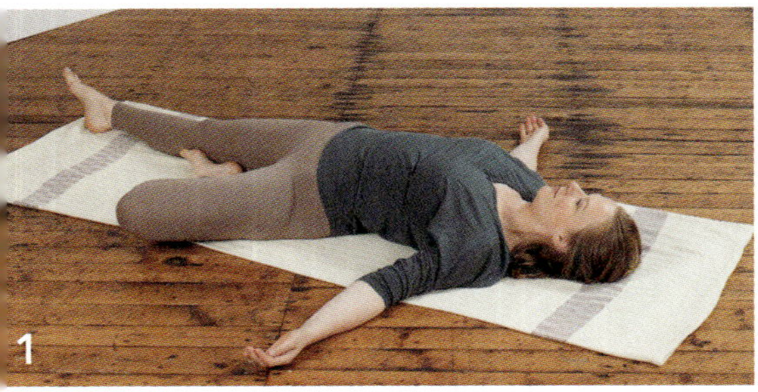

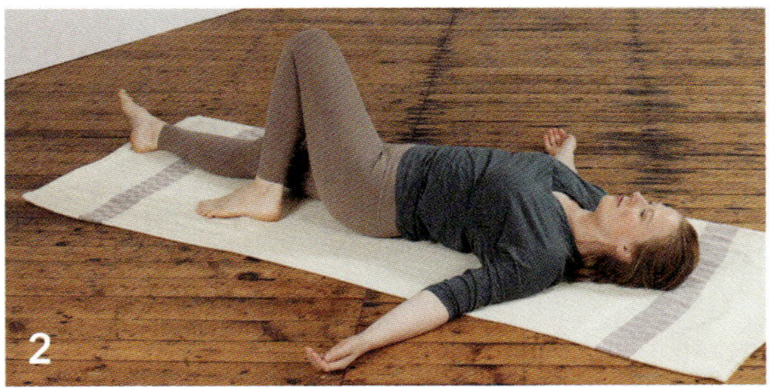

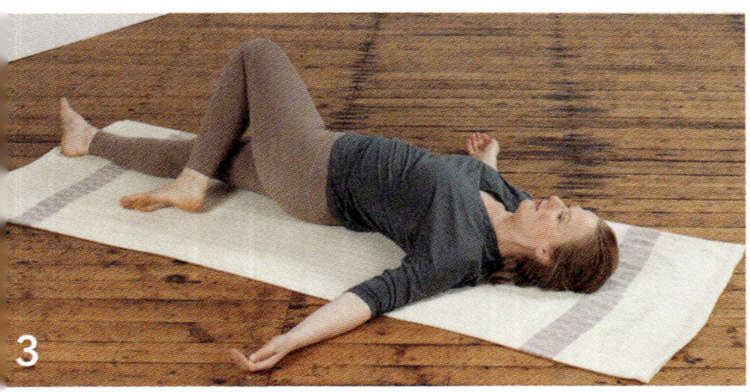

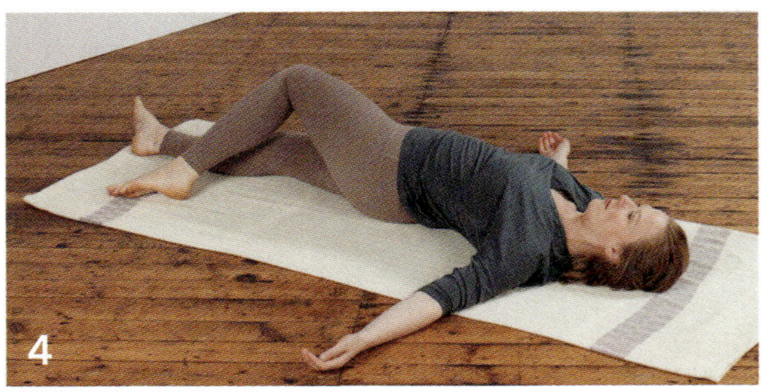

- Gehe durch vier bis sechs Wiederholungen auf einer Seite, verweile kurz in der neutralen Haltung und gleiche dann mit dem anderen Bein aus. Nach der zweiten Seite kehre die Kreisrichtung um und schleife das Bein in Innenrotation nach oben, öffne vorsichtig und gleite über die Außenrotation zurück nach unten.

**Hinweis:** Führe die Bewegung im Fluss und ohne anzuhalten aus. Vermeide es, schneller zu werden, um jeden Abschnitt des Kreises bewusst auszuführen.

**Variante:** Kombiniere Beinkreise mit Oberkörpergleiten (Seite 81). Verschränke dafür deine Finger am Hinterkopf und schleife mit der Einatmung den Oberkörper zur Seite des gestreckten Beins. Der Blick geht in Richtung des nach oben gezogenen Ellenbogens. Schleife mit der Ausatmung den Oberkörper zur anderen Seite.

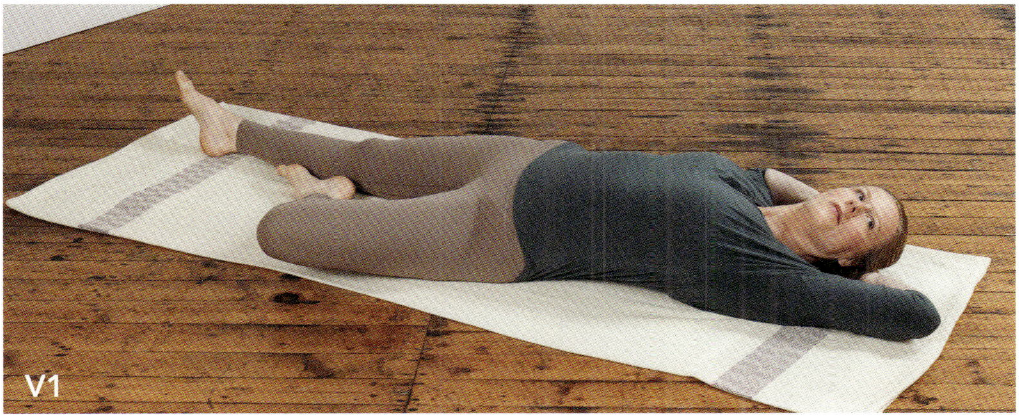


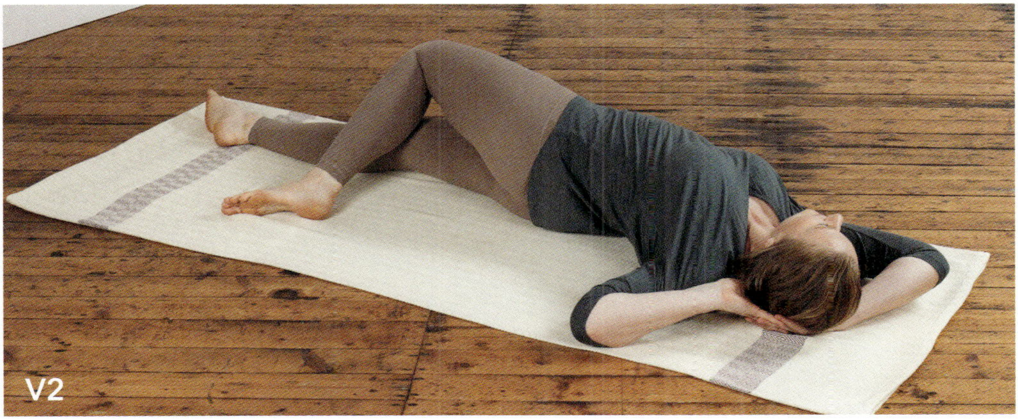

## Dehnung der Beinrückseiten

Diese Dehnung wirkt nicht nur auf die Beinrückseiten, sondern öffnet zusätzlich die äußeren Körperseiten. Durch die Streckung der Beine nach oben werden die gerade und die tiefe Bauchmuskulatur aktiviert.

**Ausgangsposition:** Beginne in der entspannten Rückenlage und stelle die Füße auf.

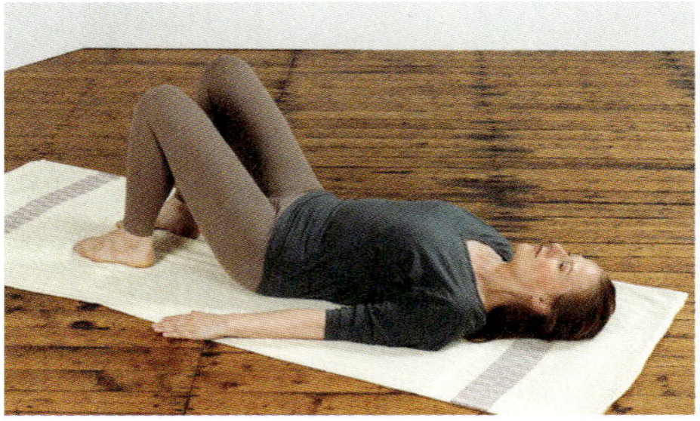

**1. EIN** Hebe deine Beine senkrecht nach oben. Die Knie können gebeugt und die Beine leicht geöffnet sein, wenn das für dich angenehmer ist.

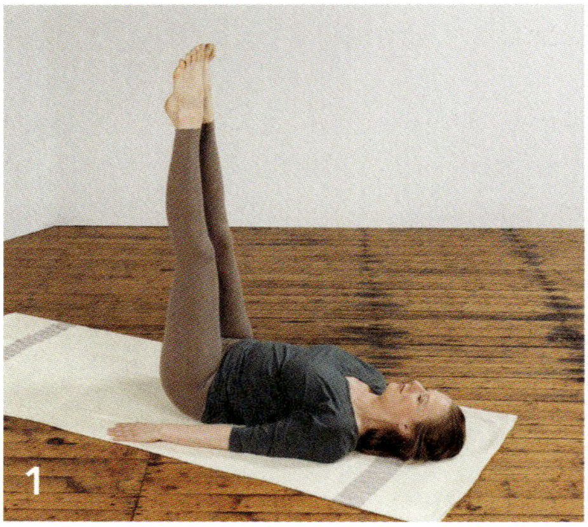


**2. AUS** Strecke die Arme über deinen Kopf und verschränke die Finger ineinander. Schiebe die Handflächen zur Wand hinter dir und presse die Fußsohlen nach oben. Achte darauf, dass die Atmung trotz der Aktivität in Bauch und Rumpf gleichmäßig weiterfließt.

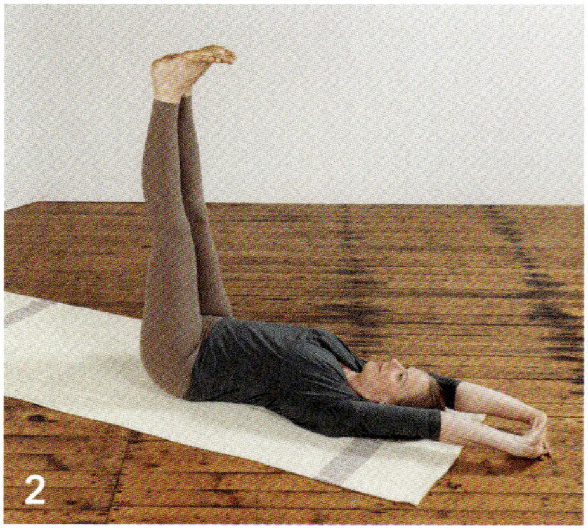


- Halte die Dehnung für circa eine Minute.

**Hinweis:** Beuge die Beine stärker, wenn die Übung zu intensiv ist für dich.

# Nacken und Schultergürtel

Die Schulter ist kein einheitliches Gelenk wie die Hüfte, sondern eine Funktionseinheit, die die oberen Gliedmaßen mit dem Brustkorb verbindet. Der Schultergürtel besteht aus drei Gelenken. Als Schultergelenk wird die Verbindung von Oberarmknochen und Schulterblatt bezeichnet. Das Kugelgelenk verfügt über ein großes Maß an Beweglichkeit, ist aber gleichzeitig sehr instabil. Das liegt zum einen an der unzureichenden Passung der Gelenkflächen des Oberarmkopfs und des Schulterdachs (der höchste Punkt der Schnulterknochen, auch *Akromion* genannt). Zum anderen ist das System aus Kapsel und Bändern um das Gelenk nicht sehr belastungsfähig. Deshalb benötigt das Schultergelenk Unterstützung und Schutz durch tief liegende Muskeln, die sogenannte Rotatorenmanschette.

Das Schulterblatt ist ein drehbarer platter Knochen und über das Schultereckgelenk (oder auch Akromioklavikulargelenk) an der Körpervorderseite mit dem Schlüsselbein verbunden. Zwischen Brustbein und Schlüsselbein befindet sich das sogenannte Sternoklavikulargelenk.

Am Boden mobilisieren wir den Schultergürtel in Verbindung mit der Bewegung von Kopf und Hals. Mit sanften Drehungen widmen wir der empfindsamen Nackenpartie besondere Aufmerksamkeit. In den Übungen im Sitzen und im Vierfüßlerstand schaffen wir Raum und Weite in den Schultern und tasten uns an intensivere Dehnungen heran.

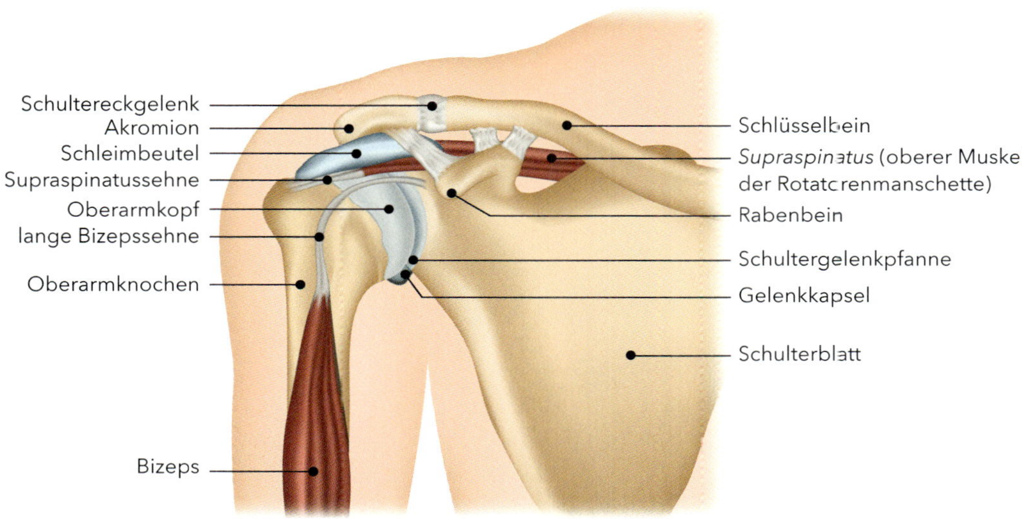


*Anatomie des Schultergelenks in der Vorderansicht*

## Kopfdrehung

Im Nacken kommt es schnell zu Verspannungen und Beschwerden, die durch somatisches Training gelockert und gelindert werden können. Zum Aufwärmen isolieren wir die Bewegung von Kopf und Halswirbelsäule. Wir arbeiten mit einfachen Sequenzen, um Dysbalancen im Muskel- und Fasziengewebe genau zu lokalisieren und vorsichtig zu lösen.

**Ausgangsposition:** Beginne in Rückenlage in der neutralen Position und lege deine Arme und Beine locker am Boden ab.

**1. EIN** Drehe deinen Kopf langsam zu einer Seite und schiebe dein Ohr Richtung Boden.

**2. AUS** Nutze die ganze Ausatmung, um achtsam wieder zurück in die Ausgangsposition zu kommen.

▶ Gehe durch vier bis sechs Wiederholungen, rechts und links im Wechsel.

**Hinweis:** Vermeide es, die Bewegung zu forcieren, und gib dir Zeit, mit jeder Wiederholung etwas tiefer zu gehen.

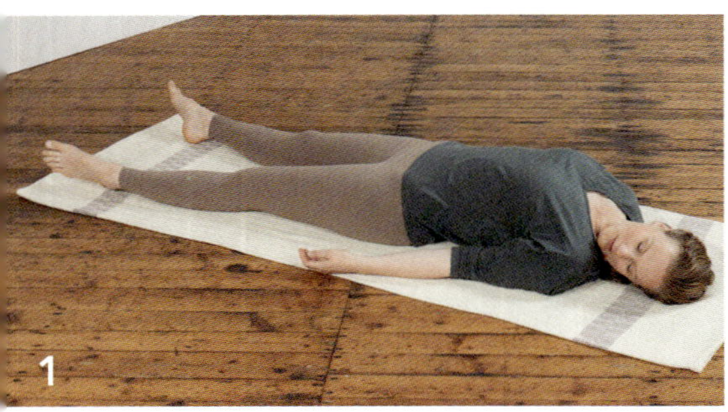


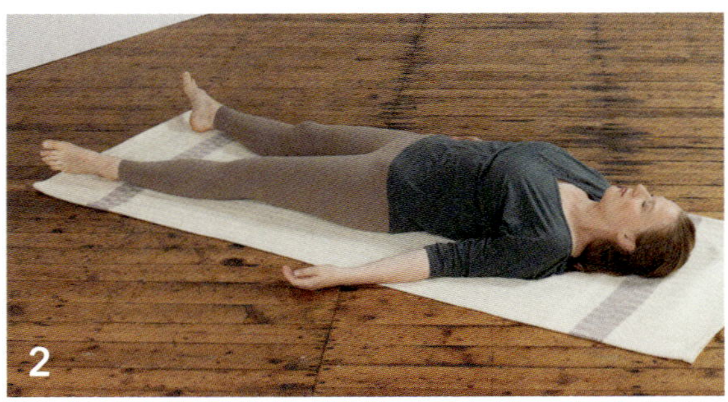

## Schultergürtelaktivierung

Der Schultergürtel setzt sich aus vielen unterschiedlichen Bestandteilen zusammen. Diese Übung nährt und mobilisiert das Fasziengewebe, das alle Strukturen miteinander verbindet. Wir bringen zudem sanfte Bewegungen in Halswirbelsäule und Schädelbasis.

**Ausgangsposition:** Stelle deine Füße in Rückenlage hüftbreit geöffnet auf und lege deine Arme locker neben dir am Boden ab.

**1. EIN** Schleife eine Schulter nach oben in Richtung Ohr und die andere nach unten, vom Ohr weg.

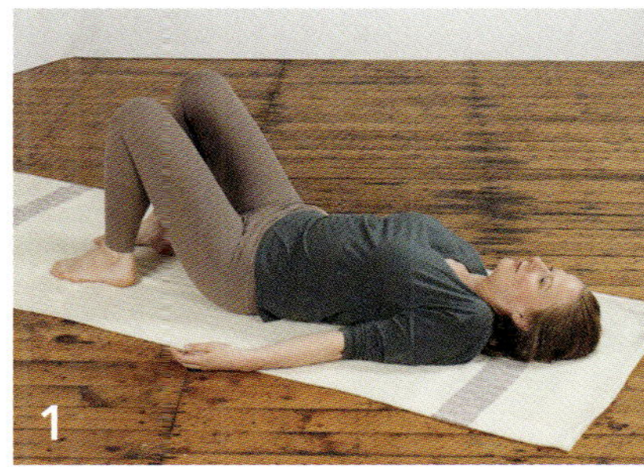


**2. AUS** Nutze die ganze Ausatmung, um langsam wieder zurück in die Ausgangsposition zu kommen.

- Gehe durch beliebig viele Wiederholungen, rechts und links im Wechsel.

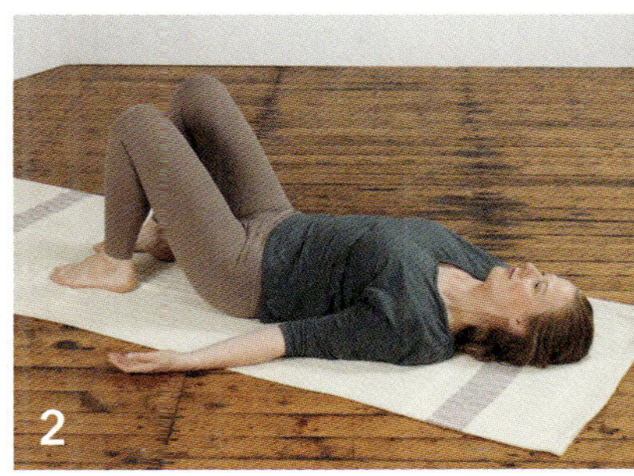


**Hinweis:** Hebe die Schultern nicht vom Boden ab und nutze den Widerstand deiner Unterlage für die Schleifbewegung. Wenn du einige Runden im langsamen Tempo geübt hast, kannst du die Bewegungen schneller werden lassen. Das Atemtempo ändert sich dabei kaum. Optional bewege die Schultern, so schnell du kannst, im Wechsel auf und ab. Verlangsame dann das Tempo und spüre in der neutralen Haltung, wie die Reibung auf der Haut nachhallt und der Körper energetisch aufgeladen wird.

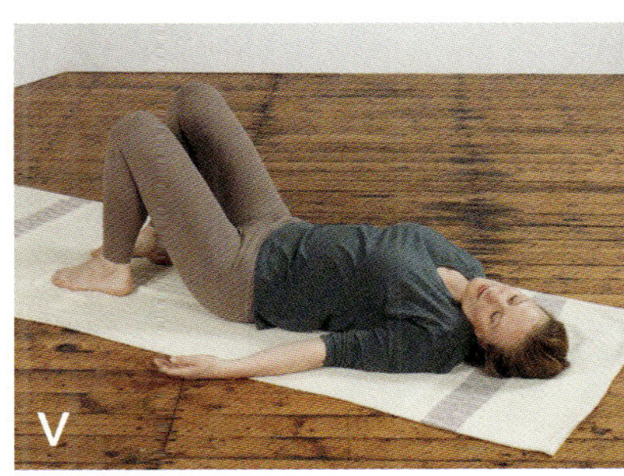


**Variante:** Übe die langsame Sequenz der Schultergürtelaktivierung mit einer seitlichen Neigung des Kopfes zur nach oben gezogenen Schulter. Fließe mit jeder Ausatmung durch die Ausgangsposition und entspanne Kopf und Schultern, bevor du zur anderen Seite gehst.

## Schulterblattdehnung

Das Schulterblatt befindet sich eingebettet in Muskelschlaufen auf der Rückseite des Brustkorbs. An allen Ecken und Kanten des flachen Knochens setzen Muskeln an und bewegen das Schulterblatt weiträumig. Die sogenannten Schulterblattfixatoren geben ihm einerseits Stabilität und ermöglichen andererseits die schwingende Bewegung des Schulterblatts entlang der Rippenbögen. Mit dieser Übung dringen wir tief bis in die Rotatorenmanschette und die Strukturen unter dem Schulterblatt vor, die häufig fest und verspannt sind.

**Ausgangsposition:** Stelle deine Füße in Rückenlage hüftbreit geöffnet auf. Strecke deine Arme nach oben und greife die Ellenbogen. Die Unterarme sind über dem Brustkorb positioniert.

**1. EIN** Ziehe beide Arme mit gegriffenen Ellenbogen zu einer Seite. Dabei streckt sich der innere Arm, der äußere Arm beugt sich. Drehe den Kopf in die entgegengesetzte Richtung.

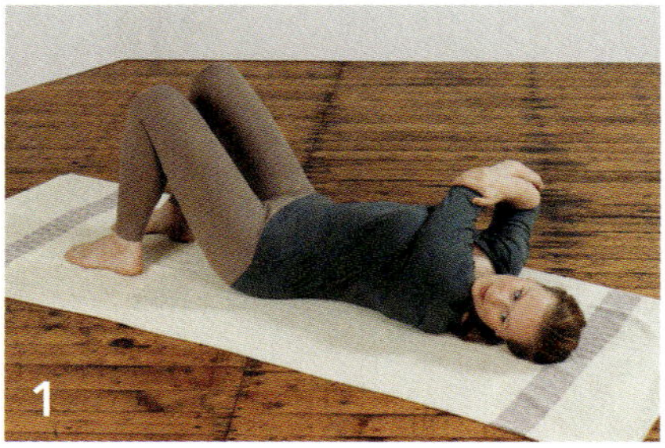


**2. AUS** Nutze die ganze Ausatmung, um langsam wieder zurück in die Ausgangsposition zu kommen.

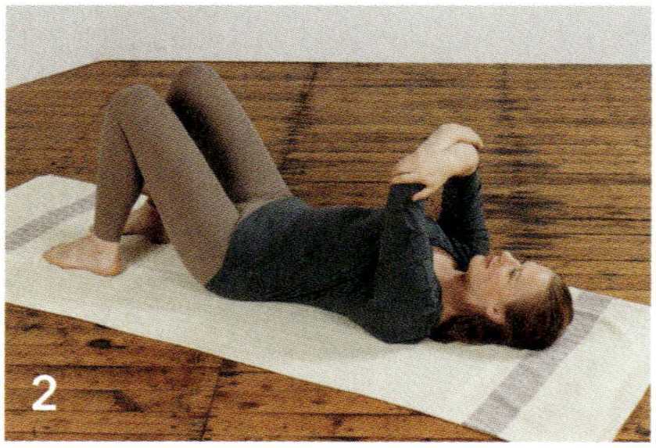


- Gehe durch vier bis sechs Wiederholungen, rechts und links im Wechsel. Verweile einen Moment in der neutralen Position und wiederhole die Übung mit dem anderen Arm vorn gekreuzt. Beobachte, wie sich der Bewegungsfluss verändert.

**Hinweis:** In den Schulterübungen werden oftmals große Unterschiede zwischen rechter und linker Seite spürbar. Das liegt daran, dass wir durch Rechts- oder Linkshändigkeit ein erhebliches muskuläres Ungleichgewicht aufgebaut haben. Wenn sich eine Schulter besonders eng anfühlt, kannst auf dieser Seite durch mehr Wiederholungen gehen. Um die Dehnung zu vertiefen, verweile einige Atemzüge auf einer Seite und wiederhole den Stretch dann auf der anderen Seite.

**Variante:** Um die volle Bewegungsspanne im Schultergelenk auszuschöpfen, kannst du mit den gehaltenen Ellenbogen einen ganzen Kreis zeichnen.

Beginne in der Ausgangsposition mit den gekreuzten Unterarmen am Bauch. Ziehe die Arme mit der Einatmung nach links. Jetzt dreht sich der Kopf in dieselbe Richtung, der Blick heftet sich an die Unterarme. Mit der Ausatmung führst du die Arme so nahe wie möglich am Boden über den Kopf. Das Kinn hebt sich leicht, wenn du die Unterarme mit dem Blick verfolgst. Mit der Einatmung gehst du weiter nach rechts und mit der Ausatmung zurück zur Ausgangsposition am Bauch.

- Gehe durch circa vier fließende Kreise über links, spüre in der neutralen Position nach und wechsele dann die Kreisrichtung. Beobachte, an welchen Stellen Blockaden, Ablagerungen oder Verspannungen spürbar oder sogar hörbar sind.

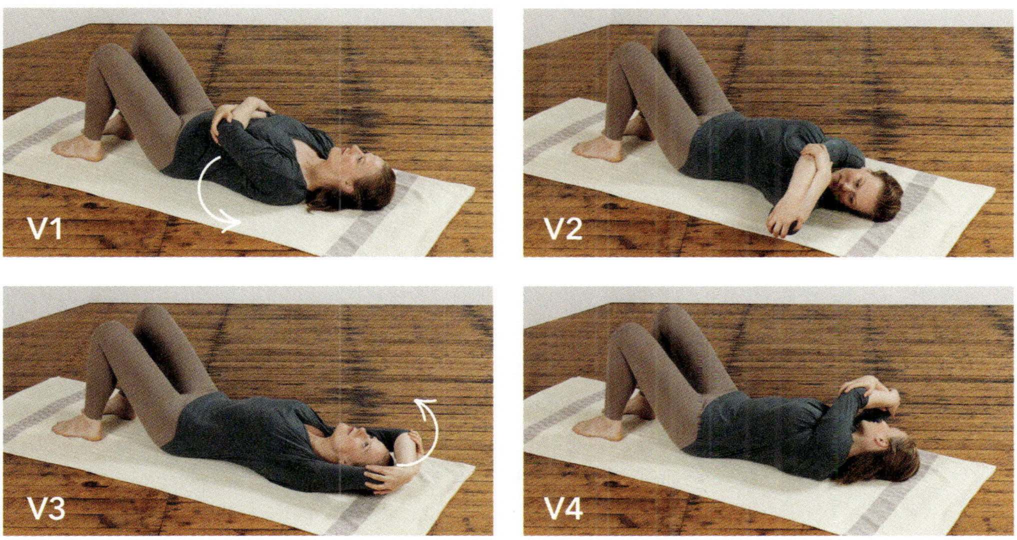

## Rotation im Schultergelenk

Diese spiralige Bewegung fördert die Rechts-Links-Koordination im Gehirn. Der gesamte Schultergürtel und die Rotation von Armen, Händen und Kopf werden miteinander in Einklang gebracht.

**Ausgangsposition:** Stelle deine Füße in Rückenlage hüftbreit geöffnet auf und lege deine Arme auf Schulterhöhe neben dir ab.

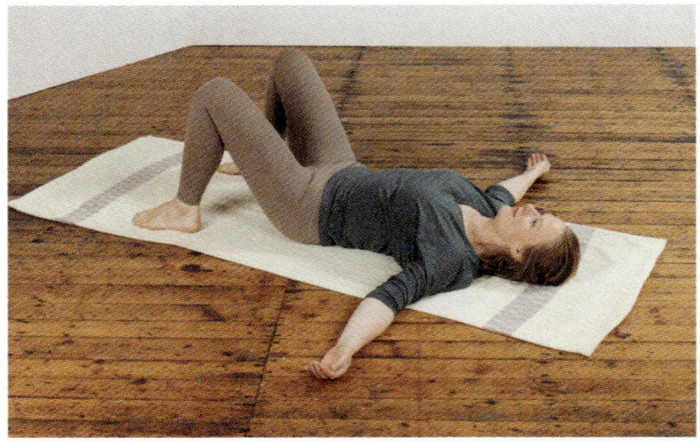

**1. EIN** Rotiere gleichzeitig den linken Arm nach außen und den rechten Arm nach innen. Der Kopf dreht sich zum aufgedrehten Arm, also nach links.

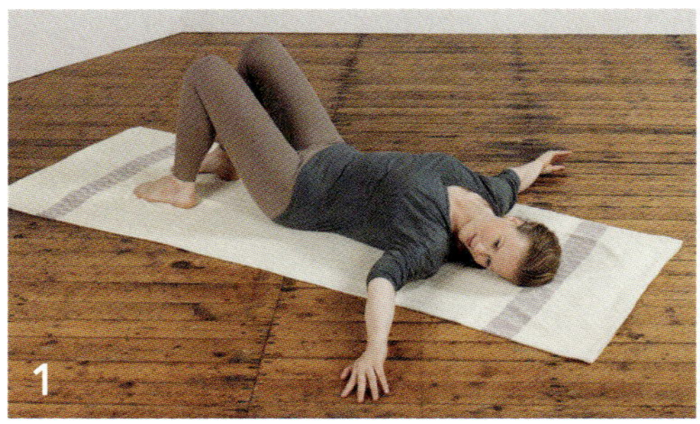

1

**2. AUS** Nutze die ganze Ausatmung, um langsam wieder zurück in die Ausgangsposition zu kommen. Wenn du dich etwas schneller bewegen möchtest, fließe mit der Ausatmung direkt in die andere Richtung.

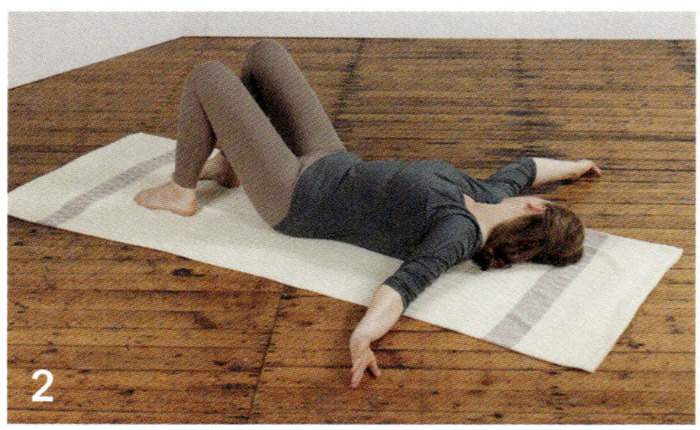

2

- Gehe durch beliebig viele Wiederholungen, rechts und links im Wechsel.

**Hinweis:** Vermeide es, die Ellenbogen zu sehr vom Boden abzuheben, um das Gelenk nicht zu überstrecken. Als eine vorbereitende Übung und um dich mit der Rotation der Oberarme im Schultergelenk vertraut zu machen, probiere die Bewegungsrichtungen zunächst isoliert auf einer Seite und dann auf der anderen Seite aus. In der Außenrotation bewegt sich die Innenseite des Arms nach oben, die Handfläche zieht bis zum Boden. In der Innenrotation bewegt sich der Ellenbogen nach oben und der Handrücken strebt nach unten (Seite 17, »Verinnerlichen der Bewegungsprinzipien«).

**Hinweis:** Vermeide es, die Ellenbogen zu sehr vom Boden abzuheben, um das Gelenk nicht zu überstrecken.

**Variante:** Kombiniere Außen- und Innenrotation im Schultergelenk mit der Scheibenwischerbewegung der Beine. Die Beine legen sich zur Seite des nach innen rotierten Arms ab.

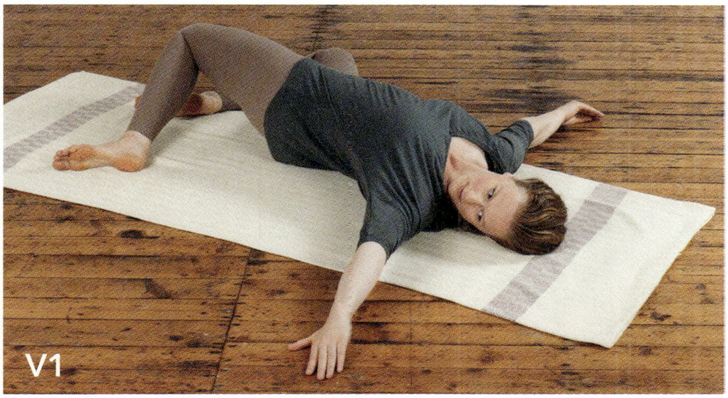


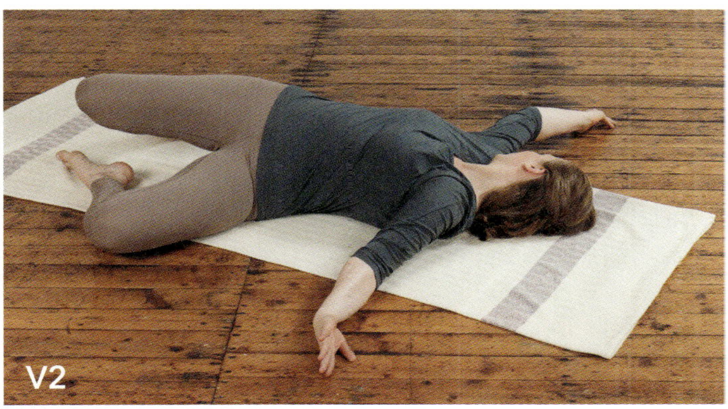

## Brustkorböffnung

Diese Bewegung mobilisiert den oberen Rücken und unterstützt das Gleiten der Schulterblätter entlang der Rückseite des Brustkorbs. Wir erweitern die Drehung des Kopfes und dehnen die tiefe Schultermuskulatur, insbesondere die Muskelschlingen, die das Schulterblatt umschließen.

**Ausgangsposition:** Stelle deine Füße in Rückenlage hüftbreit geöffnet auf und wickele deine Arme um den Brustkorb. Möglicherweise kannst du mit deinen Fingerkuppen die inneren Schulterblattränder ertasten oder sogar greifen. Wenn dir die Position der Arme zu eng ist, lockere die Verschränkung etwas auf.

**1. EIN** Bewege deine Ellenbogen zu einer Seite und drehe den Kopf in die entgegengesetzte Richtung. Stelle dir vor, die Finger heben das Schulterblatt an und du schaust darunter.

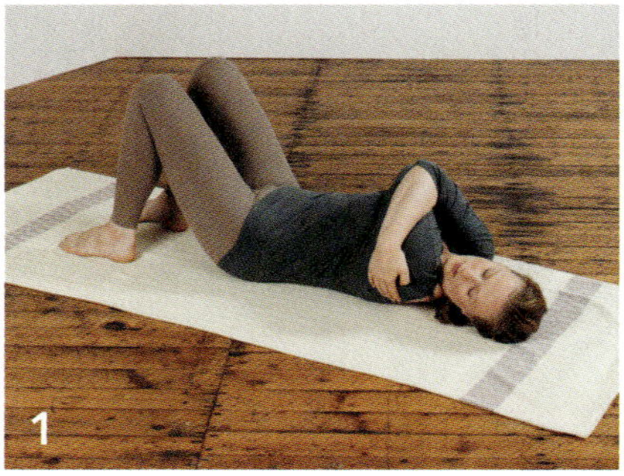
1

**2. AUS** Nutze die ganze Ausatmung, um langsam wieder zurück in die Ausgangsposition zu kommen.

- Gehe durch vier bis sechs Wiederholungen, rechts und links im Wechsel. Verweile einen Moment in der neutralen Position und wiederhole die Übung mit dem anderen Arm oben gekreuzt. Beobachte, wie der Wechsel der Verschränkung der Arme die Beweglichkeit des Halses und die Dehnung im oberen Rücken beeinflusst.

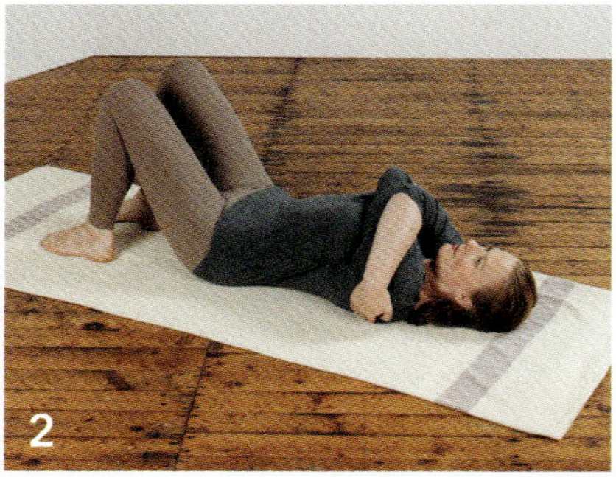
2

**Hinweis:** Das Becken liegt gut geerdet am Boden, sodass die Rotation nach rechts und links aus dem Rumpf kommt.

# Abdomen und Iliopsoas

Auch wenn die somatische Körperarbeit von einer sanften und behutsamen Herangehensweise geprägt ist, kann das Training gleichermaßen fordernd und anspruchsvoll gestaltet werden. Besonders die Übungen zur Aktivierung der Bauchmuskulatur und der tiefen Hüftbeuger benötigen Kraft und Durchhaltevermögen. Auch in anstrengenden Abläufen ist das Bestreben, die Bewegungen langsam, bewusst und kontrolliert auszuführen.

Für die Kräftigung der Iliopsoasmuskeln setzen wir kleine und größere Beinbewegungen ein. Beim Heranziehen, Heben und Senken der Beine ist es wichtig ohne Schwung zu arbeiten, sodass die oberflächlicheren Muskelschichten weitestgehend passiv bleiben und die Hüftbeuger tief in der Bauch- und Beckenhöhle angesteuert werden können. Durch das achtsame Auf- und Abrollen des Rumpfs wird der untere Rücken entlastet und das Training wirkt effektiv. Spätestens der Muskelkater am Tag danach verrät, wie präzise die Bauchmuskeln in der somatischen Arbeit angesprochen und geschult werden. Auf längerfristige Sicht entwickeln wir mit regelmäßigen Übungseinheiten tiefgründige Stabilität im Zentrum des Körpers, die uns nicht nur Halt im Abdomen gibt, sondern darüber hinaus schwächere Strukturen, wie den Lendenbereich, unterstützt.

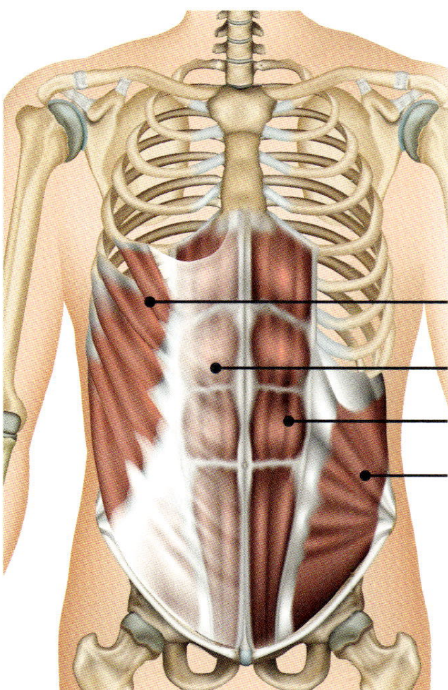


*Die oberflächliche Muskulatur des Abdomens*

## Leichte Hüftbeugeraktivierung

In Kapitel 2 haben wir bereits den Verlauf der Iliopsoasmuskeln analysiert und geübt, die tiefe Bauchmuskulatur anzusteuern. In dieser Übung entdecken wir das Zusammenspiel von Iliopsoas und Rumpf und nutzen dafür die Beuge- und Streckbewegung des Oberschenkels im Hüftgelenk.

**Ausgangsposition:** Umfasse in Rückenlage ein Knie mit beiden Händen und lege das andere Bein locker am Boden ab.

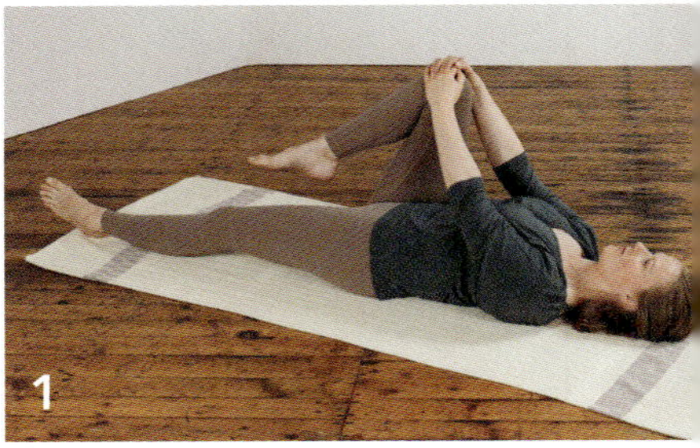

**1. EIN** Schiebe das Knie in deine Hände, bis die Arme ganz gestreckt sind.

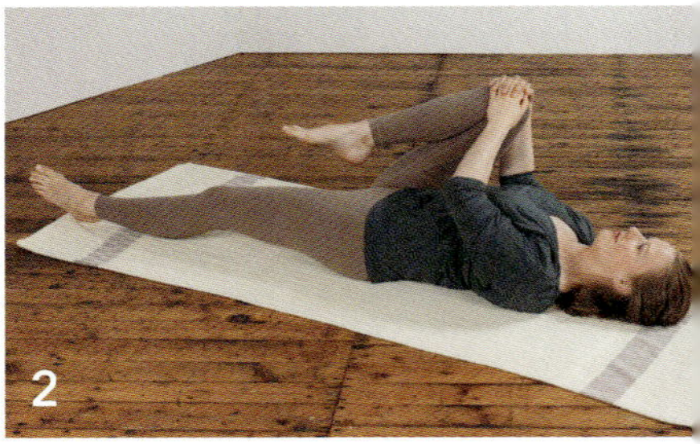

**2. AUS** Ziehe das Knie mit den Händen zum Oberkörper heran und beuge dabei die Arme.

- Gehe durch circa sechs Wiederholungen auf einer Seite, verweile kurz in der neutralen Haltung und gleiche dann mit dem anderen Bein aus. In den jeweils letzten drei Wiederholungen kannst du während der Einatmung den Oberkörper etwas aufrollen. Lege ihn Wirbel für Wirbel mit der Ausatmung ab und bringe den Oberschenkel in jeder Wiederholung etwas dichter an den Rumpf heran.

**Hinweis:** Die Bewegungsspanne des gebeugten Beins ist zunächst recht klein. Versuche geduldig und achtsam zu üben. Nach und nach entsteht mehr Spielraum im Hüftgelenk und in der Leistengegend.

**Variante:** Übe die Bewegung mit den Knien zugleich herangezogen. Auch hier kann sich der Oberkörper nach einigen Wiederholungen leicht auf- und abrollen.

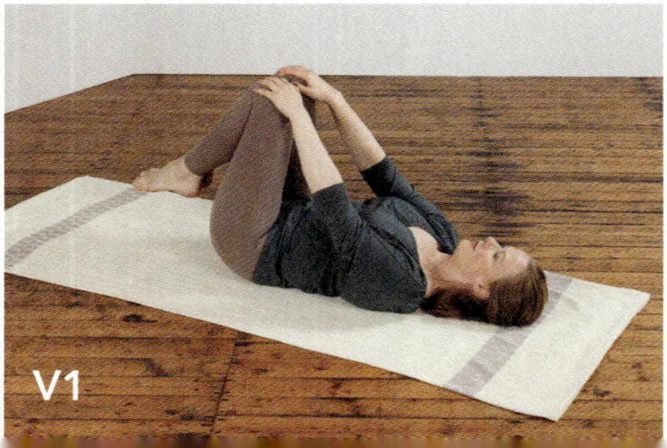

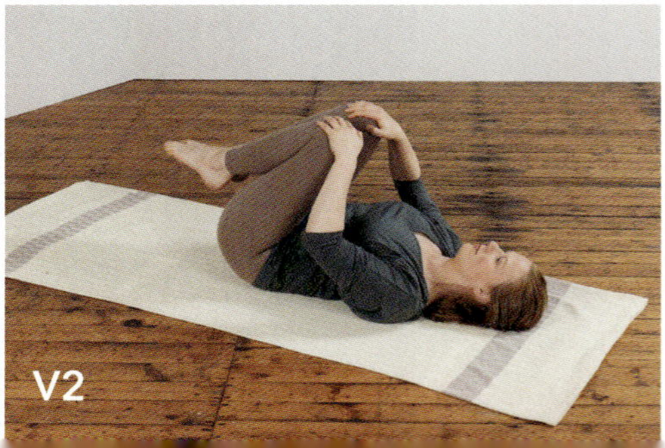

## FORDERNDE HÜFTBEUGERAKTIVIERUNG

In dieser Übung steigern wir die Intensität, indem wir unsere Beine ohne die Hilfe der Hände zum Rumpf heranziehen und mehr Kraft im Abdomen aufbauen.

**Ausgangsposition:** Stelle die Füße in Rückenlage geschlossen am Boden auf. Verschränke deine Finger am Hinterkopf und lasse das Gewicht des Schädels in die Handflächen sinken. Ziehe nun die Knie Richtung Oberkörper, ohne die Beine zu öffnen.

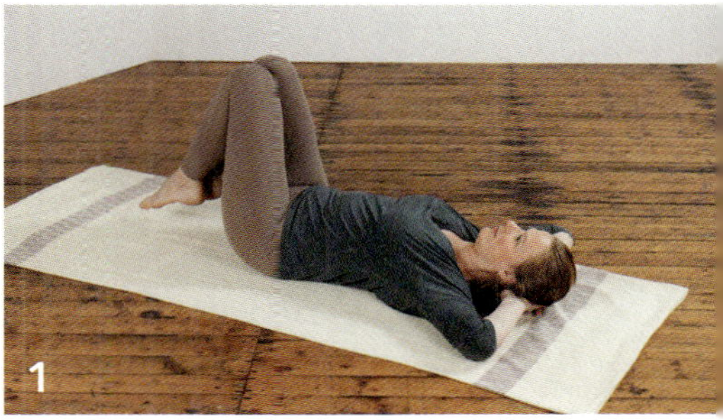


**1. EIN** Bewege deine Knie in der geschlossenen Position weg von dir, bis die Zehen den Boden ganz knapp berühren.

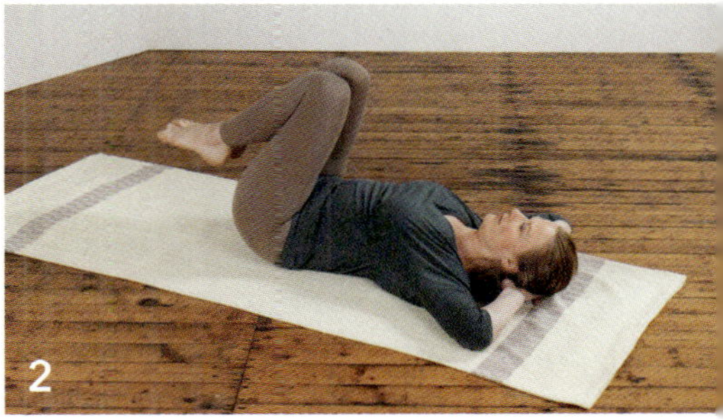


**2. AUS** Ziehe die Knie so weit wie möglich an den Oberkörper heran.

- Gehe durch circa sechs Wiederholungen und achte darauf, dass der Atem nicht durch die Kontraktion der Bauchmuskeln eingeschränkt wird.

**Hinweis:** Versuche die Beine während der Übung geschlossen zu halten, sodass die Innenseiten der Oberschenkel sich fast oder ganz berühren. Der Kopf bleibt in den Handflächen am Boden liegen. Halte Unterkiefer und Kehle entspannt.

**Variante:** Für mehr Aktivität im Abdomen hebe den Rumpf etwas an und bleibe während der ganzen Übung oben. Flexe beide Füße, sodass die Fußsohlen in der Einatmung knapp über dem Boden schweben. Ziehe mit der Ausatmung die Beine mit geflexten Füßen zum Oberkörper.

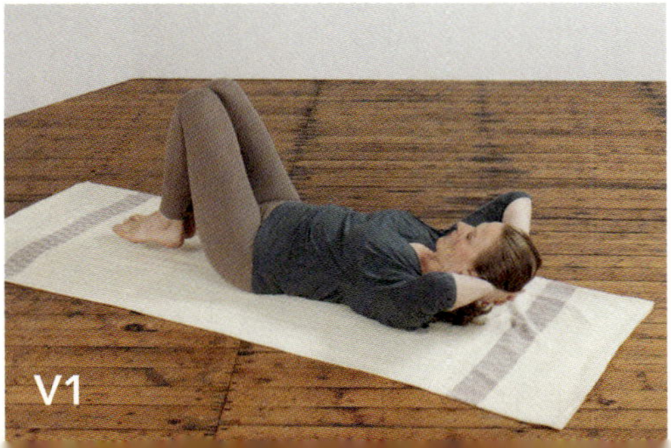


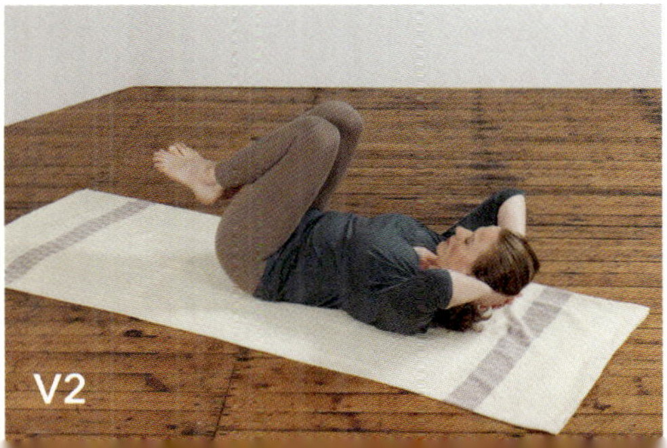

## Iliopsoasstretch

In diesem Ablauf bringen wir mehr Länge in die Iliopsoasmuskeln und steuern die Hüftbeuger über das gestreckte Bein an.

**Ausgangsposition:** Umfasse in Rückenlage ein Knie mit beiden Händen und lege das andere Bein locker am Boden ab.

**1. EIN** Hebe das verlängerte Bein, ohne Schwung zu holen, nach oben. Das Knie muss nicht durchgestreckt sein.

**2. AUS** Führe das Bein kontrolliert nach unten und lege es wieder am Boden ab.

- Gehe durch vier bis sechs Wiederholungen und lasse das gestreckte Bein am Ende für sechs bis zehn Atemzüge über dem Boden schweben. Bewege während des Haltens Knie und Fuß in entgegengesetzte Richtungen. Verweile einen Moment in der neutralen Position und wiederhole die Übung auf der anderen Seite.

**Hinweis:** Die Bewegung des Beins verläuft synchron mit der Ein- und Ausatmung. Halte nur am Übergang kurz an und nutze den ganzen Atemzug für den Weg nach oben sowie nach unten.

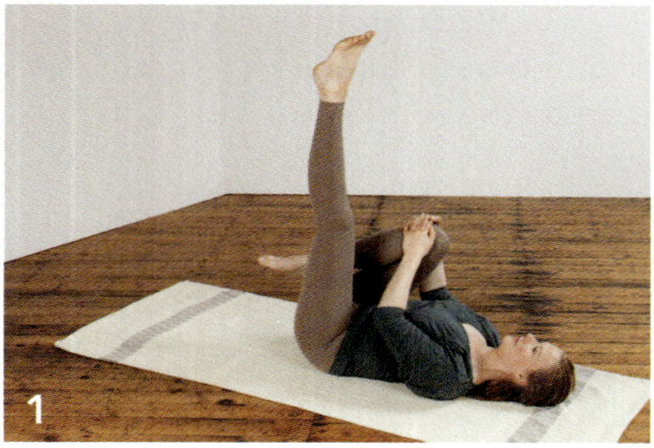
1

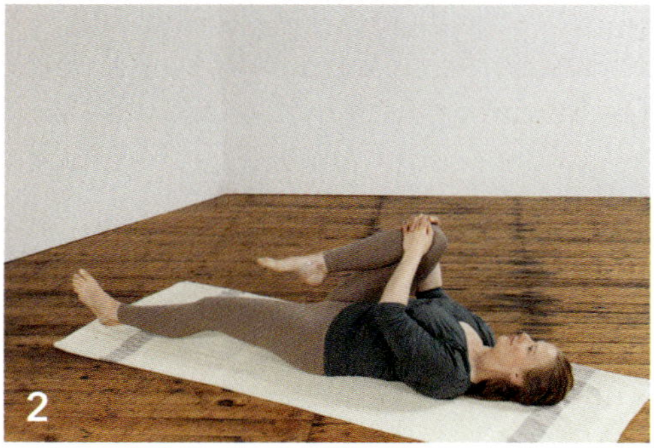
2

## Knöchel über Knie

Über das Heranziehen der Beine zum Oberkörper können wir unmittelbar mit den Iliopsoasmuskeln arbeiten. Diese Übung ist eine Steigerung der vorangegangenen Abläufe, denn sie aktiviert zusätzlich die gerade, schräge und tiefe Bauchmuskulatur.

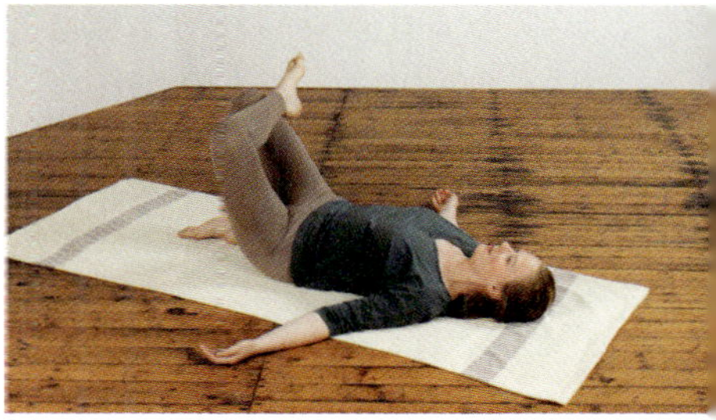

**Ausgangsposition:** Kreuze einen Knöchel über das andere Knie und ziehe die Beine in dieser Position ohne Zuhilfenahme der Hände zum Oberkörper heran. Lege deine Arme locker am Boden ab.

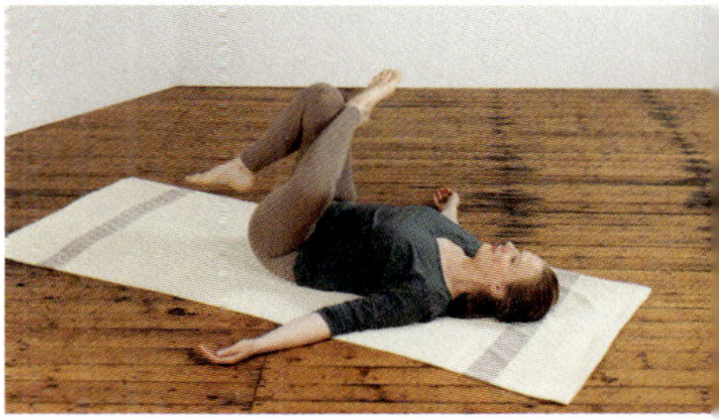

Zeichne kleine Kreise mit den Beinen in dieser Position verschränkt. Der Kreisumfang kann nach und nach größer werden.

- Gehe durch zehn oder mehr Wiederholungen und wechsele dann die Kreisrichtung. Verweile einen Moment in der neutralen Position und wiederhole die Übung auf der anderen Seite.

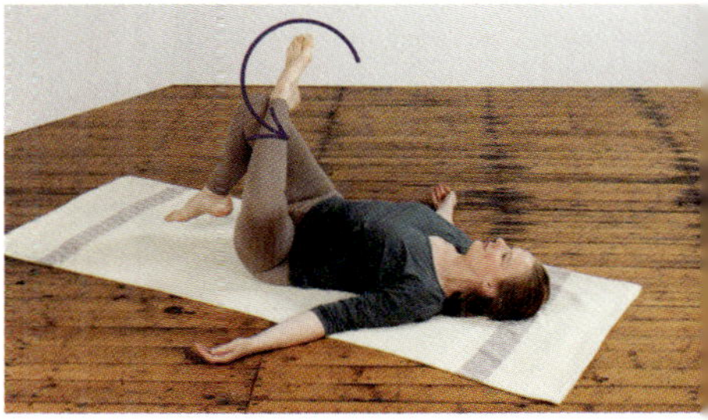

**Hinweis:** Die Atmung fließt ohne Unterbrechung gleichmäßig weiter. Vermeide es, deinen Bauch nach oben zu pressen, und halte die Rückseite des Beckens möglichst vollständig am Boden geerdet.

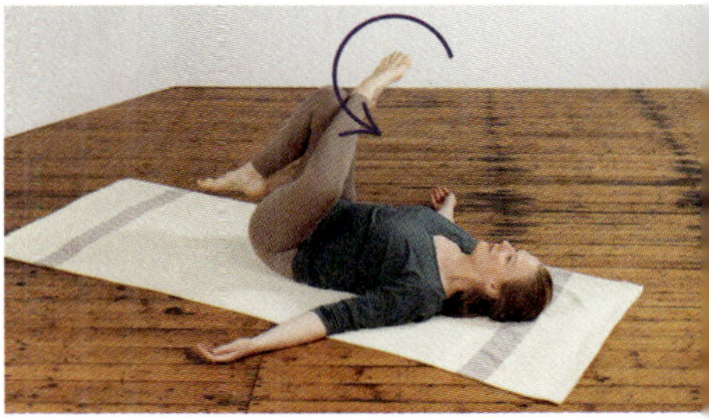

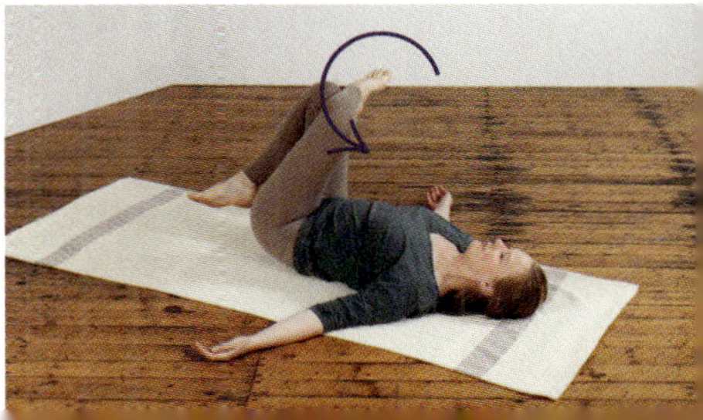

## SCHRÄGE BAUCHMUSKULATUR

Die schräge Bauchmuskulatur bildet die Verbindung vom Abdomen zum Brustkorb und ist für die Bewegungen des Rumpfes in alle Richtungen erforderlich. Mit ihrem Ursprung am Brustkorb hebt und senkt sie die Rippen und unterstützt so die Atmung. In dieser Übung nutzen wir die Rotation, um die äußeren und inneren schrägen Bauchmuskeln zu kräftigen.

**Ausgangsposition:** Ziehe in Rückenlage die gebeugten Beine geschlossen zum Oberkörper heran. Die Arme liegen auf Schulterhöhe gestreckt am Boden, mit den Handflächen nach unten gerichtet. Atme hier tief ein.

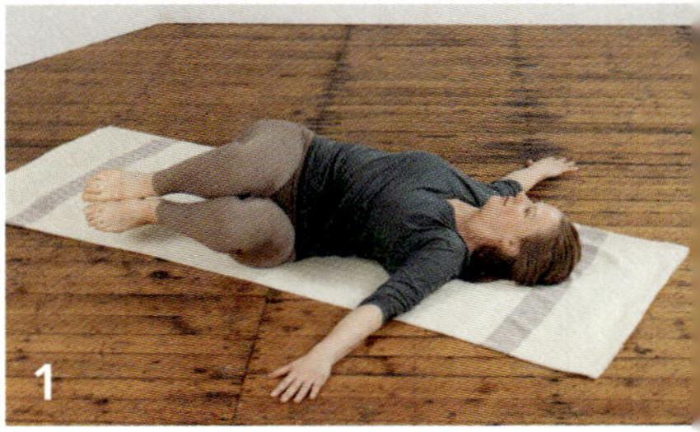
1

**1. AUS** Führe beide Beine zu einer Seite, ohne sie am Boden abzulegen. Die Schultern heben sich nicht ab und liegen satt geerdet auf der Unterlage.

**2. EIN** Bewege deine Beine langsam wieder in die Mitte. Vermeide es, dafür Schwung zu holen.

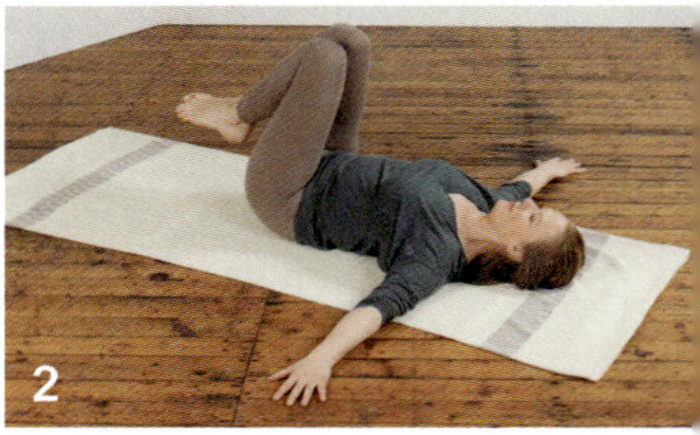
2

- Gehe durch sechs oder mehr Wiederholungen, rechts und links im Wechsel.

**Hinweis:** Du kannst deine Beine mit jeder Wiederholung etwas weiter Richtung Boden bewegen. Beobachte, wie der Rumpf die Steigerung ausgleicht. Gehe nicht zu tief, wenn es dir schwerfällt, die Beine langsam und kontrolliert zurückzuführen.

**Variante:** Beginne mit nach oben verlängerten Beinen und bewege die Beine mit der Ausatmung gestreckt zu einer Seite. Diese Variante kann herausfordernd für den unteren Rücken sein. Taste dich vorsichtig an die für dich stimmige Intensität heran.

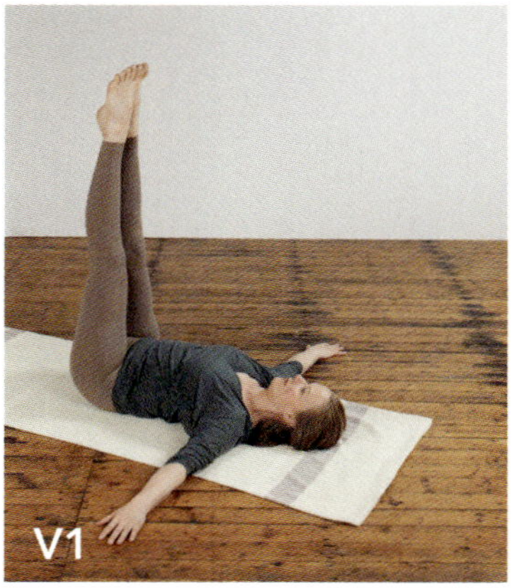
V1

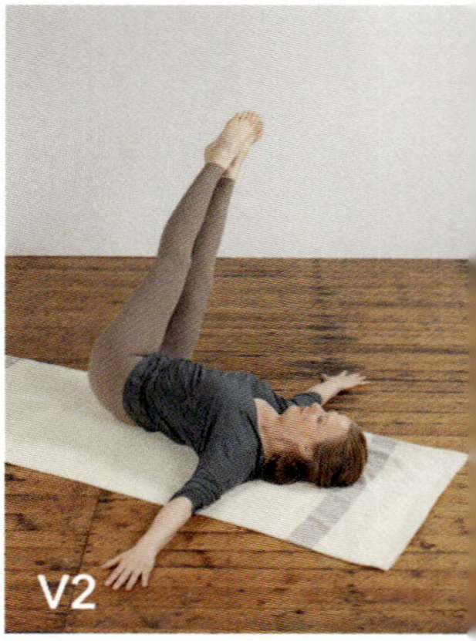
V2

## Streckung der Bauchwand

Wenn wir Iliopsoas und Abdomen aktivieren, ist es wichtig, zwischen den Übungen und am Ende der Praxis einen Ausgleich zu schaffen. In dieser Übung strecken wir die Bauchmuskeln vom Beckenkamm bis zum Brustkorb und bringen ebenfalls Länge in den tief liegenden Psoas.

**Ausgangsposition:** Komme in eine entspannte Rückenlage, die Arme liegen locker neben dir auf der Matte.

**1. EIN** Stelle deine Füße in Rückenlage hüftbreit geöffnet am Boden auf und erde die Handflächen direkt neben dem Becken.

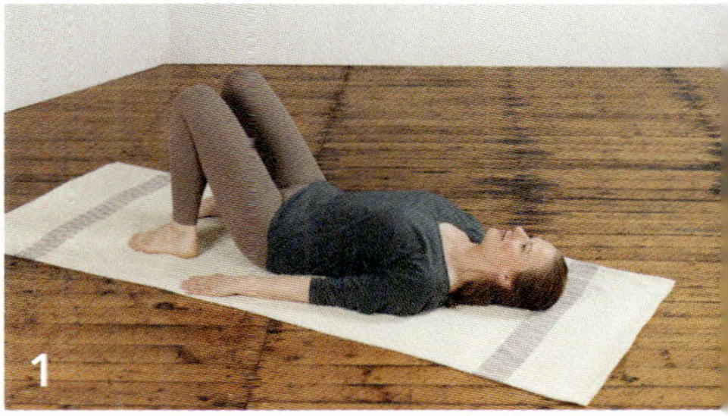


**2. AUS** Schiebe die Handflächen und Fußsohlen in die Unterlage und rolle das Becken und den Rücken nach oben. Du kannst die Handflächen geerdet halten oder die Finger ineinander verschränken und die Arme Richtung Füße ziehen.

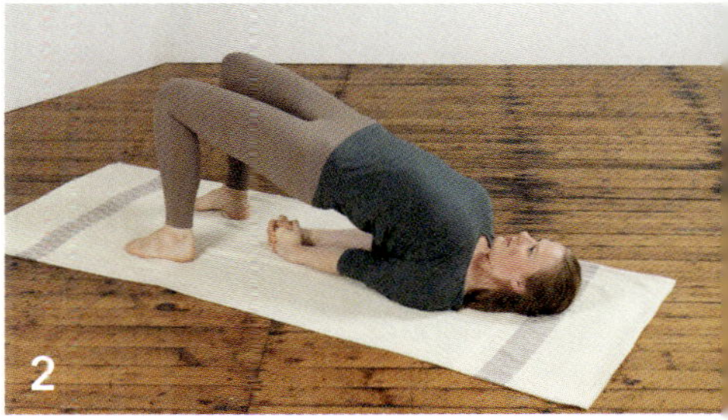


- Verweile beliebig viele Atemzüge in der Dehnung. Zum Auflösen lege die Hände wieder ab und rolle mit einer Ausatmung Wirbel für Wirbel ab, das Becken landet zuletzt.

**Hinweis:** Schiebe die Fersen kraftvoll in die Unterlage, um den unteren Rücken zu entlasten. Das Brustbein bewegt sich Richtung Kinn und die Halswirbelsäule ist neutral ausgerichtet.

**Variante:** Probiere die Übung mit geöffneten Knien und geschlossenen Fußsohlen aus. Hier hebt sich das Becken nicht ganz so weit nach oben und du balancierst auf den Fußaußenkanten.

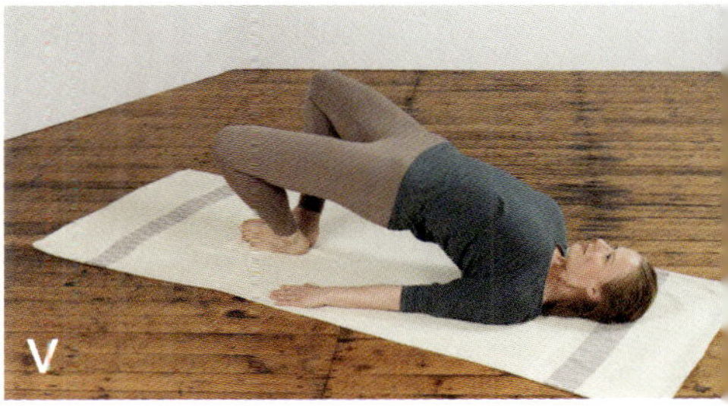

## Fortgeschrittene Bauchmuskelübung

Für diese Bewegung kombinieren wir die Beckenrolle (Seite 76) mit dem Heranführen der Beine und der Bauchpresse. Es handelt sich bei der Übung um einen komplexen Ablauf, bei dem viele Aktionen zugleich ausgeführt werden:

- Mobilisierung von Becken, Wirbelsäule und Schultergelenken,
- Aktivierung von Iliopsoas und Abdomen,
- Tonen des Beckenbodens,
- Bewegung von Brustkorb und Zwerchfell.

**Ausgangsposition:** Stelle die Füße in Rückenlage hüftbreit geöffnet am Boden auf. Verschränke deine Finger am Hinterkopf und lasse das Gewicht des Schädels in die Handflächen sinken.

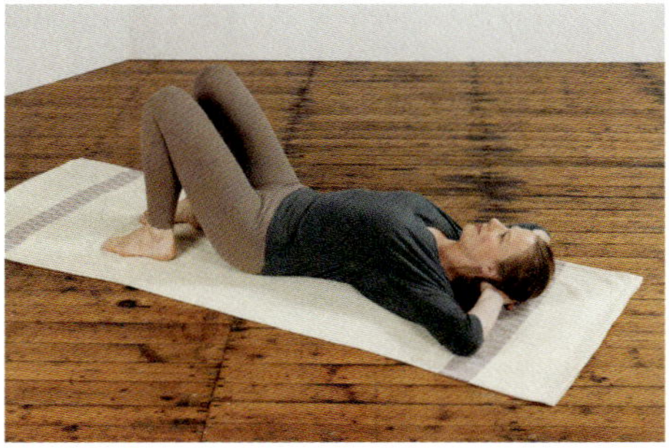

**1. EIN** Kippe dein Becken nach vorn, sodass das Steißbein Richtung Boden zieht und der vordere Beckenkamm sich nach oben schiebt. Der untere Rücken streckt sich durch und löst sich dabei vom Boden. Der Kopf liegt in den Handflächen, die Ellenbogen öffnen sich Richtung Boden und das Kinn reckt sich leicht nach oben.

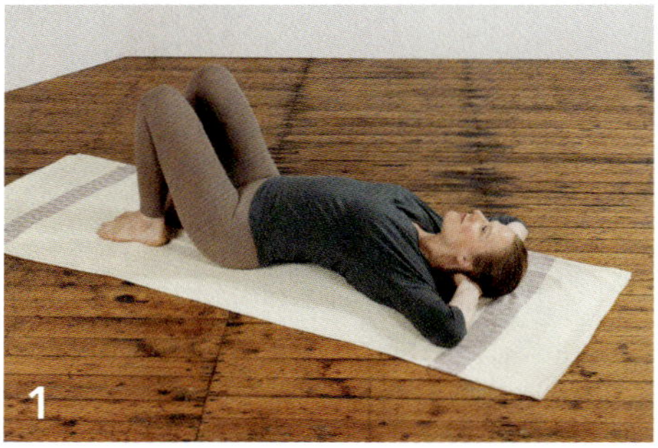

1

**2. AUS** Rolle das Becken langsam zurück, um in die Gegenbewegung zu kommen. Jetzt senkt sich der obere Beckenrand und das Steißbein zieht nach oben. Presse die Rückseite des Beckens, das Kreuzbein und den unteren Rücken in den Boden. Schließe die Ellenbogen und schiebe die Unterarme gegen deine Schläfen. Rolle den Oberkörper am Ende der Ausatmung langsam auf, ohne ruckartig in die Bauchpresse zu kommen. Das Kinn bewegt sich Richtung Brustbein.

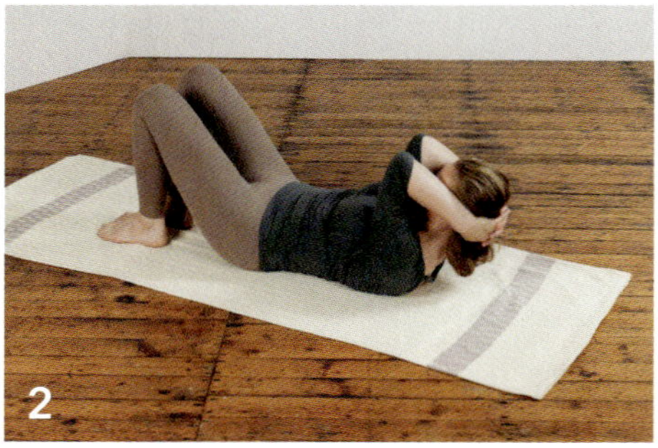

2

- Gehe durch beliebig viele Wiederholungen, vor und zurück.

**Hinweis:** Du kannst dir die Komplexität der Übung schrittweise erschließen. Wiederhole zunächst die Bewegung der Beckenrolle. Übe dann nur das Öffnen und Schließen der Arme mit den Fingern am Hinterkopf verschränkt. Füge dann die Bauchpresse hinzu und bringe am Ende alle Elemente mit der Bewegung von Becken und Wirbelsäule zusammen.

**Varianten:**

- **Mit herangezogenen Beinen:** Ziehe deine Beine mit der Ausatmung zum Oberkörper heran. Stelle für die Einatmung die Füße wieder am Boden auf, kippe dein Becken nach vorn und weite die Ellenbogen.

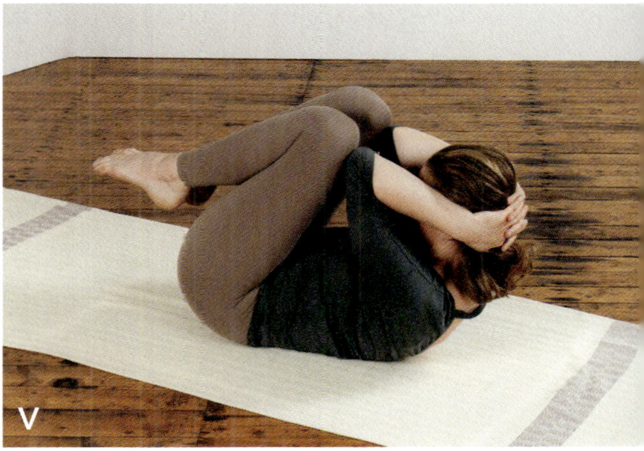


- **Mit Drehung:** Bewege mit der Ausatmung den Oberkörper zu einer Seite und die Knie zur anderen Seite. Die Füße bewegen sich in dieselbe Richtung wie der Rumpf. Lege dich mit der Einatmung wie gehabt für die Beckenrolle am Boden ab. Gehe durch circa vier bis sechs Wiederholungen, rechts und links im Wechsel.

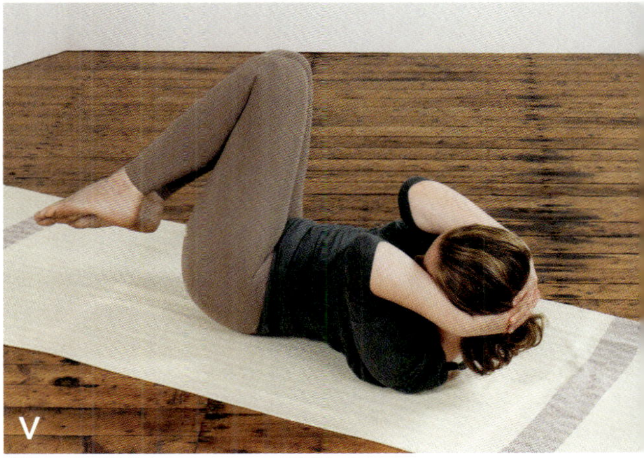

# Beckenboden

Wie die Iliopsoasmuskeln wird auch der Beckenboden in einem Großteil der somatischen Übungen angesprochen und mit einbezogen. Er hat die Fähigkeit, sich zu weiten und zu kontrahieren sowie nach oben zu steigen und sich wieder abzusenken. Das Netz an feinen Muskeln, das das Diaphragma des Beckenbodens bildet, funktioniert jedoch nicht in Isolation, denn seine Bewegungen sind mit den inneren Leisten, den Innen- und Rückseiten der Oberschenkel, der Gesäßmuskulatur sowie mit dem Abdomen und den Füßen verbunden.

Um den Beckenboden direkt anzusteuern, arbeiten wir in den folgenden Übungen an der Aktivierung der Beininnenseiten. Die Muskelgruppe der Adduktoren in den Oberschenkeln ist myofaszial mit dem Beckenboden verbunden. Sie verläuft neben wichtigen Blut- und Lymphgefäßen, Nervenbahnen und Lymphknoten entlang der Beininnenseiten. Auf das Anspannen der Adduktoren folgt die Kontraktion und die Aufwärtsbewegung des *Diaphragma pelvis*, also der inneren Muskelschichten des Beckenbodens. Die kettenartige Aktivierung ist nicht nur zugänglicher als das direkte An- und Entspannen des Beckenbodens, sondern verhindert durch die allmähliche Verknüpfung der Strukturen die Überbeanspruchung der elastischen Muskulatur.

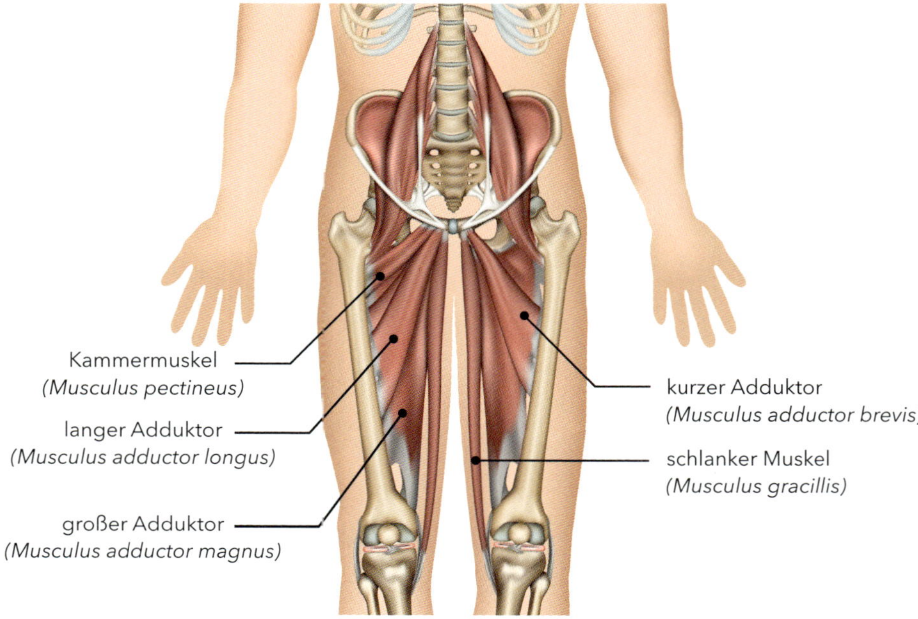


*Die Muskulatur der Oberschenkelinnenseiten*

## Aufwecken des Beckenbodens

In Kapitel 2 haben wir bereits geübt, den Beckenboden über die Innenseiten der Beine wahrzunehmen (Seite 44). Um die Muskulatur sanft zu aktivieren, bedarf es kaum an Kraft. Bereits das Öffnen und Schließen der Beine in Rückenlage regt den Beckenboden an und macht ihn besser greifbar.

**Ausgangsposition:** Umfasse in Rückenlage beide Knie mit den Händen und führe deine gebeugten Beine locker zum Oberkörper heran.

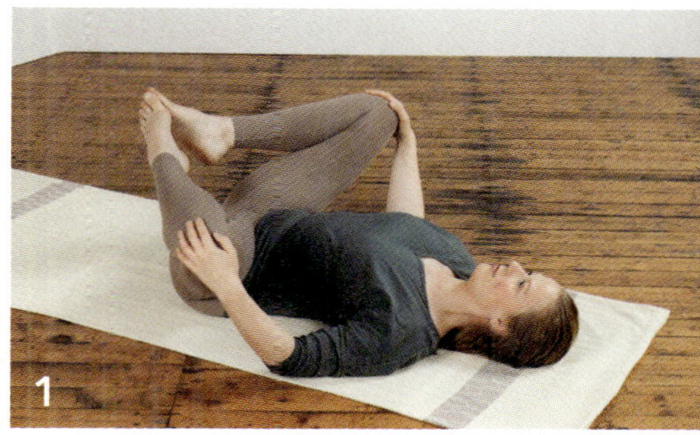


**1. EIN** Öffne die Knie mit den Händen langsam nach außen. Der Beckenboden entspannt sich in der geöffneten Position.

**2. AUS** Nutze die ganze Ausatmung, um wieder zurück in die Ausgangsposition zu kommen. Ziehe den Beckenboden am Ende des Atemzugs noch etwas nach, um die Kontraktion zu verstärken.

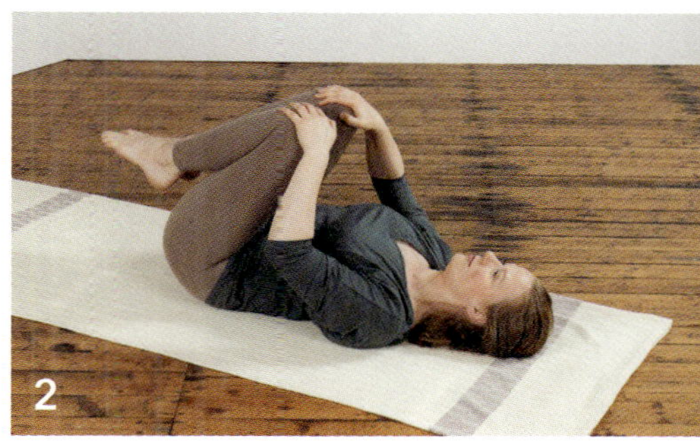


- Gehe durch circa sechs Wiederholungen.

**Hinweis:** Achte darauf, Unterkiefer, Gesicht und Kehle beim Aktivieren und Zusammenziehen des Beckenbodens weich zu halten.

**Variante:** Übe die Bewegung mit gestreckten Beinen, um die Intensität zu steigern. Hier liegen die Arme neben dir am Boden.

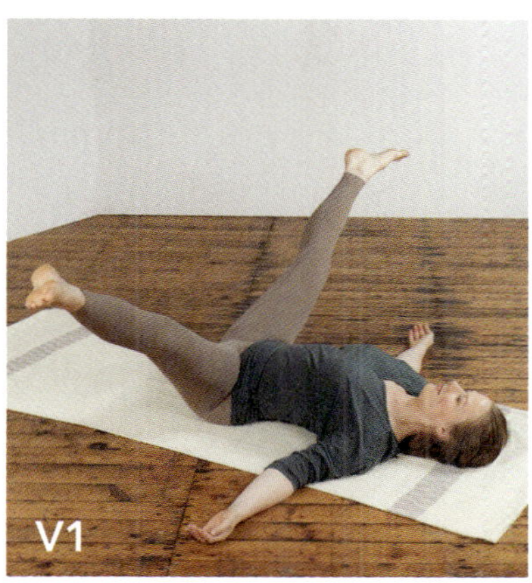


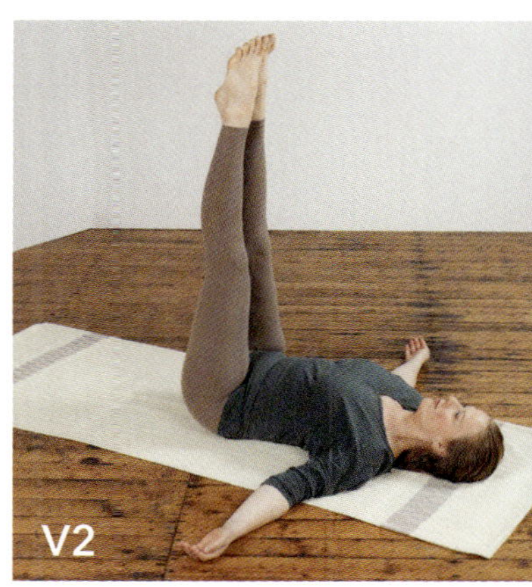

## Aktivierung der Oberschenkelinnenseiten

Diese Übung ähnelt der Bewegung von Knöchel über Knie und spricht neben dem Beckenboden auch die gesamte Bauchmuskulatur an.

**Ausgangsposition:** Hebe in Rückenlage beide Beine senkrecht nach oben und kreuze einen Knöchel über den anderen. Lege deine Arme locker am Boden ab. Die Beine müssen nicht durchgestreckt sein.

Zeichne kleine Kreise mit beiden Beinen zugleich und halte die Knöchel gekreuzt. Der Kreisumfang kann nach und nach größer werden. Ziehe die Innenseiten der Beine kraftvoll zueinander, auch wenn sie sich vielleicht nicht berühren. Sauge diese Kraft bis in den Beckenboden hinein, der sich wie eine Kuppel nach oben Richtung Bauchraum zieht.

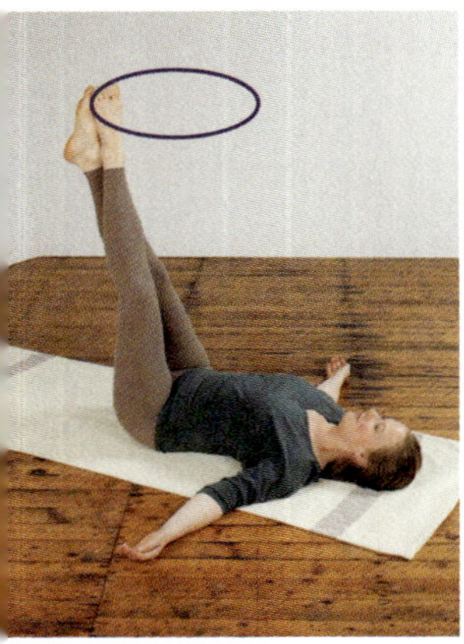
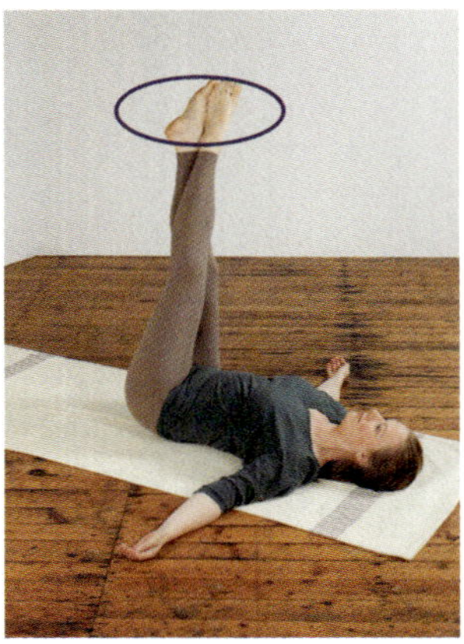
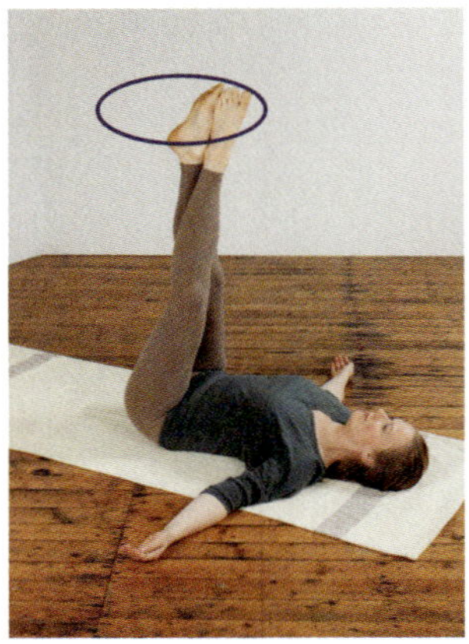
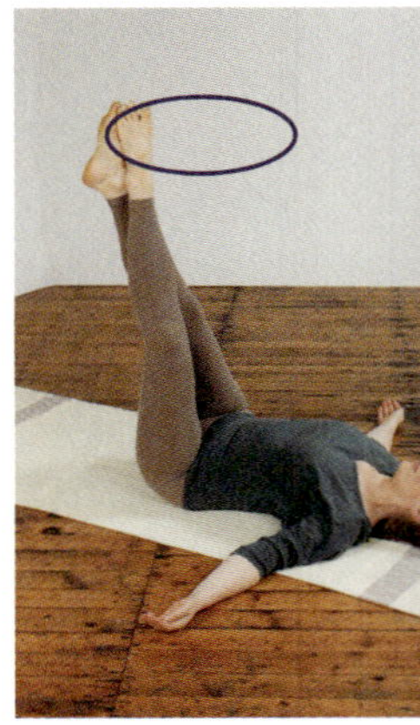

- Gehe durch zehn oder mehr Wiederholungen und ändere dann die Kreisrichtung. Ruhe dich einen Moment in der neutralen Position aus und wechsele dann die Kreuzung der Fußgelenke, um die Übung zu wiederholen.

**Hinweis:** Die Atmung fließt ohne Unterbrechung gleichmäßig weiter. Halte die Rückseite des Beckens und den unteren Rücken möglichst vollständig am Boden geerdet. Wenn du viele Wiederholungen durchführst, kannst du während des Kreisens die Beininnenseiten und die Beckenbodenmuskulatur für einen Moment entspannen, um die Kraft noch einmal neu aufzubauen.

## Erweiterte Aktivierung der Oberschenkelinnenseiten

Die Überkreuzung der Beine beziehungsweis der Fußgelenke vereinfacht den Zug der Beininnenseiten zur Mittelachse des Körpers und die gekoppelte Kontraktion des Beckenbodens. In dieser Variante steigern wir die muskuläre Aktivität und arbeiten von den Fußgewölben, die das Diaphragma des Beckenbodens spiegeln, aufwärts.

**Ausgangsposition:** Verlängere deine Beine am Boden und kreuze ein Fußgelenk über das andere. Ziehe die Beine dafür eng zusammen, der obere Fuß kommt vielleicht nicht ganz am Boden an.

**1. EIN** Entspanne in der Ausgangsposition in Rückenlage bewusst beide Füße.

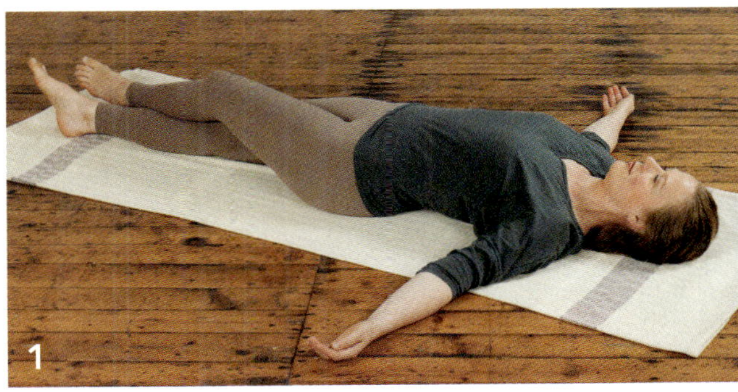
1

**2. AUS** Flexe beide Füße. Ziehe die Zehen nach oben und die Fußaußenkanten zusammen. Sauge diese Kraft über die Innenseiten der Beine bis in den Beckenboden hinein, der sich wie eine Kuppel nach oben Richtung Bauchraum zieht.

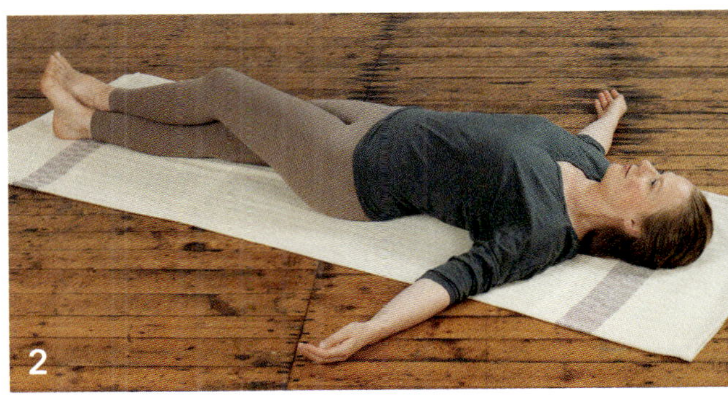
2

- Gehe durch circa sechs Wiederholungen und wechsele dann die Kreuzung der Fußgelenke, um die Übung mit dem anderen Fuß oben auszuführen.

**Hinweis:** Beobachte, welche Körperpartien dazu neigen, die Aktivierung im Beckenboden zu unterstützen. Entspanne Hände und Finger, Gesäß, Kehle, Unterkiefer und Gesicht.

## Beckenbodendehnung

Somatisches Bewegungstraining bringt den Muskeltonus des Beckenbodens ins Gleichgewicht. Wir balancieren die aktive Kontraktion mit einer sanften Öffnung aus und schaffen Weite in allen drei Beckenbodenschichten.

**Ausgangsposition:** Führe in Rückenlage deine gebeugten Beine locker zum Oberkörper heran, öffne die Knie nach außen und bringe die Fußsohlen zueinander.

1. Umfasse die Fußgelenke oder die Zehenspitzen.
2. Ziehe die Füße zum Becken heran.

▶ Verweile beliebig viele Atemzüge in der Dehnung.

**Hinweis:** Die Fußsohlen lösen sich nicht voneinander und die Fersen ziehen Richtung Beckenboden. Du kannst in der Dehnung sanft hin und her schaukeln und die Rückseite des Beckens und den Rücken leicht am Boden massieren.

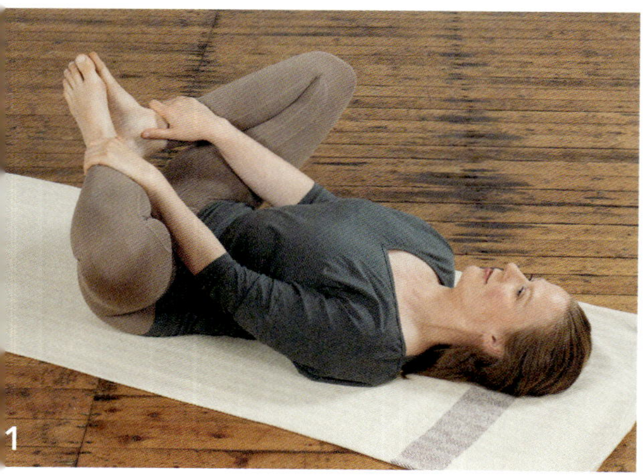


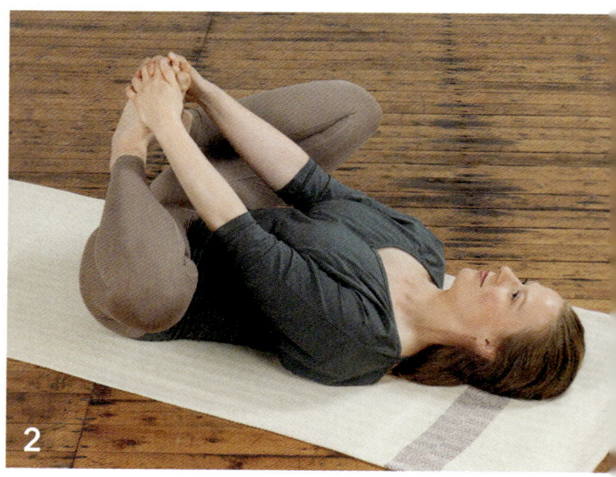

# Seitenlage

Das Liegen auf der Körperseite wird von vielen Menschen als angenehm empfunden. Besonders bei Schmerzen und Einschränkungen oder während der Schwangerschaft wirkt diese Ausrichtung des Körpers entlastend. Für die meisten ist die Seitenlage daher auch die bevorzugte Schlafhaltung.

Im somatischen Training nutzen wir die angenehme Position, um Länge in den Körperseiten zu schaffen, die Iliopsoasmuskeln zu aktivieren, die Schultergelenke zu mobilisieren und uns in tiefen Drehungen zu verschrauben. Wir legen den Kopf bequem auf einem Arm oder am Boden ab und verlagern unser Gewicht auf die Flanke, um Vorder- und Rückseite von Becken und Rumpf zu entspannen. Die Wirbelsäule wird in ihrer natürlichen Krümmung ausgerichtet und kann im Profil frei schwingen.

Halte während der Praxis eine Decke oder ein kleines Kissen bereit, um dir bei Bedarf eine zusätzliche Stütze unter dem Kopf einzurichten.

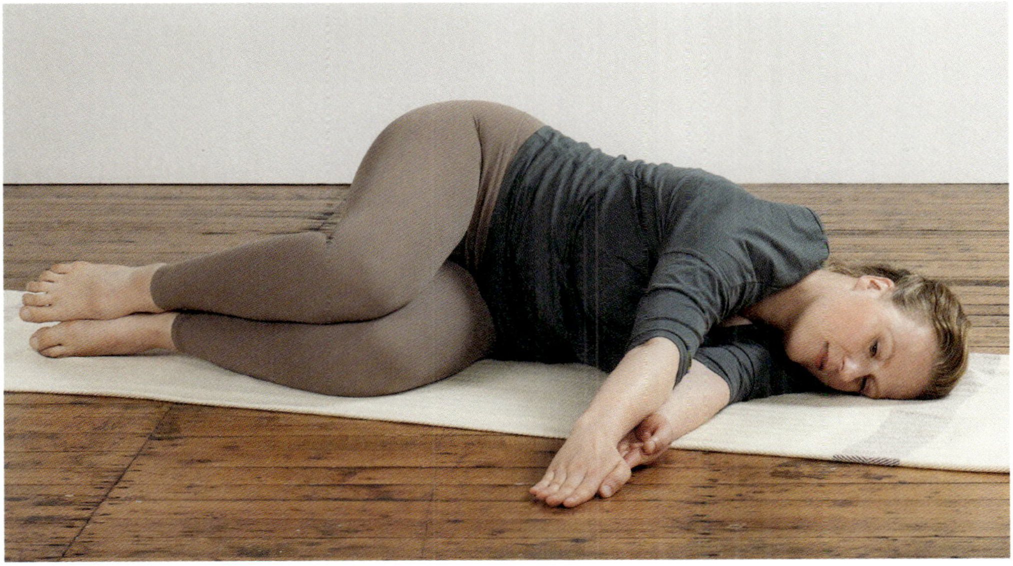

*Die Schulteröffnung mit Drehung in der Seitenlage*

## Aktivierung von Wirbelsäule und Körperseiten

Diese Übung bringt den ganzen Körper in Bewegung. Wir strecken und runden die Wirbelsäule, verlängern die Körperseiten von Hand bis Fuß, öffnen die Taille und die Flanken und trainieren die äußere Hüft- und Beinmuskulatur.

**Ausgangsposition:** Winkele in der Seitenlage deine Beine an, lege sie direkt aufeinander und positioniere sie im rechten Winkel zur Wirbelsäule vor dir auf dem Boden. Der Kopf ruht auf dem unteren Arm, die obere Hand liegt auf dem Becken.

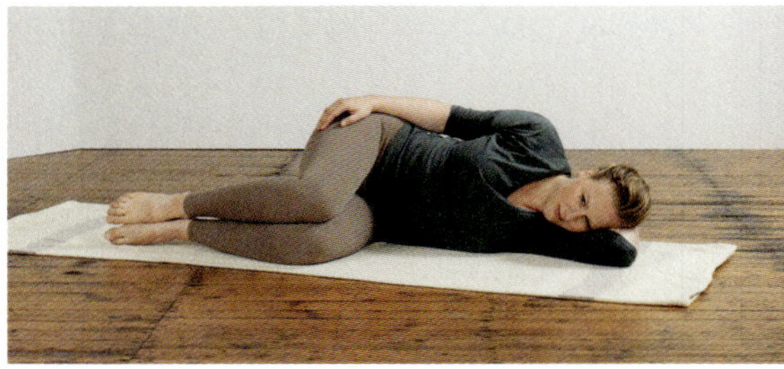

**1. EIN** Ziehe den oberen Arm und das obere Bein parallel zum Boden auseinander. Die Hand und der Fuß bewegen sich in entgegengesetzte Richtungen. Der Kopf bleibt auf dem unteren Arm liegen.

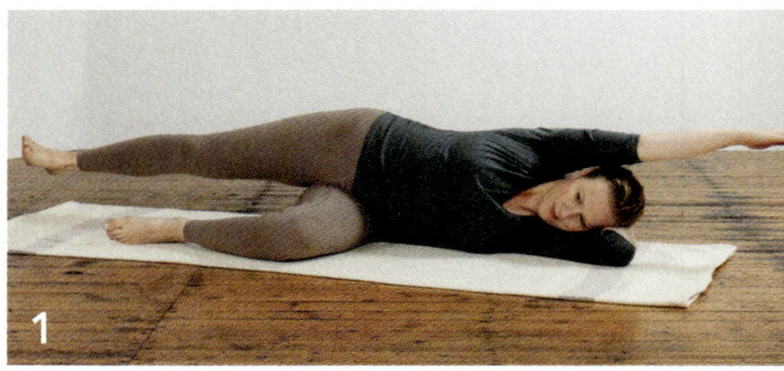

**2. AUS** Bewege den Ellenbogen, das Knie und den Kopf vorm Körper zueinander und in die Körpermitte hinein. Der Rücken rundet sich und der Bauch höhlt sich aus.

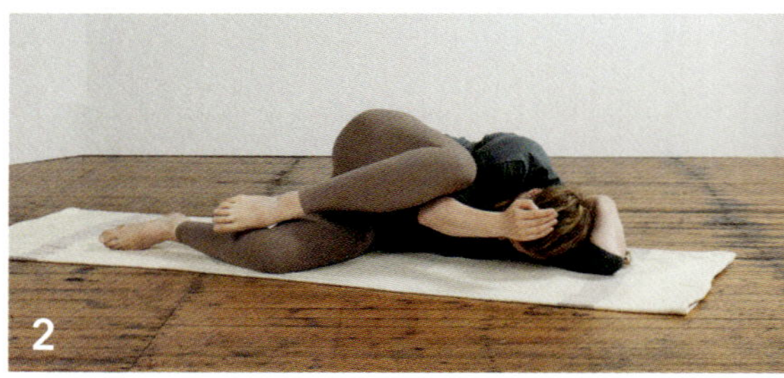

- Gehe durch circa sechs bis acht Wiederholungen, verweile einen Moment in der neutralen Position und gleiche dann die andere Seite aus. Mit der Einatmung legt sich der Kopf immer wieder auf dem unteren Arm ab.

**Hinweis:** Mit jeder Wiederholung kannst du dich weiter im Körper und im Raum ausdehnen. Schaffe mit der Einatmung maximalen Abstand zwischen Hand und Fuß und ziehe dich mit der Ausatmung so kompakt wie möglich zusammen.

## Iliopsoasöffnung

In der Seitenlage können wir Bewegungen ausführen, die im aufrechten Stand zu instabil oder schwer zugänglich sind. Besonders die Streckung der Beine im Hüftgelenk ist hier gut durchführbar. Wenn wir unsere Beine hinter den Körper führen, schaffen wir einen Ausgleich zu den Sitzpositionen unseres Alltags. Wir geben dem Iliopsoas die Länge und den Raum, die er braucht, um sich zu regenerieren.

**Ausgangsposition:** Winkele in der Seitenlage deine Beine an, lege sie direkt aufeinander und positioniere sie im rechten Winkel zur Wirbelsäule vor dir auf dem Boden. Der Kopf ruht auf dem unteren Arm. Stelle die obere Hand vor dir am Boden auf.

**1. EIN** Schleife die aufgestellte Hand am Boden nach vorn, bis der Arm vollständig gestreckt ist. Schiebe gleichzeitig das obere Bein in der angewinkelten Position hinter den Körper. Hand und Fuß bewegen sich in entgegengesetzte Richtungen. Der Kopf bleibt auf dem unteren Arm liegen.

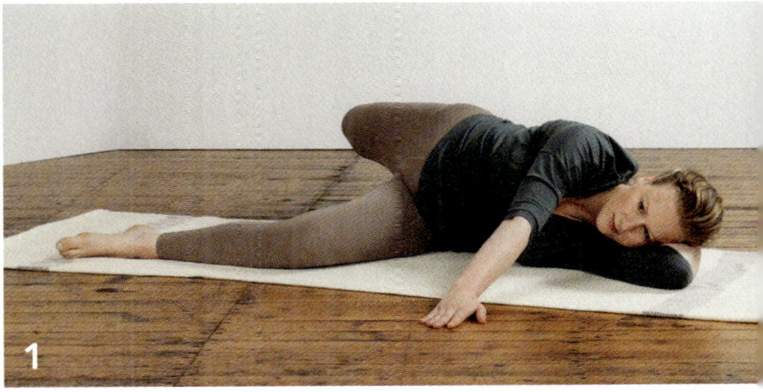


**2. AUS** Nutze die ganze Ausatmung, um langsam wieder zurück in die Ausgangsposition zu gleiten.

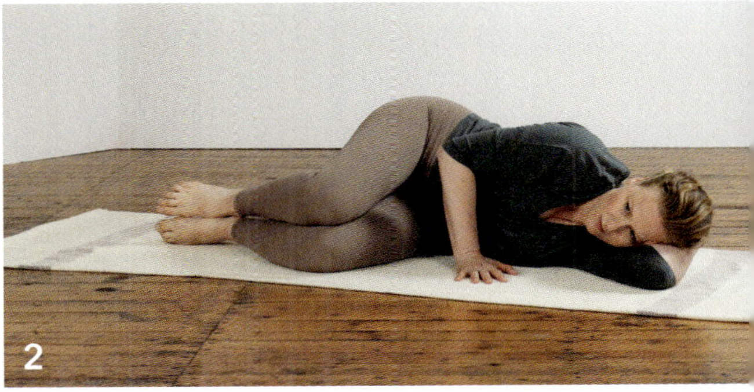


- Gehe durch circa vier bis sechs Wiederholungen, verweile einen Moment in der neutralen Position und gleiche dann die andere Seite aus.

**Hinweis:** Achte darauf, den Fuß nicht vom Boden abzuheben, wenn du das Bein hinter den Körper schleifst. Die Ferse kann sich leicht lösen, aber die große Zehe bleibt geerdet, um den Widerstand deiner Unterlage für die schleifende Bewegungsqualität zu nutzen.

## Körperseitendehnung und Iliopsoasstretch

Über die Seitenlage bekommen wir einen guten Zugang zu den Körperseiten wie auch zum Iliopsoas. Die einatmende Bewegung der vorangegangenen Übung bildet in der Dehnung die Basis für eine Reihe von Varianten. Je nach Ausrichtung der einzelnen Positionen legen wir den Fokus auf die Verlängerung der Wirbelsäule, der Rumpf-, Arm- und Beinseiten beziehungsweise auf die Streckung der Iliopsoasmuskeln.

**Ausgangsposition:** Winkele deine Beine in der Seitenlage wie in der vorigen Übung »Aktivierung von Wirbelsäule und Körperseiten« an, lege sie direkt aufeinander und positioniere sie im rechten Winkel zur Wirbelsäule vor dir auf dem Boden. Der Kopf ruht auf dem unteren Arm, die obere Hand liegt auf dem Becken.

Mit der Einatmung bewege den oberen Arm und das obere Bein parallel zum Boden auseinander. Greife mit der unteren Hand nach dem oberen Handgelenk und ziehe Arm und Bein lang auseinander. Der Kopf bleibt auf dem unteren Arm liegen.

- Halte die Dehnung ungefähr eine halbe Minute und atme tief in die geöffnete Körperseite.

**Hinweis:** Hebe den unteren Bauch Richtung Brustkorb, ohne den Atemfluss anzuhalten.

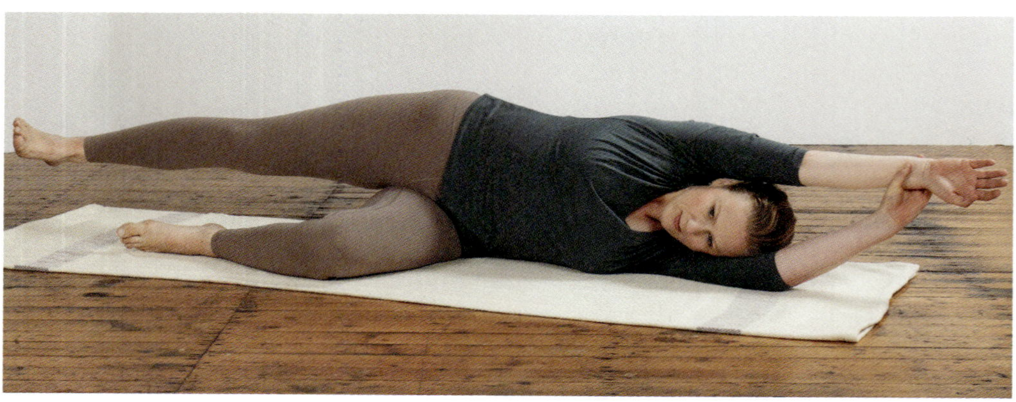

**Varianten:**

- **Iliopsoasstretch 1:** Ziehe das gestreckte Bein hinter dich und halte es dabei auf Beckenhöhe parallel zum Boden ausgerichtet.

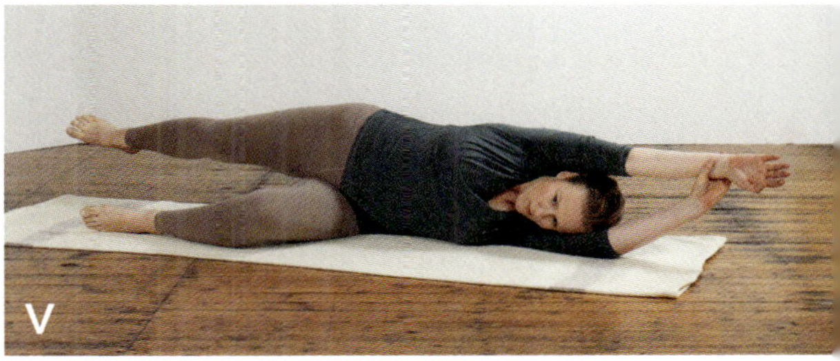


- **Iliopsoasstretch 2:** Beuge das nach hinten gestreckte Bein und greife den Fuß mit der oberen Hand. Schiebe den Fuß in die Hand hinein, sodass dein Arm nach hinten gestreckt wird und die Ferse sich vom Gesäß wegbewegt. Das Knie hebt sich nicht an und bleibt auf Beckenhöhe ausgerichtet.

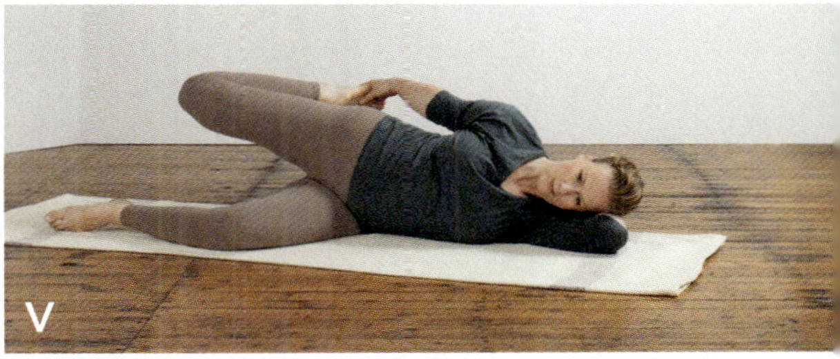


- **Iliopsoasstretch 3:** Stelle den oberen Fuß hinter dir am Boden ab und erde die Fußsohle komplett. Das Knie zeigt nach oben und hindert das Bein daran, nach innen zu klappen.

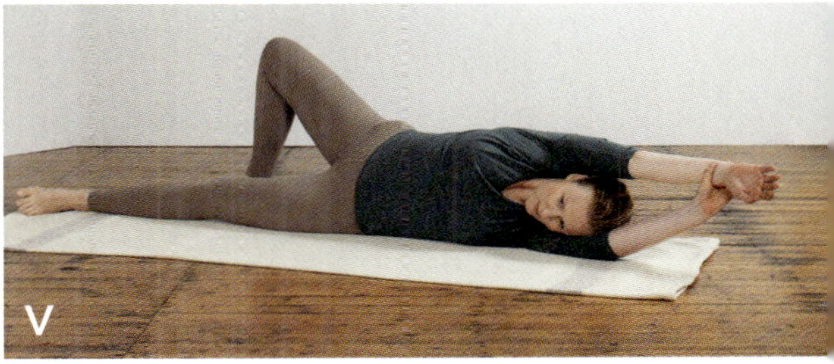


- **Wirbelsäulenstretch:** Strecke beide Beine aufeinandergelegt lang nach unten aus. Die Beininnenseiten und die Fußinnenkanten berühren sich und die Füße sind geflext. Greife wieder mit der unteren Hand nach dem oberen Handgelenk und ziehe Arme und Beine lang auseinander. Das Steißbein bewegt sich Richtung Fersen, der Scheitel strebt in die entgegengesetzte Richtung.

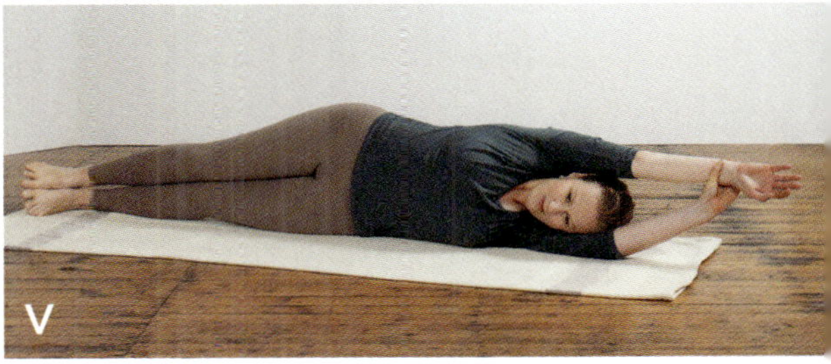

## Schulteröffnung mit Drehung

Mit dieser Bewegung wringen wir die Brustwirbelsäule aus und vergrößern die Bewegungsspanne im Schultergelenk. Die dynamische Rotation stimuliert die myofaszialen Strukturen des Brustkorbs, insbesondere die Brustmuskulatur, die Muskeln des oberen Rückens und die Zwischenrippenmuskulatur. Es entsteht mehr Raum für die Lungen und für die Bewegung des Zwerchfells.

**Ausgangsposition:** Winkele deine Beine in der Seitenlage an, lege sie direkt aufeinander und positioniere sie im rechten Winkel zur Wirbelsäule vor dir auf dem Boden. Die Arme liegen ebenfalls aufeinander gestreckt vor dir. Die Handflächen ruhen aufeinander.

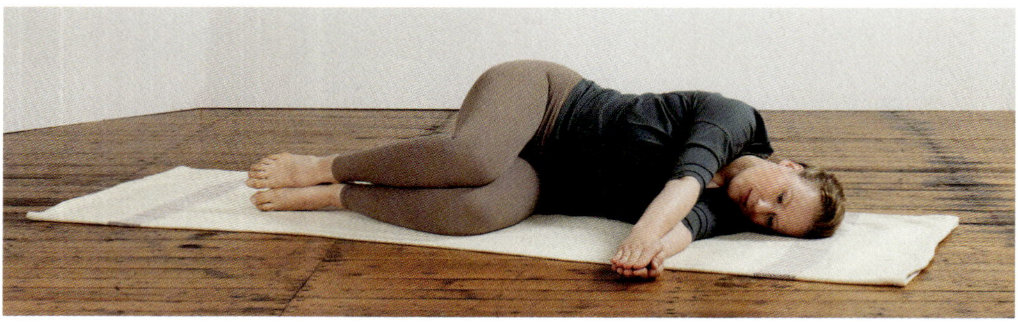

**1. + 2. EIN** Schleife die obere Hand am Boden weit nach vorn, sodass das Schulterblatt von der Wirbelsäule weggleitet. Hebe den Arm bis zum Ende der Einatmung senkrecht nach oben.

**3. AUS** Gehe weiter in die Öffnung und führe den Arm auf Schulterhöhe oder etwas tiefer Richtung Boden. Der Rumpf öffnet sich in die ganze Drehung, aber die Knie bleiben aufeinander liegen. Du kannst die Finger mit dem Blick verfolgen, um Bewegung in Kopf und Augen zu bringen.

**4. EIN** Hebe den Arm langsam wieder senkrecht nach oben.

**5. AUS** Führe den Arm zurück in die Ausgangsposition, bis die Handflächen wieder aufeinanderliegen.

- Gehe durch circa vier Wiederholungen, verweile einen Moment in der neutralen Position und gleiche dann die andere Seite aus.

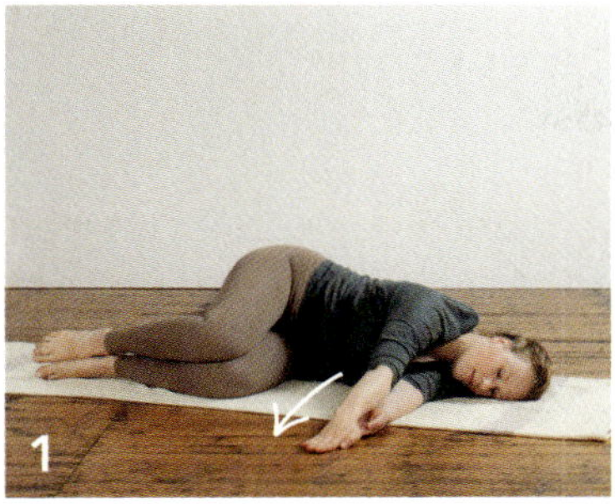
1

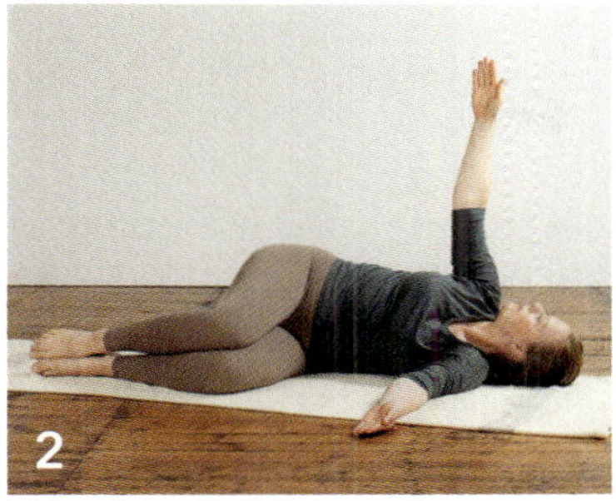
2

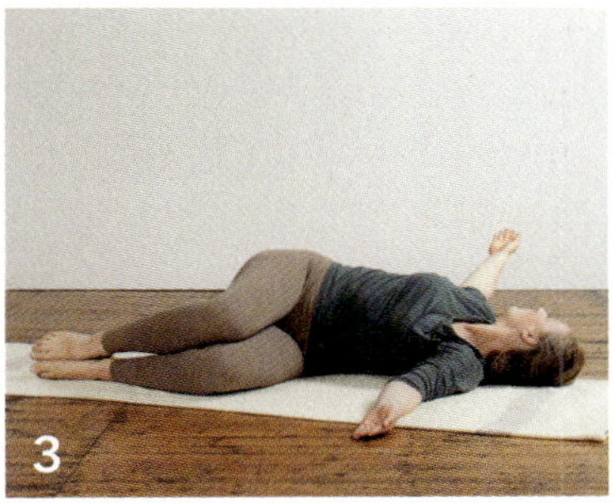
3

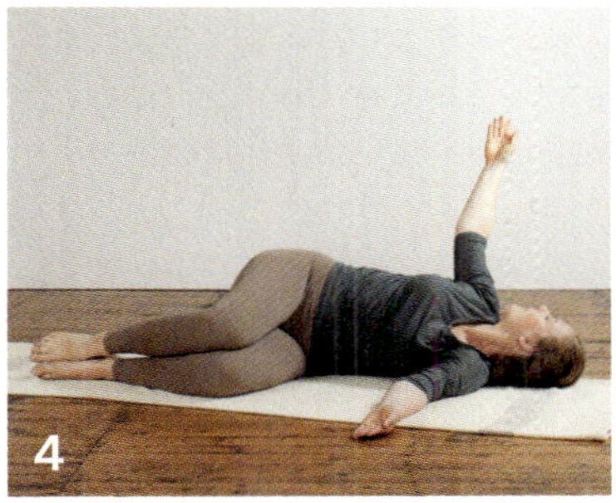
4

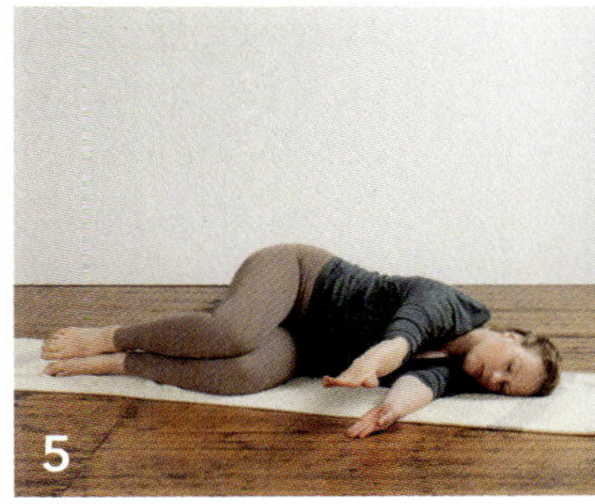
5

**Hinweis:** Die einzelnen Abschnitte der Übung gehen nahtlos ineinander über. Versuche zwischendurch nicht anzuhalten und die volle Länge der Ein- und Ausatmungen auszuschöpfen, um die Bewegung synchron mit dem Atemfluss durchzuführen.

**Variante:** Nach einigen Wiederholungen kannst du die volle Drehung für ein paar Atemzüge halten. Für mehr Aktivität in der Taille und Rotation in der Lendenwirbelsäule schiebe deine Knie in den Boden und hebe die Füße leicht an. Die Innenseiten der Beine bleiben zusammen.

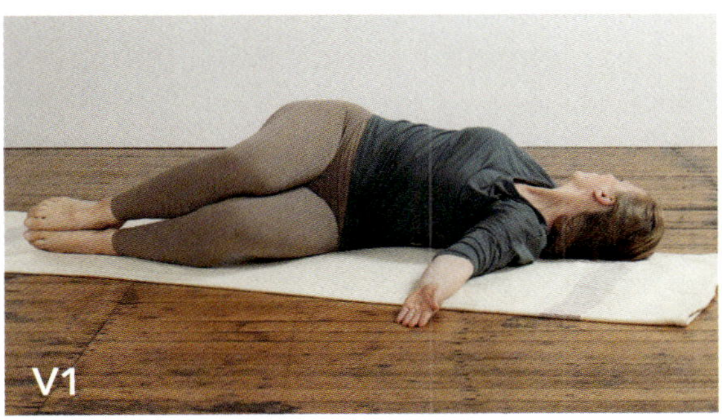
V1

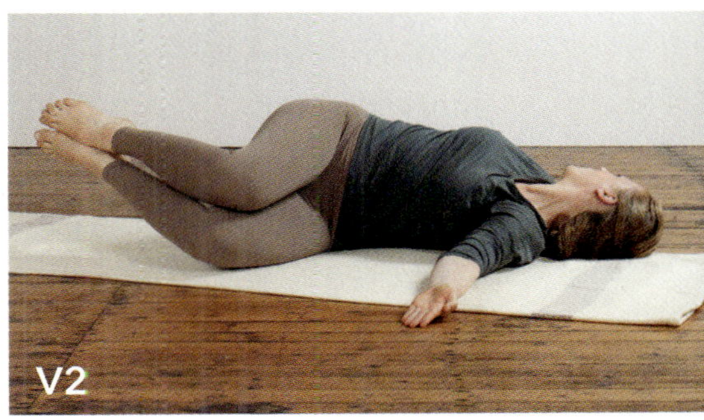
V2

## Armkreise mit Drehung

Diese Übung reizt die Bewegungsspanne der Schultern weiter aus. Das Schultergelenk ist kein einheitliches Gelenk wie die Hüfte, sondern eine Funktionseinheit aus mehreren Gelenken. Das Kugelgelenk zwischen Oberarmknochen und Schulterblatt verfügt über die größte Beweglichkeit aller Gelenke und muss entsprechend vielseitig mobilisiert werden.

**Ausgangsposition:** Ziehe in der Seitenlage deine Knie im rechten Winkel an. Die Arme liegen ebenfalls ausgestreckt vor dir. Die Handflächen ruhen aufeinander.

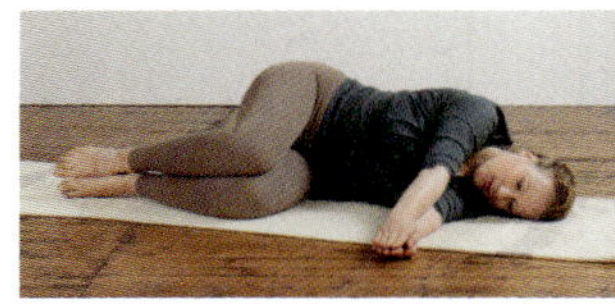

**1. EIN** Schleife die obere Hand am Boden bis über den Kopf nach oben. Du kannst die Finger mit dem Blick verfolgen, um Bewegung in Kopf und Augen zu bringen.

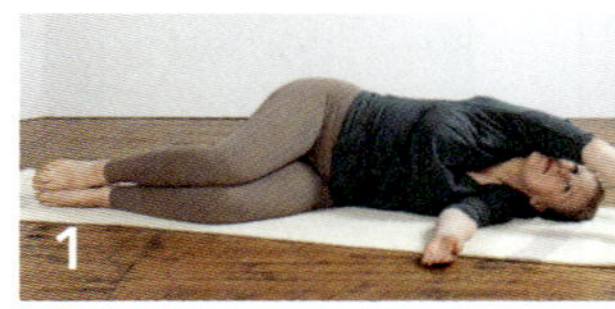


**2. AUS** Schleife die Fingerkuppen am Boden weiter in die ganze Drehung. Führe den Arm bis auf Schulterhöhe. Der Oberkörper verschraubt sich entgegengesetzt zu den Beinen, die Knie bleiben aufeinander liegen.

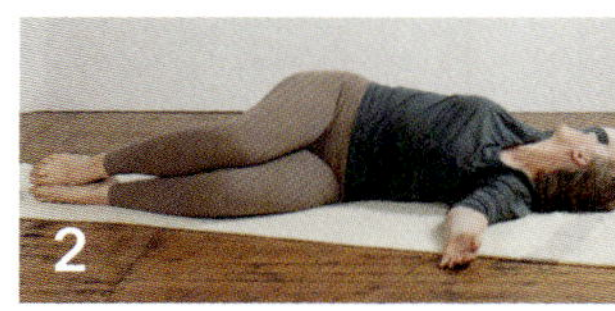


**3. EIN** Schleife die Hand weiter nach unten, bis zum Becken. Dabei rotiert der Arm im Schultergelenk nach innen.

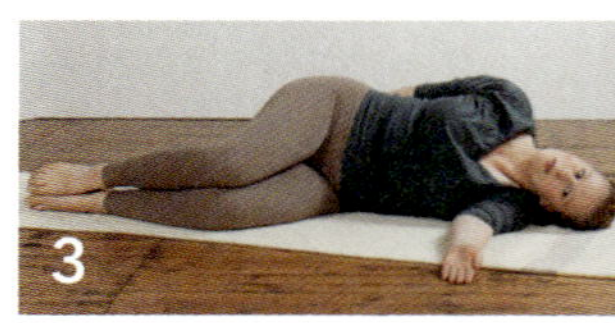


**4. AUS** Lasse die Hand über die Beine gleiten und dann am Boden weiter, bis die Handflächen aufeinander liegen und du dich wieder in der Ausgangsposition befindest.

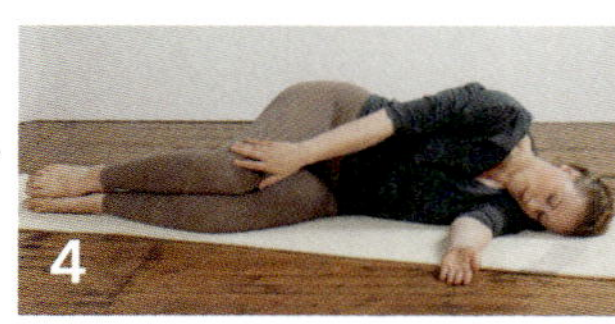


- Gehe durch circa vier Wiederholungen und wechsele dann die Kreisrichtung. Verweile einen Moment in der neutralen Position und gleiche dann die andere Seite aus.

**Hinweis:** Versuche die Kreisbewegung des Arms in einem Fluss durchzuführen. Nutze zwei volle Atemzüge, um durch den ganzen Kreis zu fließen. Die Finger heben möglichst gar nicht oder nur kurz vom Boden ab. Erst am Ende gleitest du über die Beine, um wieder zurück in die Ausgangsposition zu kommen. Wenn du an Stellen gelangst, die sich steif anfühlen, verweile einen Moment und weiche die Partie über die Atmung und sanft pulsierende Minibewegungen auf.

## Dehnung der Beinrückseiten mit Drehung

In dieser Übung vertiefen wir die Drehung der Wirbelsäule und ergänzen den Stretch durch eine intensive Öffnung der Beinrückseiten.

**Ausgangsposition:** Komme in die Rückenlage und stelle die Beine auf.

**1. EIN** Ziehe mit einer Einatmung deine gebeugten Beine geschlossen zum Oberkörper heran. Die Arme liegen auf Schulterhöhe gestreckt am Boden, mit den Handflächen nach oben gerichtet.

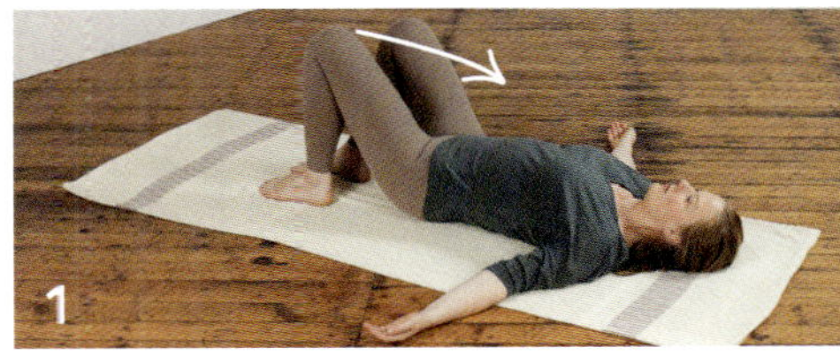

**2. AUS** Führe beide Beine zu einer Seite und lege sie aufeinander am Boden ab. Die Schulter kann sich dabei leicht vom Boden lösen. Halte den Kopf mittig ausgerichtet oder drehe ihn vorsichtig in die entgegengesetzte Richtung der Beine.

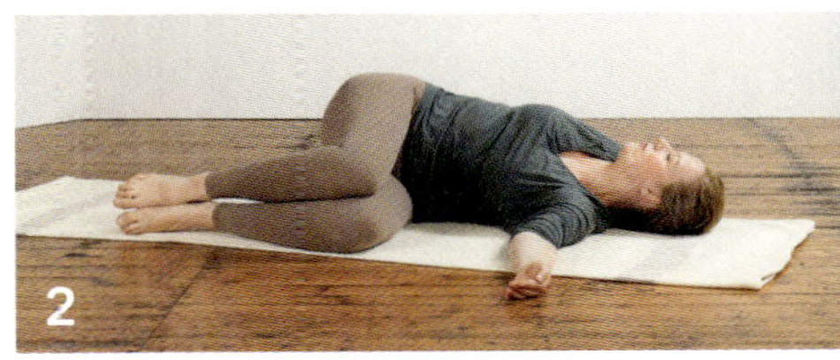

**3. EIN** Verlängere das obere Bein am Boden nach vorn, es muss nicht durchgestreckt sein. Schleife das Bein noch etwas höher und greife mit der Hand die Außenseite des Ober- oder Unterschenkels beziehungsweise das Fußgelenk oder die Fußaußenkante.

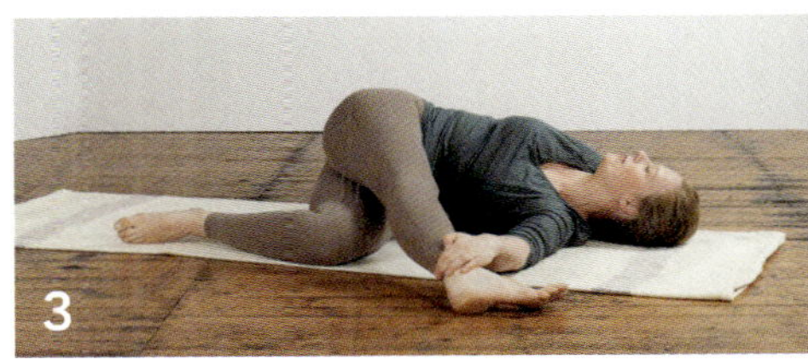

- Halte die Dehnung ungefähr eine Minute und atme tief in die geöffnete Brustkorbhälfte.

**Hinweis:** Erlaube dem Rücken und den Schultern mit jeder Ausatmung etwas nachzugeben, um die Öffnung allmählich zu erweitern.

**Variante:** Für eine noch intensivere Dehnung kannst du beide Beine aufeinandergelegt nach vorn ausstrecken. Die Beininnenseiten und die Fußinnenkanten bleiben zusammen.

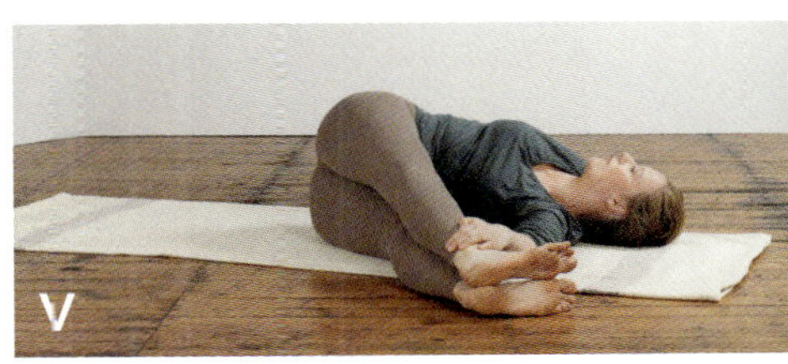

# Bauchlage

Die Bauchlage dient als Ausgleich zur Rückenlage und kehrt den Körper am Boden um. Jetzt sinkt die Körpervorderseite mit dem Gewicht nach unten und die Rückseite wird entlastet. Wir können die Atembewegung deutlich in den Rippenbögen und im Abdomen spüren.

Diese Ausrichtung ist optimal für die Kräftigung des Rückens. Durch die Übungen in Rückenlage ist die Bauchmuskulatur gut vorbereitet und kann den Rumpf in angehobenen Positionen optimal von vorn stützen. In der Bauchlage trainieren wir zudem das längere Halten von aktivierenden Übungen wie auch von anspruchsvollen Dehnungen. Wir vertiefen die Streckung der Wirbelsäule und führen intensivere Rückbeugen aus, um die Körpervorderseite und die durch die Leiste verlaufenden Iliopsoasmuskeln zu längen.

Halte während der Praxis eine weitere Decke bereit, um sie unter dein Becken zu schieben, wenn du unangenehmen Druck auf dem Schambein oder an den Darmbeinschaufeln spürst.

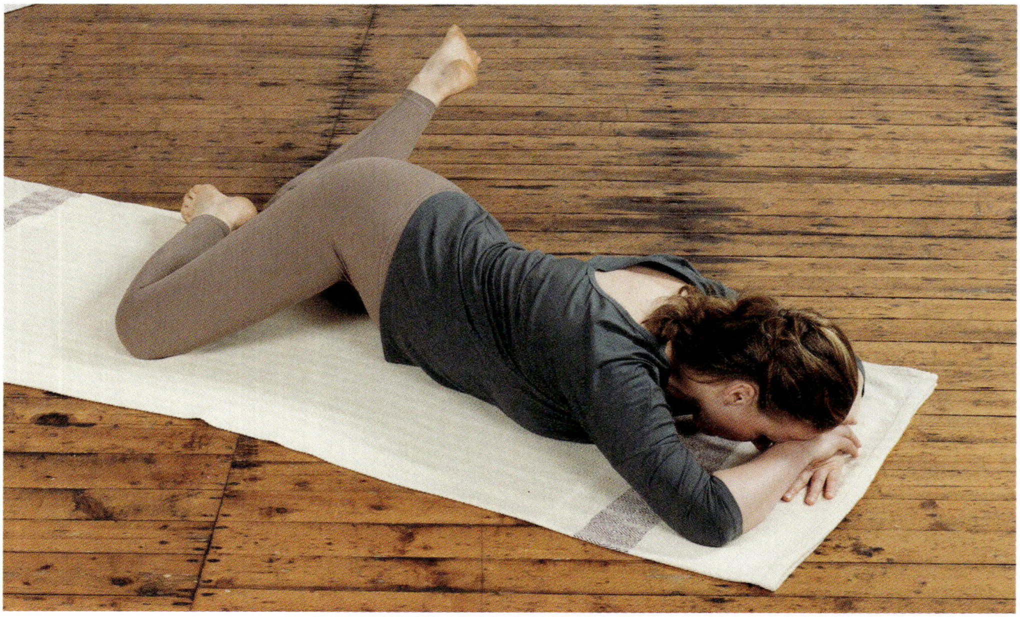

*Die Scheibenwischer in der Bauchlage*

## Rückenkräftigung

Diese Übung legt den Fokus auf die gesamte Rückseite des Körpers.

**Ausgangsposition:** Strecke in der Bauchlage deine Arme am Boden nach vorn aus. Stelle die Handaußenkanten auf, sodass die Handflächen zueinander zeigen. Die Stirn ist nicht ganz abgelegt und der Kopf schwebt einen Zentimeter über dem Boden.

**1. EIN** Ziehe einen Arm und das entgegengesetzte Bein am Boden lang auseinander, bis sie sich leicht anheben. Stabilisiere die diagonale Streckung über die Rumpfmuskeln und halte sie für circa zehn Atemzüge.

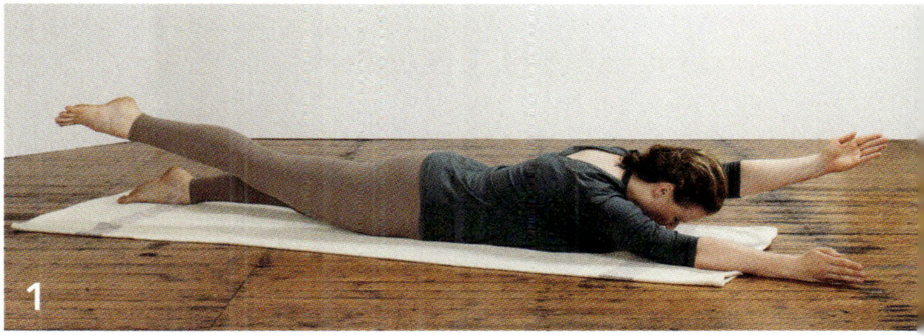


**2. AUS** Nutze die ganze Ausatmung, um Arm und Bein wieder zurück in die Ausgangsposition zu legen. Der Kopf bleibt leicht angehoben. Wiederhole die Übung auf der anderen Seite.

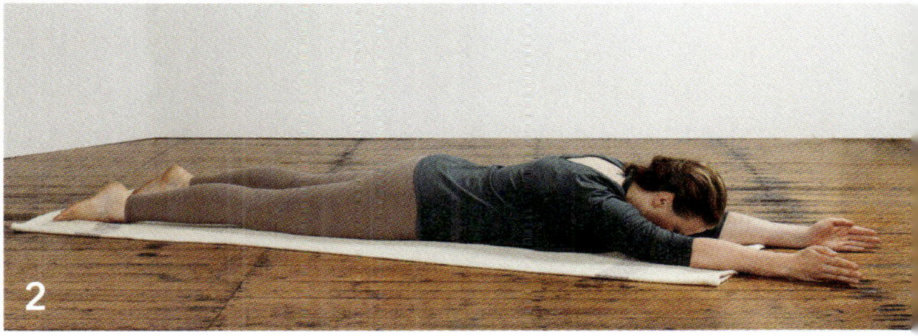


**Hinweis:** Für das geringe Anheben des Kopfes brauchst du kaum Kraft im Nacken. Halte die Schädelbasis, das Schulterdach, den Unterkiefer und das Gesicht möglichst entspannt.

**Variante:** Verlängere beide Arme und beide Beine am Boden und hebe sie gleichzeitig an. Verweile für circa zehn Atemzüge.

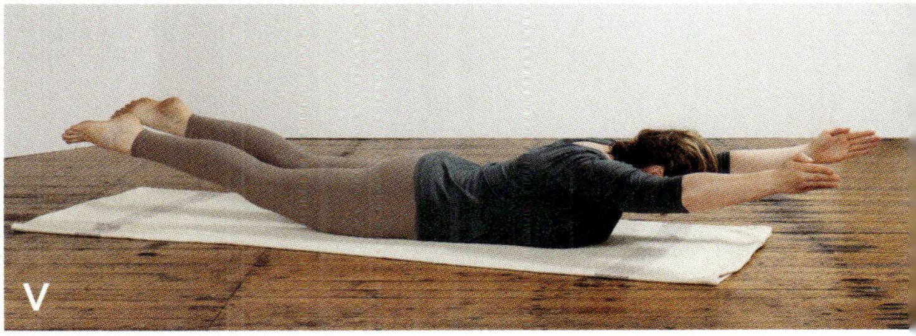

## Schulteraktivierung

In der Bauchlage können wir die Funktionsweise der Schultergelenke umgekehrt wahrnehmen. Hier liegt die Rückseite des Brustkorbs mit den Schulterblättern nach oben ausgerichtet und sie gleiten ohne Widerstand an den Rippenbögen entlang. In dieser Übung mobilisieren wir den Schultergürtel schrittweise in drei Abschnitten. Wir verbinden die Bewegung mit der Rotation der Halswirbelsäule und mit der Aktivierung des oberen Rückens.

**Ausgangsposition:** Lege dich locker in der Bauchlage ab, platziere deine Hände übereinander und bette deine Stirn auf dem oberen Handrücken.

**1. EIN** Hebe den Ellenbogen des oben platzierten Arms langsam hoch. Die Stirn bleibt auf dem Handrücken liegen.

**2. AUS** Nutze die ganze Ausatmung, um den Arm wieder zurück zum Boden zu legen.

**3. EIN** Beim Anheben des Ellenbogens dreht sich der Kopf mit in diese Richtung. Der Blick geht zum angehobenen Ellenbogen. Die Kopfseite bleibt auf dem Handrücken liegen.

**4. AUS** Nutze die ganze Ausatmung, um Arm und Kopf wieder zurück in die Ausgangsposition zu führen.

**5. EIN** Hebe nun den Kopf mit dem Handrücken nach oben, der Rumpf folgt dieser Bewegung und hebt ebenfalls leicht ab. Die Kopfseite bleibt auf dem Handrücken liegen. Der Blick geht zum angehobenen Ellenbogen.

**6. AUS** Nutze die ganze Ausatmung, um Arm und Kopf wieder zurück in die Ausgangsposition zu legen.

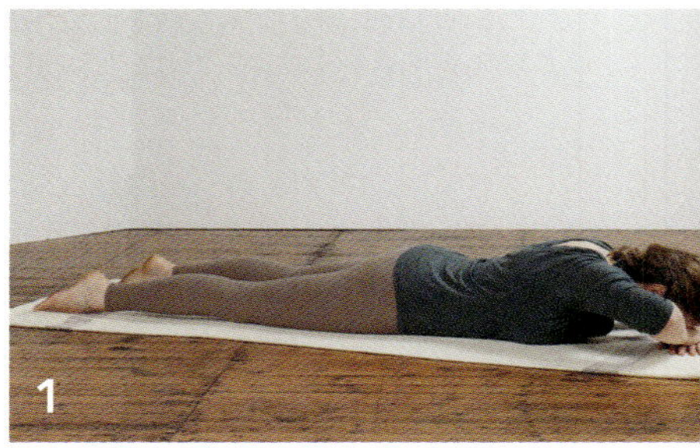


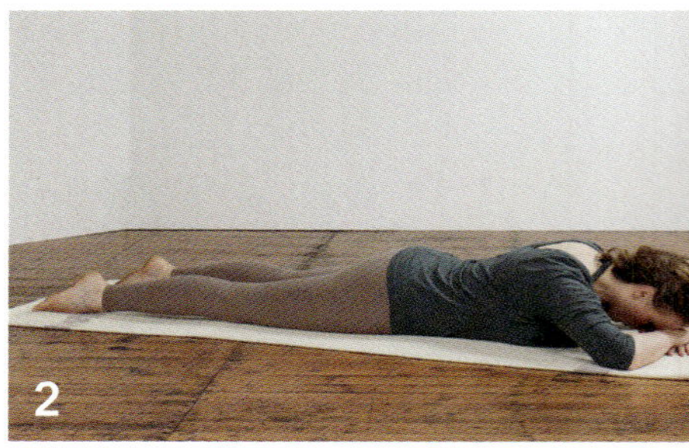


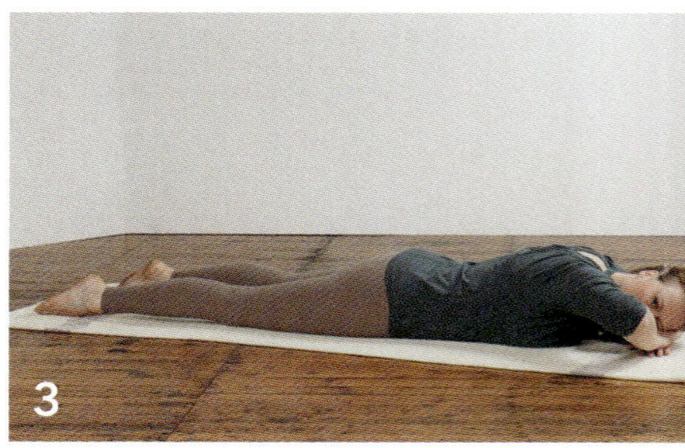

- Wiederhole die beiden Schritte 1 und 2 dreimal, bevor du mit dem nächsten Schritt fortfährst.

- Mache drei Wiederholungen der Schritte 3 und 4 auf derselben Seite und führe erst dann Schritt5 aus.

- Wiederhole auch die letzten beiden Schritte dreimal auf derselben Seite.

- Wenn du alle Schritte auf einer Seite durchgeführt hast, wechsele die Hände und platziere die Stirn auf dem anderen Handrücken. Wiederhole den Ablauf auf der zweiten Seite.

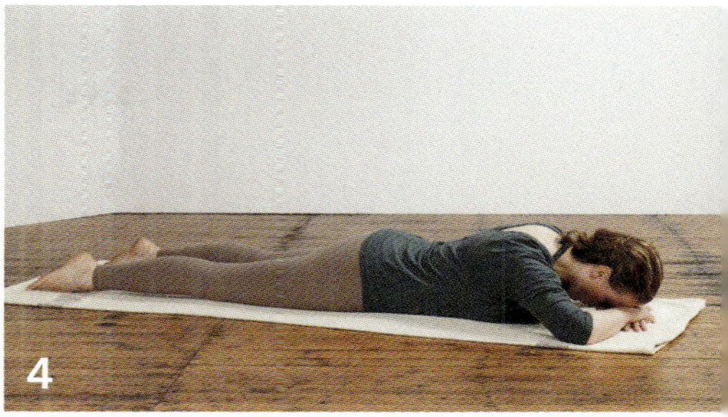
4

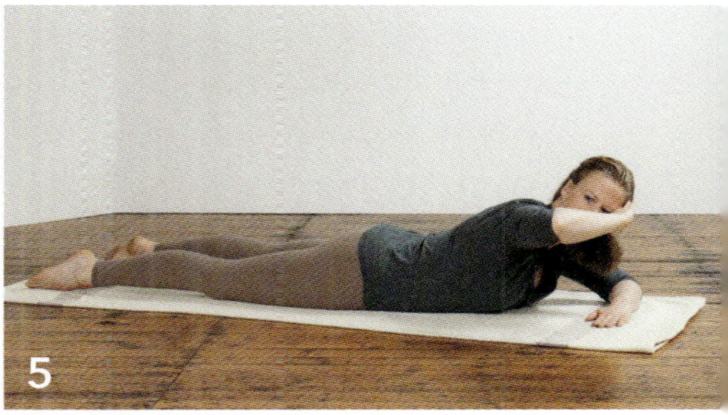
5

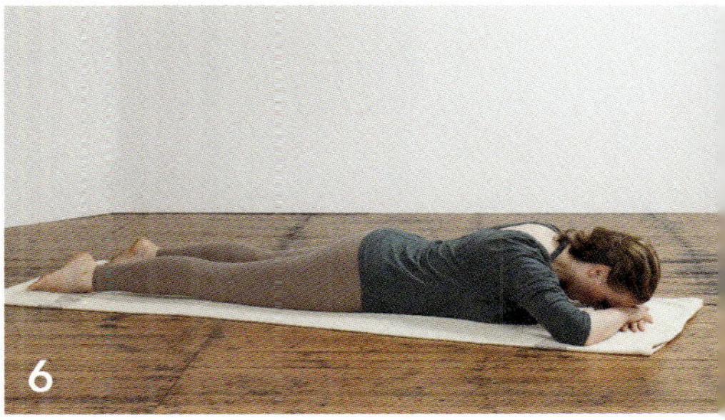
6

**Hinweise:**

- Beobachte, wie die Bewegungen von Hals und Schulter miteinander verbunden sind.
- Beobachte die Aktivierung der Muskulatur im oberen Rücken beim Abheben des Kopfes vom Boden.

**Variante:** Um die Aktivität der Rückenmuskulatur zu steigern, hebe in Schritt 5 das entgegengesetzte Bein zum Arm lang vom Boden ab.

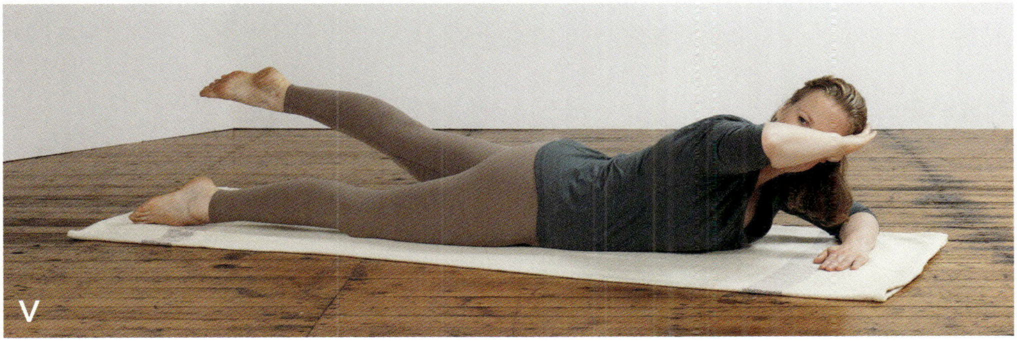
V

## Gehaltene Kobra

Mit dieser Dehnung erweitern wir die Öffnung der Brustwirbelsäule und aktivieren die gesamte Rückseite des Körpers.

**Ausgangsposition:** Richte dich in der Kobra ein. Platziere dafür in der Bauchlage die Ellenbogen unter den Schultern, schiebe die verschränkten Unterarme in den Boden und hebe das Brustbein und den Kopf an.

Stelle deine Zehen auf, erde die Fußballen und schiebe beide Fersen zurück. Die Beine strecken sich und die Knie lösen sich vom Boden. Das Schambein liegt gut geerdet auf deiner Unterlage und das Steißbein strebt Richtung Fersen.

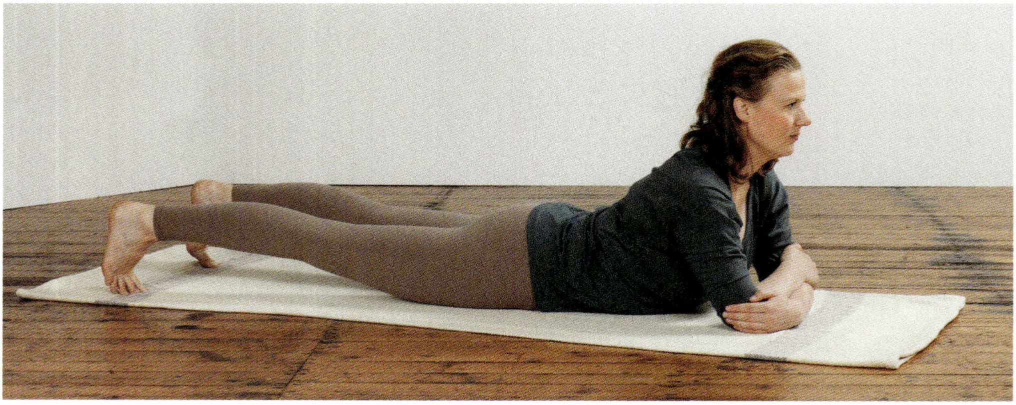

- Halte die Dehnung circa eine halbe Minute.

**Hinweis:** Wenn dein Rücken empfindlich ist, verzichte darauf, die Zehen aufzustellen, und erde die Fußrücken am Boden.

**Variante:** Schiebe den Rumpf zu einer Seite und finde hier die Kobra mit aufgestellten Zehen und verlängerten Beinen.

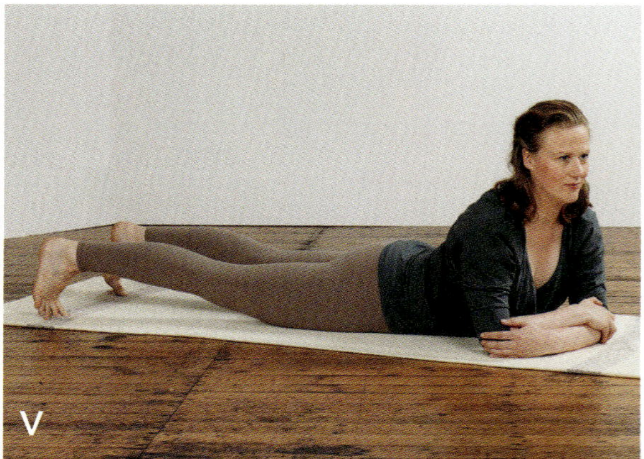

## Dynamische Kobra

Die Kobra ist bereits im Babyalter eine prägende Bewegung für unseren Körper, denn sie begünstigt die natürliche S-Form der Wirbelsäule. In dieser dynamischen Variante strecken wir die Brustwirbelsäule, aktivieren den oberen Rücken und bringen Länge ins Abdomen und in die tiefe Bauchmuskulatur.

**Ausgangsposition:** Hebe deinen Oberkörper aus der Bauchlage an und platziere die Ellenbogen unter den Schultern oder ein Stück davor am Boden. Verschränke deine Unterarme und führe deine Hände an die Ellenbogen. Lege die Stirn auf dem oberen Arm ab.

**1. EIN** Schiebe die Unterarme in den Boden und hebe das Brustbein und den Kopf an. Die Schultern senken sich und die Halsseiten strecken sich nach oben.

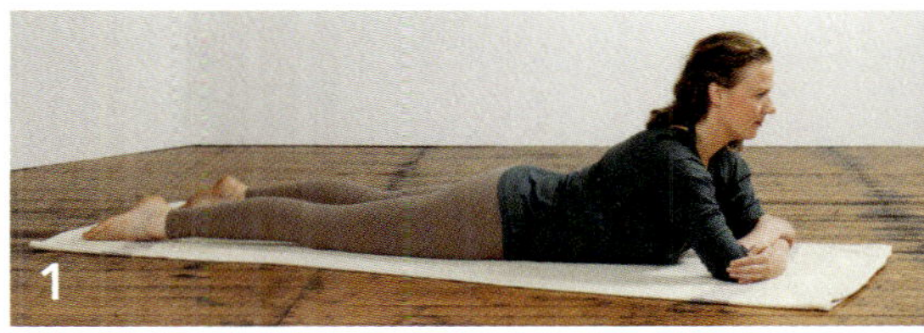


**2. AUS** Nutze die ganze Ausatmung, um zurück in die Ausgangsposition zu kommen.

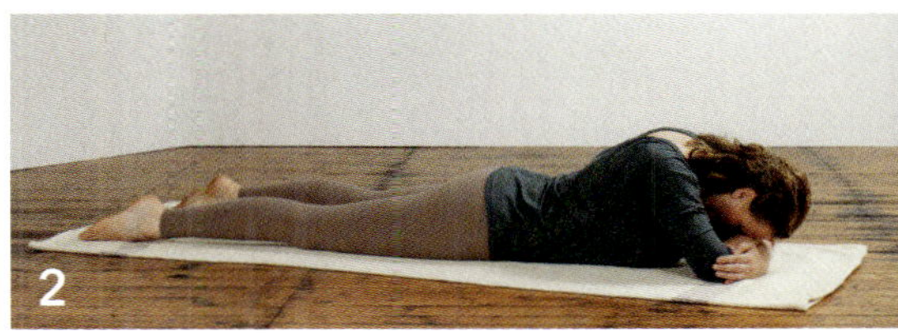


- Gehe durch circa vier Wiederholungen und wechsele dann die Verschränkung der Unterarme.

**Hinweis:** Der Kopf bewegt sich in der Verlängerung der Wirbelsäule nach oben, ohne den Nacken zu verkürzen. Stelle dir vor, du richtest dich vom Hinterkopf auf, und halte das Kinn neutral oder leicht gesenkt.

**Variante:** Führe den Rumpf in der Ausgangsposition zu einer Seite, um in der dynamischen Kobra eine Brustkorbhälfte stärker zu öffnen. Achte darauf, dass die Ellenbogen in der lateralen Öffnung ebenfalls unter oder leicht vor den Schultern positioniert sind. Wechsele nach vier Wiederholungen die Seite.

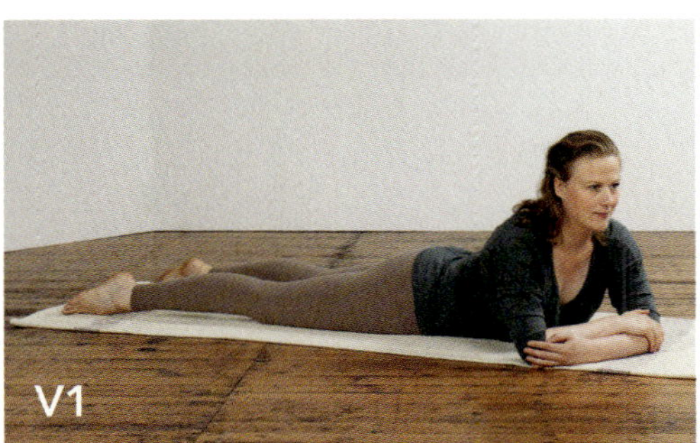


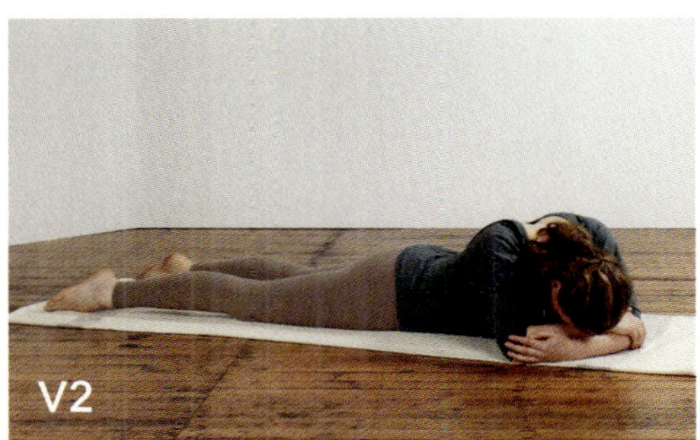

## Dynamische Sphinx

Die Streckung der Wirbelsäule in Bauchlage wirkt energetisierend und schafft Weite im Brustraum. Wie in der Seitenlage schaffen wir einen Ausgleich zu den sitzenden und gebeugten Haltungen des Alltags und dehnen die Iliopsoasmuskeln. Die dynamische Sphinx baut auf der Kobra auf. Wir verbinden die Öffnung der Körpervorderseite mit der Rotation im Rumpf sowie mit der Beugung und Streckung im Kniegelenk.

**Ausgangsposition:** Hebe deinen Oberkörper aus der Bauchlage an und platziere die Ellenbogen unter den Schultern. Lege die Handflächen mit den Fingerkuppen nach vorn ausgerichtet flach am Boden ab. Die Unterarme sind parallel zueinander positioniert.

**1. EIN** Schiebe die Unterarme in den Boden und hebe dich aus den Schultern heraus, um dich zu einer Seite zu drehen. Beuge gleichzeitig das entgegengesetzte Bein und lenke deinen Blick zum nach oben gerichteten Fuß.

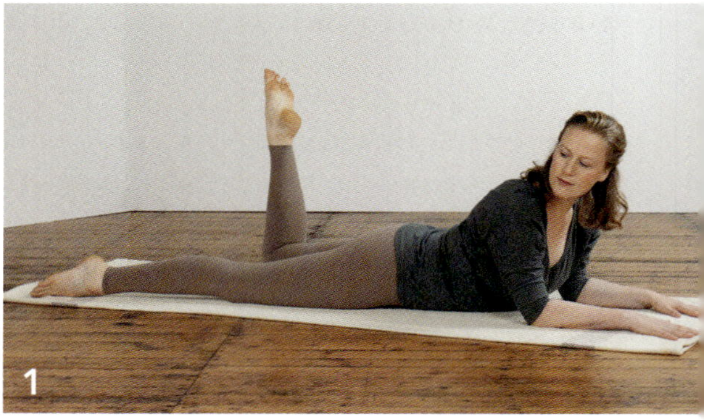


**2. AUS** Nutze die ganze Ausatmung, um zurück in die Ausgangsposition zu kommen.

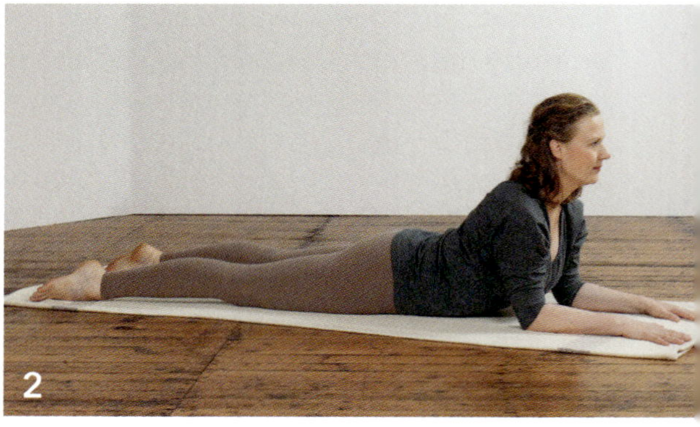


- Gehe durch drei Wiederholungen, rechts und links im Wechsel.

**Hinweis:** Verbinde die Bewegungen nahtlos miteinander und vermeide es, die Drehung des Kopfes zu forcieren.

## Schulter- und Hüftdehnung

Der komplexe Aufbau dieser Übung sorgt dafür, dass das Fasziengewebe in mehrere Richtungen zugleich gestreckt wird. In einem diagonalen Bewegungsmuster öffnen wir die Strukturen des Schultergelenks, insbesondere die Rotatorenmanschette, und das entgegengesetzte Hüftgelenk.

**Ausgangsposition:** Komme in die Sphinx.

**1. EIN** Schleife ein Knie am Boden seitlich nach oben. Versuche, etwa auf Hüfthöhe zu kommen.

**2. AUS** Stelle die Zehen des gestreckten Beins auf. Erde den Fußballen und schiebe die Ferse zurück, sodass das Bein aktiv gespannt ist.

**3. EIN** Fädele den entgegengesetzten Arm unter der Brust hindurch und lege ihn mit der Handfläche nach oben gerichtet parallel zum hochgezogenen Oberschenkel ab.

**4. AUS** Platziere deine Stirn auf dem Handrücken des angewinkelten Arms. Erlaube dem Brustkorb, Gewicht nach unten in den gestreckten Arm abzugeben.

▶ Halte die Dehnung circa eine halbe Minute.

**Hinweis:** Wenn du im Brustraum zu viel Druck empfindest, kannst du den gestreckten Arm etwas nach oben verschieben. Richte dich so ein, dass du tief und gleichmäßig weiteratmen kannst, und nutze das Körpergewicht und die Schwerkraft, um die Dehnung zu vertiefen.

**Variante:** Beuge das gestreckte Bein im rechten Winkel, um die Hüftöffnung zu intensivieren.

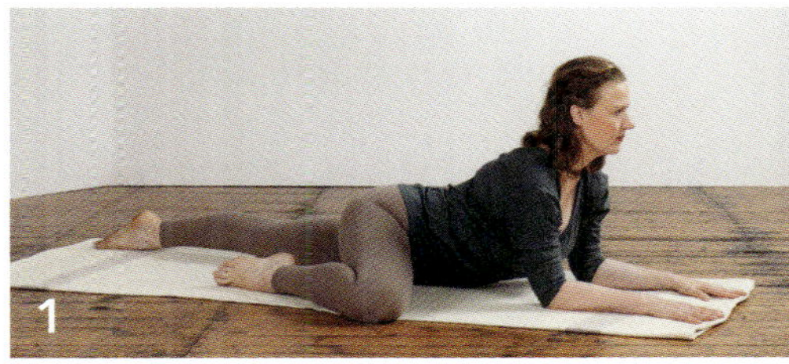


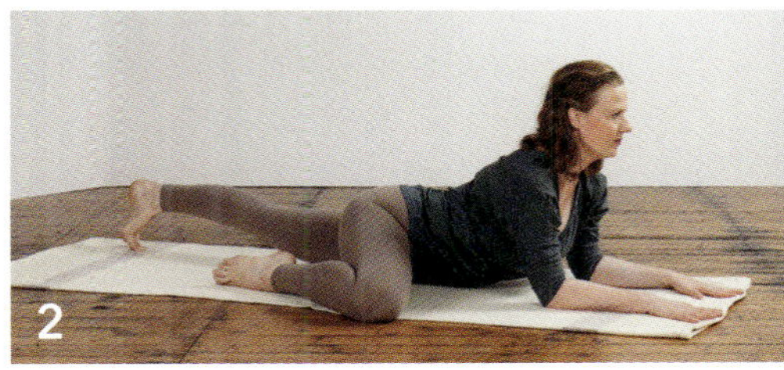


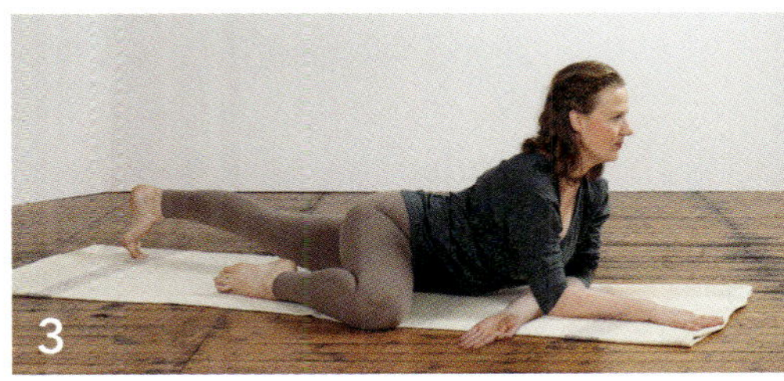


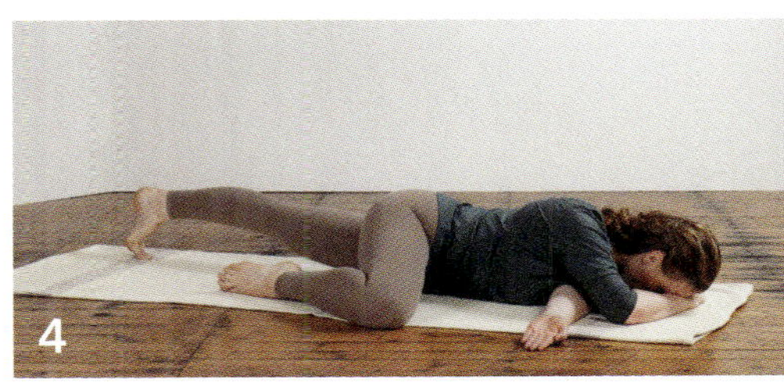


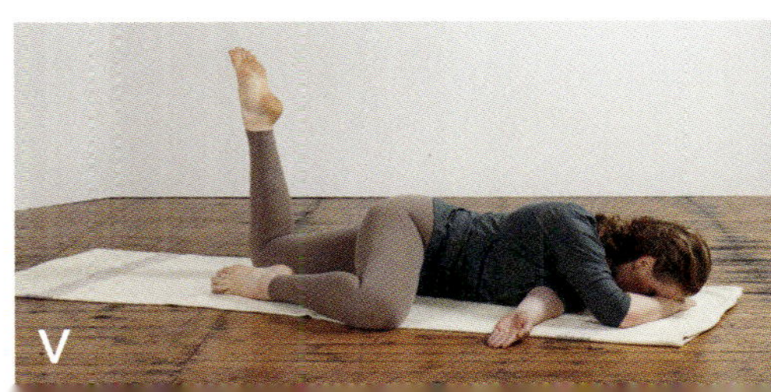

## Rückbeuge

In der Bauchlage gibt es viele unterschiedliche Möglichkeiten, Rückbeugen zu üben. Die Extension der Wirbelsäule geht einher mit der Öffnung der Körpervorderseite und weitet den Herzraum. Diese Übung ist herausfordernder, als sie auf den ersten Blick wirken mag, und nicht zu empfehlen, wenn du unter Rückenbeschwerden leidest.

**Ausgangsposition:** Beginne in der Sphinxhaltung.

**1. EIN** Winkele deine beiden Unterschenkel im 90-Grad-Winkel an und flexe die Füße.

**2. AUS** Führe deine Handflächen zusammen und platziere deine Stirn auf den geschlossenen Daumen. Bei Bedarf schiebe die Ellenbogen auf der Unterlage leicht nach vorn.

- Halte die Dehnung circa eine halbe Minute.

**Hinweis:** Nimm dir Zeit, die Ellenbogen weiter vor- oder zurückzuversetzen, um den Abstand zum Rumpf für dich stimmig einzurichten.

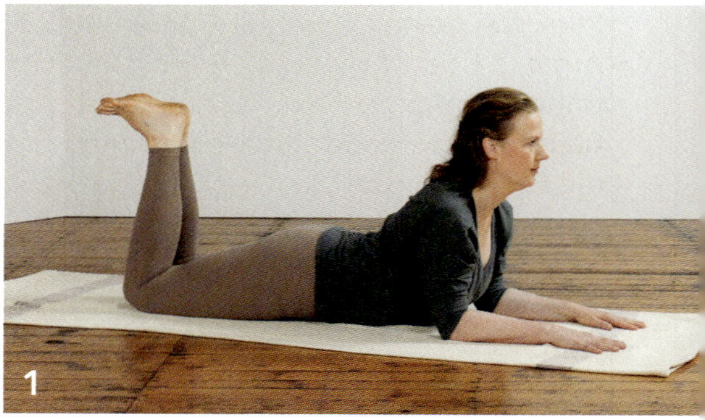
1

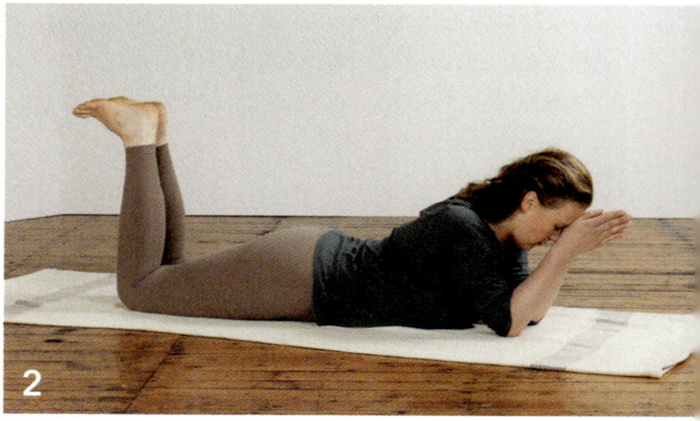
2

## KIND

Ebenfalls ein Klassiker, ist die Haltung des Kindes im somatischen Training die Gegenbewegung zur Streckung der Wirbelsäule in der Bauchlage. Die Rundung des Rückens entspricht der primären Krümmung der Wirbelsäule, wie sie im Fötus angelegt ist, und geht einher mit der Öffnung der Körperrückseite.

**Ausgangsposition:** Komme in den Fersensitz.

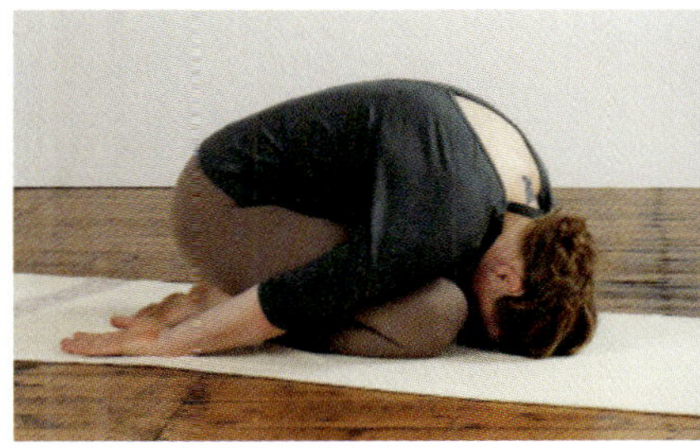

Bringe deinen Oberkörper nach vorn und lege die Stirn vor deinen Knien am Boden ab. Strecke deine Arme an den Körperseiten nach hinten, sodass die Handinnenflächen nach oben zeigen. Lasse deinen Bauch Richtung Oberschenkel sinken und atme tief in die Rückseite des Brustkorbs ein und aus.

- Halte die Dehnung eine oder mehrere Minuten.

**Hinweise:**

- Das Gesäß muss die Fersen nicht berühren und kann bei Bedarf mit einer Decke unterstützt werden. Auch die Stirn kannst du erhöht ablegen.
- Je weiter du deine Knie am Boden öffnest, desto besser kannst du dein Gesäß Richtung Fersen absenken.

**Varianten:**

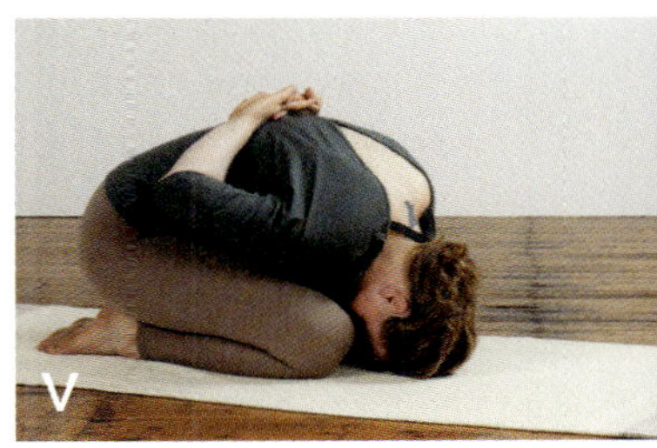


- **Schulteröffnung:** Verschränke deine Finger am mittleren oder oberen Rücken ineinander. Die Handrücken berühren den Brustkorb. Lasse die Ellenbogen in Richtung Boden sinken, die Schulterblätter gleiten auseinander. Nach circa einer Minute ändere die Verschränkung der Finger und wiederhole die Übung.

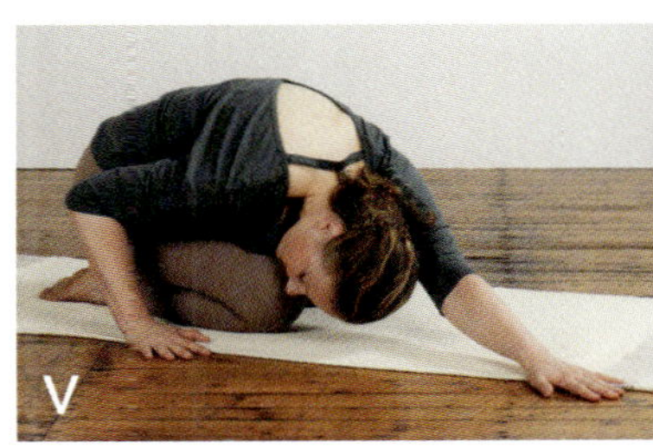


- **Laterale Öffnung:** Lege den Oberkörper seitlich ab und positioniere die äußere Hand neben dem äußeren Knie. Strecke den inneren Arm lang in die Diagonale und atme tief in die geöffnete Brustkorbseite ein und aus. Wiederhole die Übung auf der anderen Seite.

# Im Sitzen

Wenn wir vom Boden in einen aufrechten Sitz übergehen, bringen wir den Körper nicht nur in ein neues Level, sondern richten uns gleichzeitig in einer anderen Ebene aus. Hier berühren wir die Unterlage mit der Basis des Beckens, die Wirbelsäule und der Kopf streben nach oben. So etablieren wir eine Verbindung zum Boden, zur Körpermitte und zum Raum über uns. Die Schultern werden im Sitzen über dem Becken ausgerichtet und die Brusthöhle mit dem Atemapparat erhebt sich über dem Bauch.

Es gibt viele unterschiedliche Arten, am Boden zu sitzen. In den meisten werden die Kniegelenke stark gebeugt und die Beine gefaltet. Je nach Ausrichtung verändern sich die Rotation im Hüftgelenk und die Position der Füße. Im somatischen Training arbeiten wir vorrangig im Sitz mit gekreuzten Beinen, im Fersensitz sowie im Rehsitz, welcher sich auch für dynamische Abläufe eignet.

Oftmals ist es sinnvoll, mithilfe einer fest gefalteten Decke eine Sitzerhöhung zu schaffen, um Becken und Wirbelsäule mit mehr Leichtigkeit aufzurichten. In den folgenden Übungen kannst du den Sitz jederzeit ändern oder modifizieren, wenn du dich eingeschränkt fühlst.

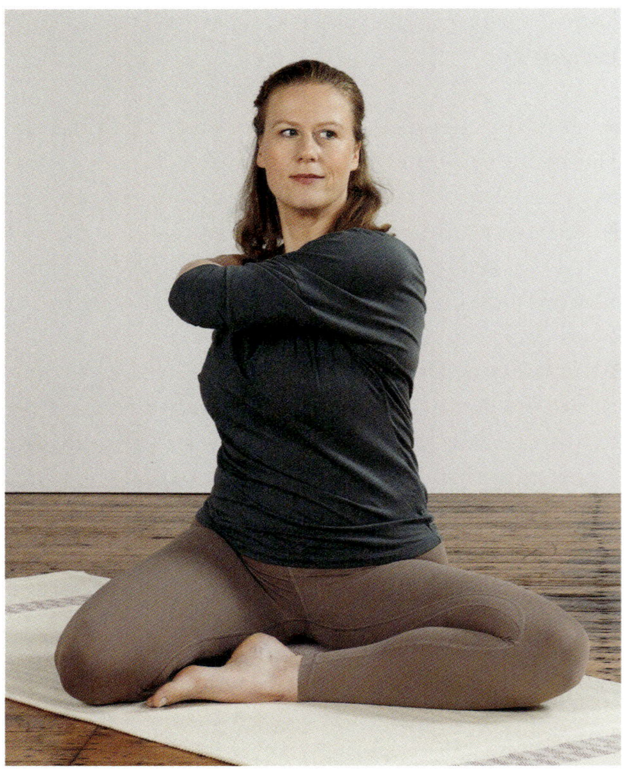

*Der Rehsitz mit Drehung*

## Aktivierung der Rückenstrecker

In allen sitzenden Übungen richten wir im ersten Schritt Becken und Wirbelsäule auf. Die axiale Streckung dient uns als Basis für die meisten Bewegungen und aktiviert die Gruppe der Rückenstreckermuskeln. In diesem Ablauf runden und strecken wir die gesamte Wirbelsäule im dynamischen Rhythmus. Die pumpende Bewegung versorgt die Bandscheiben mit nährender Gelenkflüssigkeit und mobilisiert die einzelnen Wirbelkörper. Mit jeder Wiederholung fließen wir durch Länge und Aufrichtung, um die Bewegungsspanne zu erweitern.

**Ausgangsposition:** Komme in den Sitz mit gekreuzten Beinen oder einen bequemen Sitz deiner Wahl. Verschränke die Finger vor dem Brustkorb ineinander, sodass die Ellenbogen nach außen zeigen.

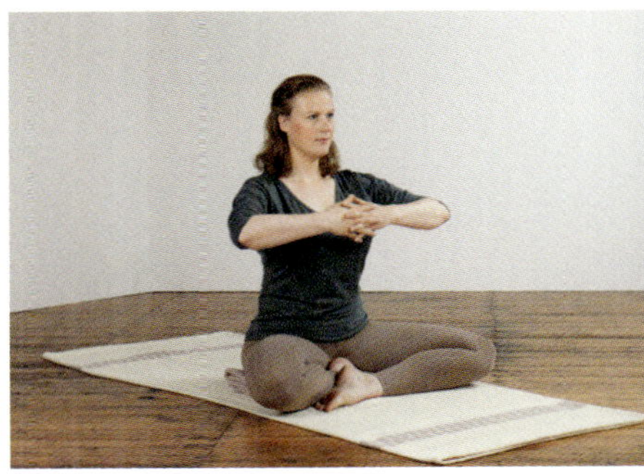

**1. EIN** Schiebe die Handflächen nach oben und strecke dich so lang wie möglich aus dem Becken heraus, ohne die Schultern hochzuziehen. Der Blick kann zu den Händen gehen oder geradeaus gerichtet sein.

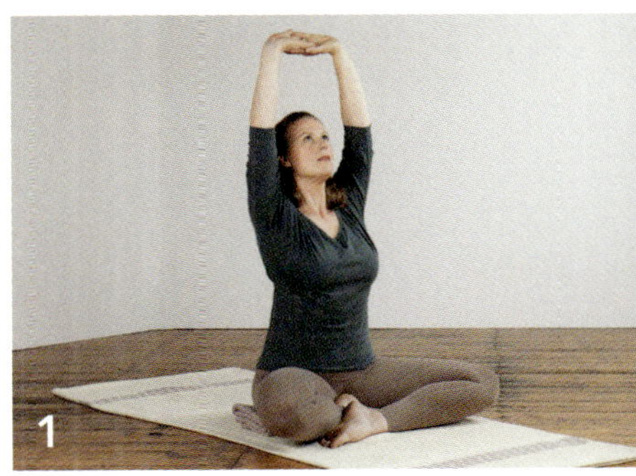


**2. AUS** Runde deinen Rücken und schiebe deine Handflächen weit nach vorn.

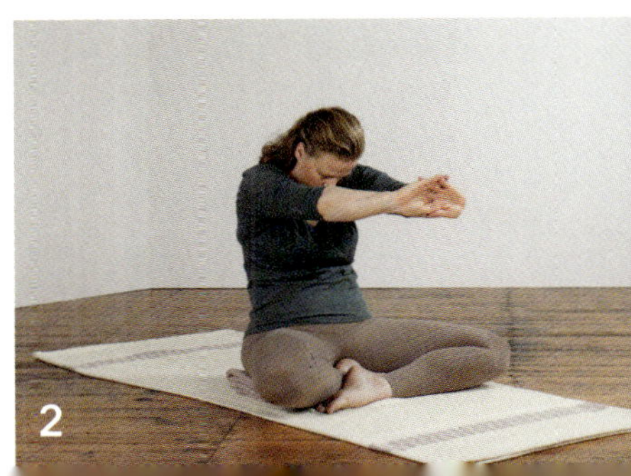


- Gehe durch circa vier Wiederholungen und wechsele dann die Verschränkung der Finger.

**Hinweis:** Mit jeder Wiederholung kannst du die Streckung auf die Einatmung intensivieren. Führe dafür die Arme Schritt für Schritt weiter hinter den Kopf und lehne den Brustkorb zurück. Auch der Kopf kann sich sanft nach hinten neigen, der Nacken bleibt entspannt.

## Schulteröffnung

In dieser Übung ergänzen wir die Aufrichtung der Wirbelsäule mit einer tiefen Schulteröffnung. Wir schaffen aktiv Länge in der rechten und in der linken Brustkorbseite und strecken die Taille.

**Ausgangsposition:** Im Sitz mit gekreuzten Beinen oder einem bequemen Sitz deiner Wahl verschränke die Finger vor dem Brustkorb ineinander.

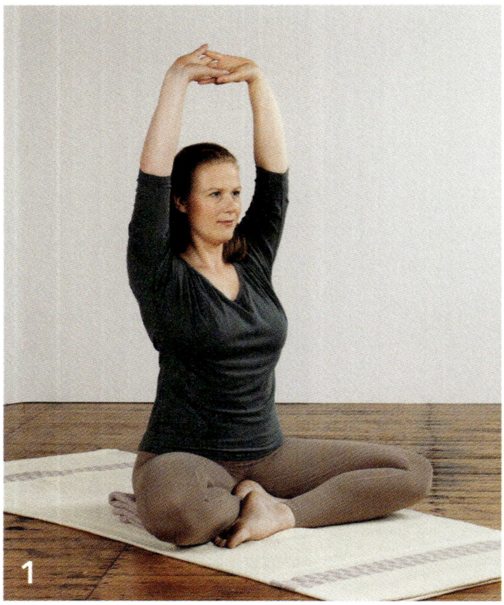


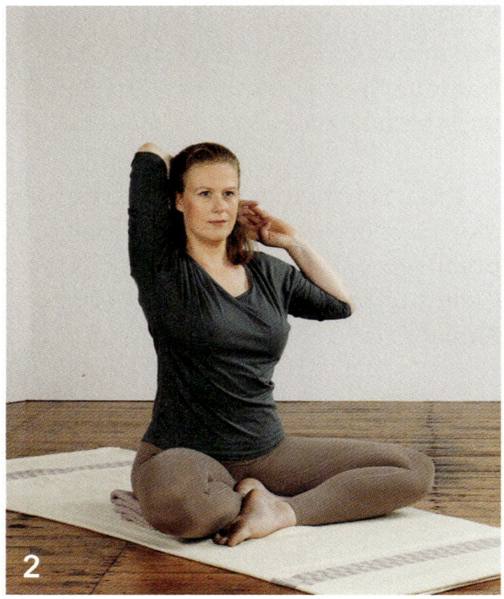


**1. EIN** Schiebe deine Handflächen nach oben und richte den Rücken, die Taille und die Brustkorbseiten auf.

**2. AUS** Beuge deine Arme und ziehe einen Ellenbogen hinter den Kopf. Der andere Ellenbogen zeigt nach unten.

- Gehe durch drei Wiederholungen, rechts und links im Wechsel. Ändere dann die Verschränkung der Finger.

**Hinweis:** Versuche deinen Kopf neutral zu halten, um dem oberen Arm nicht auszuweichen. Wenn du die Dehnung im Schultergelenk intensivieren möchtest, kannst du die Position mit gebeugten Ellenbogen für mehrere Atemzüge auf der einen und dann auf der anderen Seite halten.

## Intensive Schulterdehnung

Mit dieser Übung erreichen wir den hinteren Bereich des Schultergürtels, der oft vernachlässigt wird. Wir öffnen die Rückseite des Brustkorbs und dehnen den Raum zwischen den Schulterblättern.

**Ausgangsposition:** Stelle im Sitzen deine Füße hüftbreit geöffnet vor dir auf und platziere deine Hände hinter dir am Boden, die Fingerkuppen zeigen Richtung Becken.

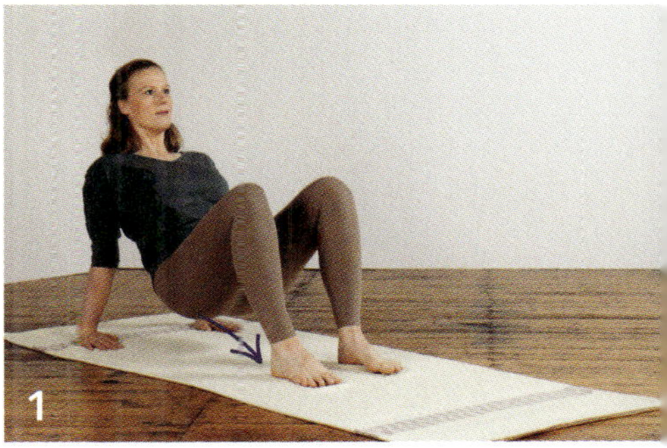
1

**1. EIN** Hebe dein Becken ein Stück nach oben und setze es dicht an den Fersen wieder ab.

**2. AUS** Strecke die Beine am Boden aus. Beuge die Ellenbogen und runde den oberen Rücken. Erlaube dem Brustkorb etwas einzusacken, um Weite auf der Rückseite zu schaffen. Senke das Kinn in Richtung Brustbein.

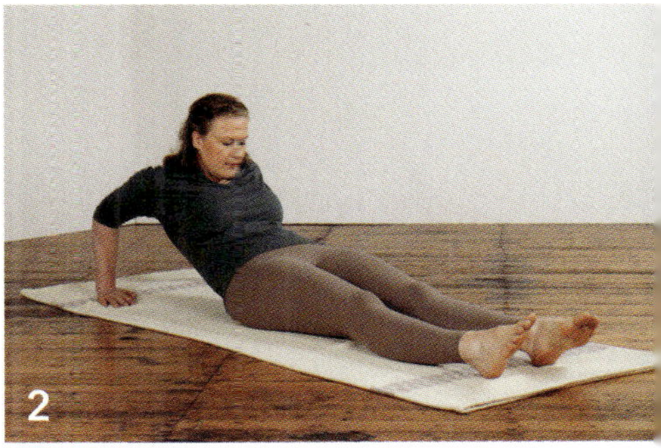
2

- Halte die Dehnung circa eine Minute und atme tief und gleichmäßig weiter.

**Hinweis:** Du kannst die Intensität der Dehnung variieren, indem du dich weniger oder weiter zurücksinken lässt.

**Variante:** Ziehe deine Beine geschlossen zum Oberkörper heran, um die Dehnung zu vertiefen. Bewege Knie und Kopf zueinander, der untere Rücken erdet sich jetzt noch satter am Boden. Als Steigerung kannst du die geschlossenen Beine nach oben ausstrecken.

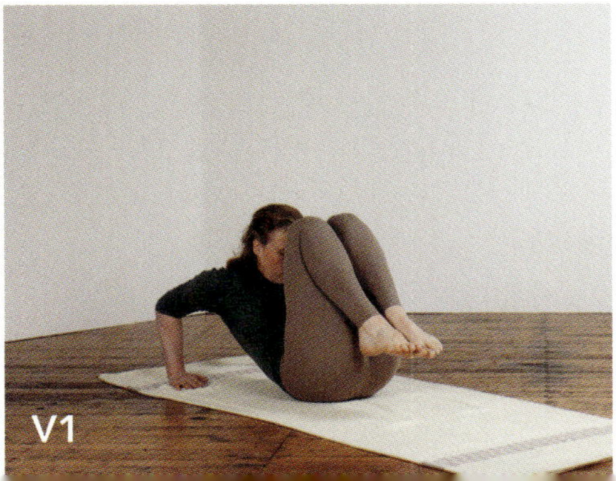
V1

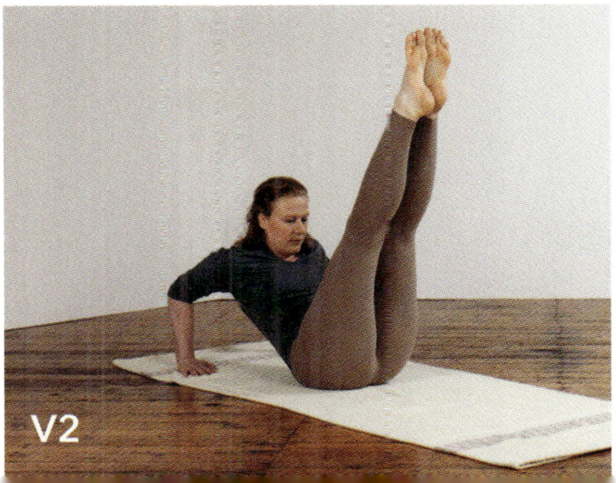
V2

## Schulter- und Halsdehnung

In dieser Variante öffnen wir die Außenseiten des Halses und den oberen Bereich der Schultern, das sogenannte Schulterdach.

**Ausgangsposition:** Komme in einen Sitz mit gekreuzten Beinen oder einem bequemen Sitz deiner Wahl und strecke beide Arme nach unten hinten.

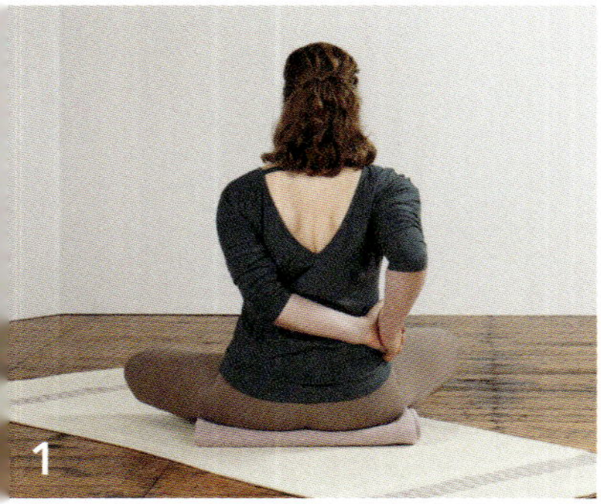
1

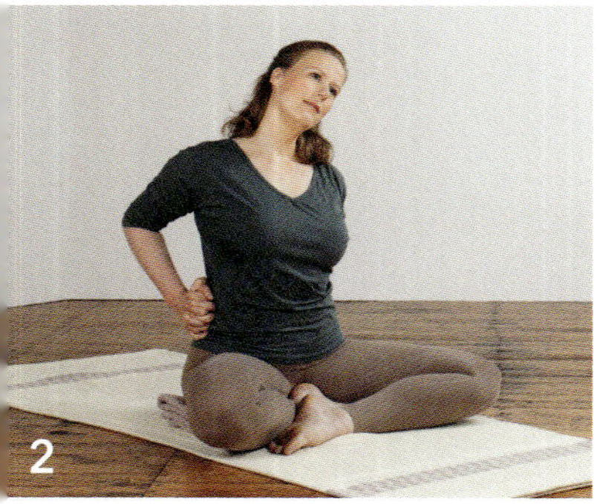
2

**1. EIN** Verschränke die Finger hinter dem Oberkörper ineinander und platziere die Hände an einer Beckenseite. Schiebe die Handflächen zusammen und ziehe die gebeugten Ellenbogen nach hinten.

**2. AUS** Neige den Kopf in die entgegengesetzte Richtung der Hände am Becken. Dein Ohr bewegt sich in Richtung der Schulter und das Schulterdach entspannt sich nach unten.

- Halte die Dehnung circa eine halbe Minute. Danach wechsele die Verschränkung deiner Finger und wiederhole die Übung auf der anderen Seite.

**Hinweis:** Achte darauf, beide Schultern auf einer Ebene zu halten und im Oberkörper nicht einzusinken. Nur der Kopf wird zur Seite geführt, das Gesicht zeigt nach vorn. Du kannst hier mit dem Dehnungsbereich etwas spielen und testen, wie sich die Bewegung anfühlt, wenn das Kinn leicht nach unten Richtung Schlüsselbein zeigt.

**Variante:** Führe die Übung mit einem Handrücken zwischen den Schulterblättern aus, um die Innenrotation im Schultergelenk zu erweitern. Wenn du die Dehnung der Halsseite intensivieren möchtest, kannst du die andere Hand vorsichtig auf der Kopfseite ablegen.

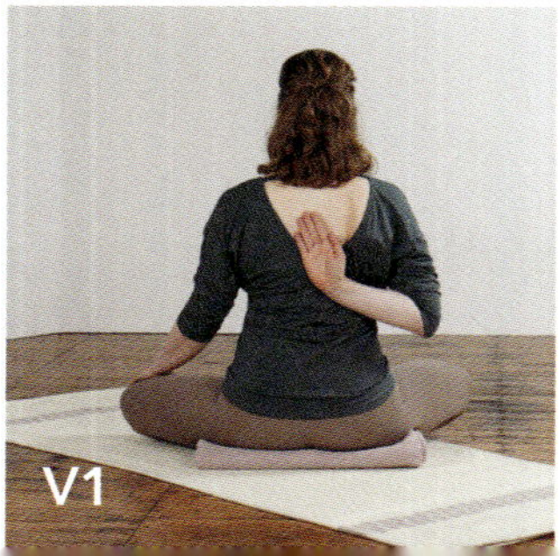
V1

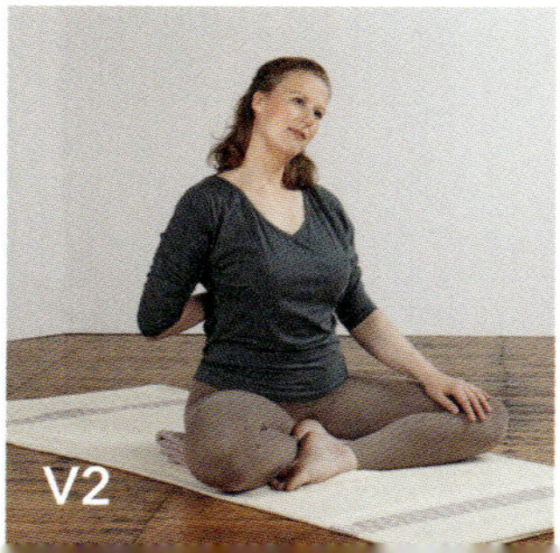
V2

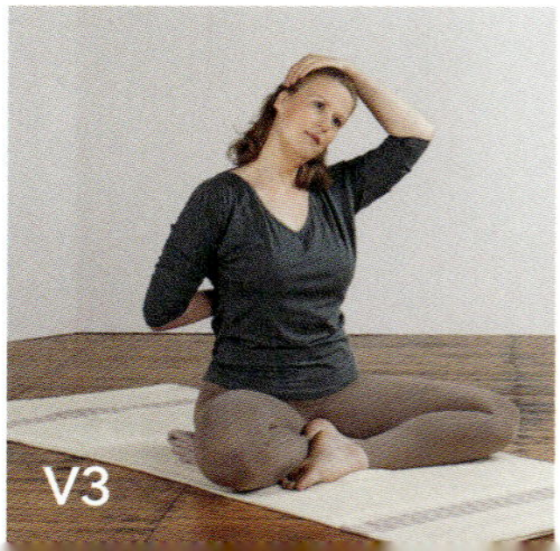
V3

## Nackendehnung

Im Nacken sammelt sich durch Stress, Überbelastung und Fehlhaltungen bekanntlich viel Spannung an. Besonders der starke Trapezmuskel und die Muskeln, die Hals und Hinterkopf an der Schädelbasis miteinander verbinden, sind anfällig für schmerzhafte Verkrampfungen. Diese Übung kannst du jederzeit, auch außerhalb deiner Trainingsroutine zwischendurch am Schreibtisch durchführen, um akuten Verspannungen entgegenzuwirken.

**Ausgangsposition:** Komme in einen für dich bequemen aufrechten Sitz.

**1. EIN** Verschränke deine Finger ineinander.

**2. AUS** Senke nun dein Kinn und platziere deine Handflächen am Hinterkopf. Lasse deine Schultern und beide Ellenbogen locker nach unten sinken.

▶ Halte die Dehnung circa eine Minute. Du kannst die Übung mit der gewechselten Verschränkung der Finger am Hinterkopf wiederholen.

**Hinweis:** Das Gewicht deiner Hände beschwert den Kopf, ohne dass du ihn nach unten ziehen musst.

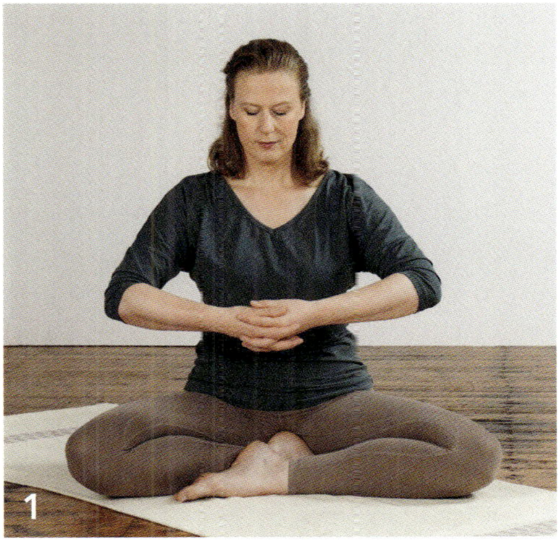
1

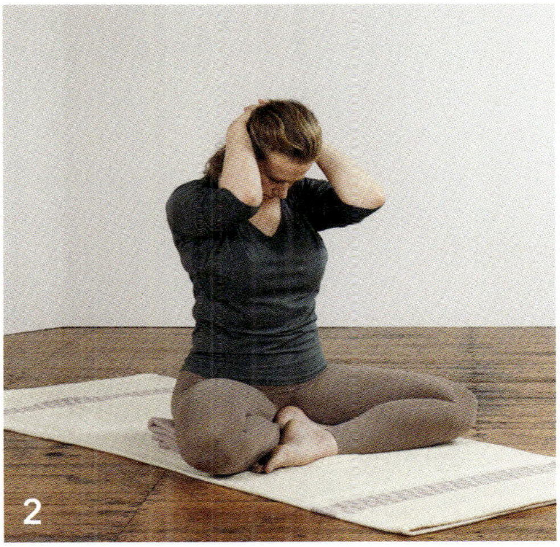
2

## Balanceübung

In dieser Übung balancieren wir auf den Sitzknochen und arbeiten mit dem Prinzip der Kompression. Wir winkeln die Beine an und ziehen uns zu einem kompakten Paket zusammen, bis die Füße sich vom Boden lösen können. Die statische Bauchmuskelaktivierung während des Haltens ist extrem rückenschonend und leicht zugänglich.

**Ausgangsposition:** Komme in den Sitz mit gekreuzten Beinen.

**1. EIN** Hebe deine Knie etwas nach oben an und umschlinge die Beine mit deinen Armen. Greife das jeweils entgegengesetzte Fußgelenk.

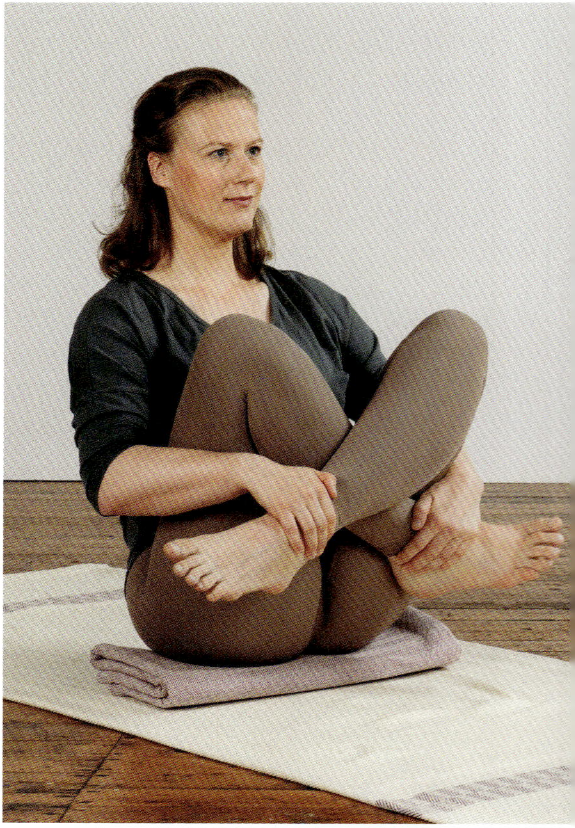

**2. AUS** Ziehe deine Füße näher an den Körper heran, bis du sie ein paar Zentimeter anheben kannst. Bewege dann die gekreuzten Beine so nahe wie möglich an deinen Oberkörper heran.

- Halte die Position bis zu einer Minute und atme gleichmäßig weiter.

**Hinweis:** Wenn es dir schwerfällt, dein Gleichgewicht zu finden, können die Zehenspitzen den Boden leicht berühren. Wackeln und Fallen sind Teil der Übung und helfen dir, deinen Schwerpunkt zu finden und in die Balance zu kommen.

## Iliopsoastraining

Die Iliopsoasmuskeln werden in der vorausgehenden Übung bereits sanft aktiviert. Diese Kräftigung ist intensiver und kann zu Beginn sehr herausfordernd sein.

**Ausgangsposition:** Im aufrechten Sitz verlängere ein Bein nach vorn und flexe deinen Fuß. Beuge das andere Bein, öffne das Knie nach außen und platziere die Fußsohle an der Innenseite des Oberschenkels. Stelle deine Fingerkuppen mit wenig Gewicht rechts und links neben dem gestreckten Bein auf.

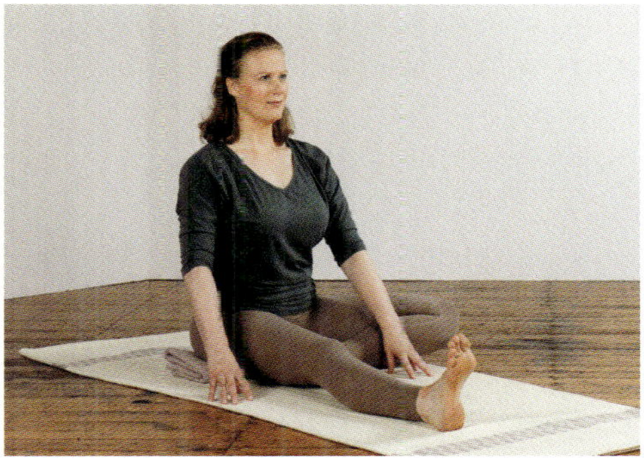

**1. EIN** Verlängere das gestreckte Bein am Boden, bis es sich ein paar Zentimeter anhebt.

**2. AUS** Lege das Bein langsam wieder in der Ausgangsposition ab.

- Gehe durch vier Wiederholungen, bevor du das Bein für mehrere Atemzüge leicht angehoben hältst. Lockere deine Beine kurz auf und wiederhole die Übung auf der anderen Seite.

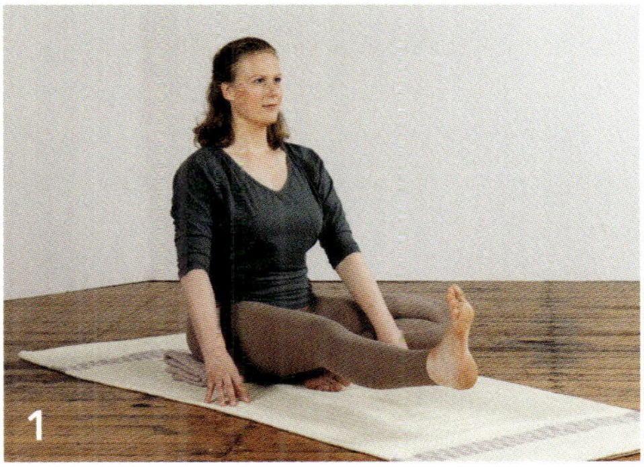

1

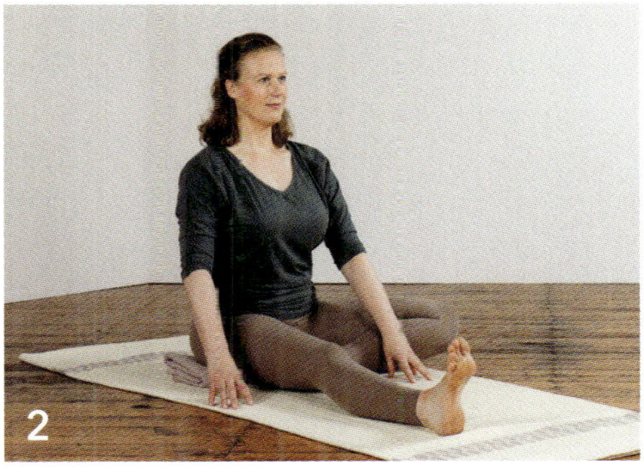

2

**Hinweis:** Halte den Atemfluss konstant und gleichmäßig. Beobachte, wie der Körper fehlende Kraft im Iliopsoas kompensiert und welche Seite sich kräftiger anfühlt. Wenn sich der Iliopsoas noch nicht so gut ansteuern lässt, kann es zu Krämpfen in der Oberschenkelmuskulatur kommen. Massiere dein Bein für einen Moment, um alles wieder aufzulockern und entspannt weiter zu üben.

## Drehung im Rehsitz

In dieser Sitzposition arbeiten wir mit einem Bein nach vorn und dem anderen Bein nach hinten angewinkelt. Sie ähnelt einem sitzenden Reh und zählt zu den Basisübungen im somatischen Training. Die tiefe Hüftöffnung bildet den Ausgangspunkt für zahlreiche Variationen und dynamische Bewegungen. Als Einstieg nutzen wir den Rehsitz, um die in Kapitel 1 erläuterten Bewegungsmöglichkeiten der Wirbelsäule (ab Seite 17) zu üben und fügen nach und nach weitere Elemente hinzu, um die Abläufe komplexer zu gestalten.

**Ausgangsposition:** Komme in eine angenehme Sitzhaltung und winkele ein Bein vor dir an. Richte das andere Bein nach hinten, ebenfalls angewinkelt, aus, sodass es mit seiner Innenseite am Boden liegt. Senke dein Becken so gut wie möglich Richtung Boden ab.

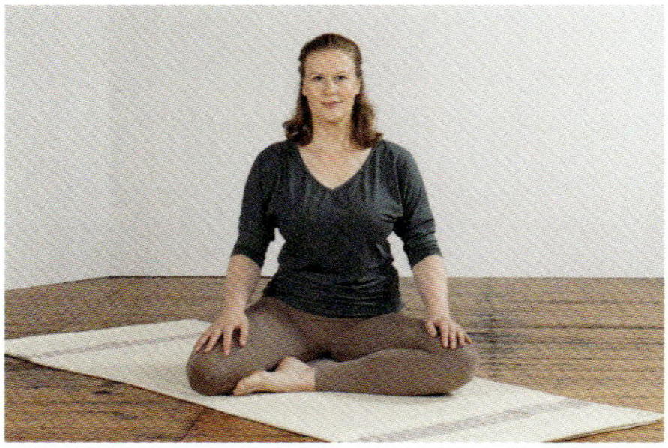

**1. EIN** Weite deine Arme auf Schulterhöhe und richte die gesamte Wirbelsäule lang auf.

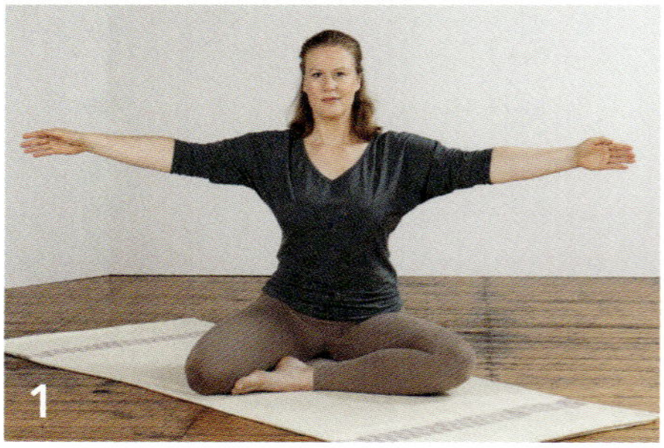


**2. AUS** Drehe dich in die Richtung des zurückgeschobenen Beins, führe die hintere Hand zum Boden und die vordere Hand zum vorderen Knie. Der Kopf und die Augen begleiten die Drehung der Halswirbelsäule nur so weit, wie es schmerzfrei für dich gut möglich ist.

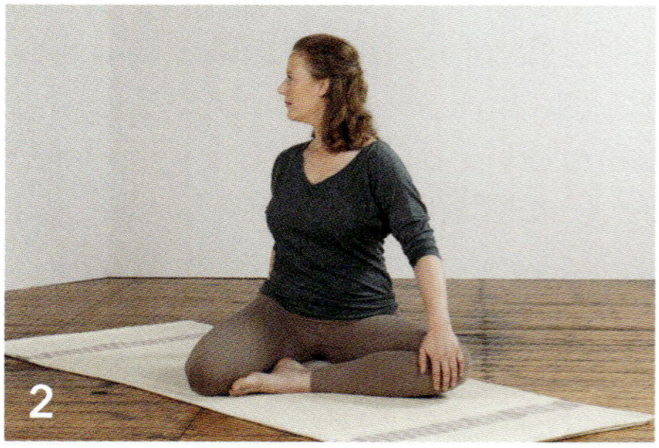

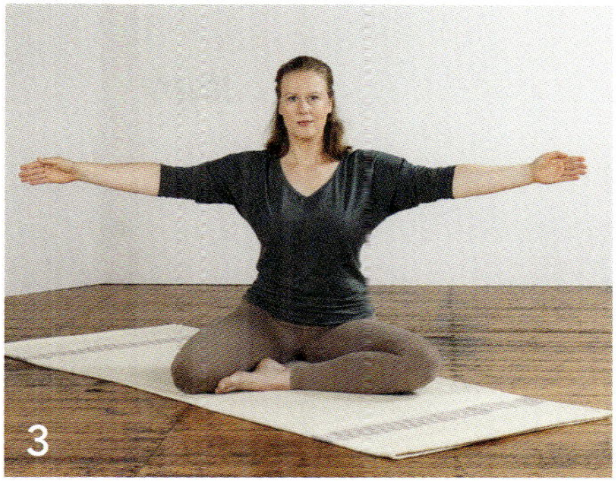
3

**3. EIN** Fließe wieder durch die Mitte, öffne die Arme weit und finde die axiale Streckung der Wirbelsäule.

**4. AUS** Drehe dich in die Richtung des vorn angewinkelten Beins, führe die hintere Hand zum Boden und die vordere Hand zum hinteren Knie oder Oberschenkel. Auch hier folgt der Kopf der Drehung der Halswirbelsäule.

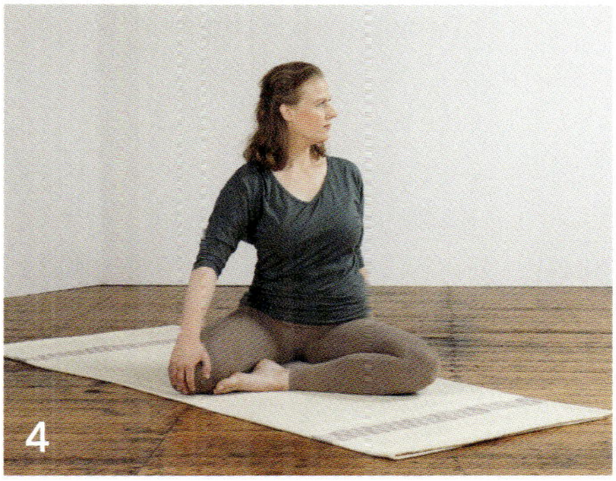
4

- Gehe durch vier Wiederholungen, im Wechsel nach rechts und links drehend. In der letzten Runde verweile jeweils ein paar Atemzüge in der Drehung zu einer und dann zur anderen Seite. Atme gleichmäßig weiter und nutze jede Einatmung, um immer wieder Länge in die Wirbelsäule zu bringen. Über die Ausatmung kannst du die Rotation sanft vertiefen. Löse am Ende die Drehung und den Rehsitz vorsichtig auf, wechsele die Ausrichtung der Beine und wiederhole den gesamten Bewegungsablauf.

**Hinweis:** Meist senken sich im Rehsitz nicht beide Sitzbeinknochen zugleich ab. Wenn der Abstand zum Boden sehr groß ist, schiebe dir eine gefaltete Decke unter dein Gesäß, um dem Becken mehr Spielraum zu geben.

**Variante:** In der letzten Runde zentriere nach dem Verweilen in der Drehung zum vorn angewinkelten Bein den Rumpf. Richte die Halswirbelsäule auf und führe den Kopf in eine Seitneigung. Mit der vorderen Hand auf der Schädelseite abgelegt bewege den Kopf in die entgegengesetzte Richtung des hinteren Arms.

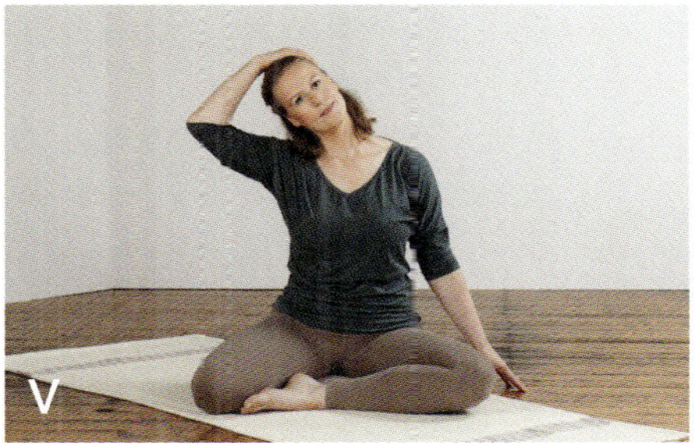
V

## Armkreise im Rehsitz

Mit fließenden Armkreisen weichen wir Blockaden und Ablagerungen im Schultergelenk auf. Die Mobilisierung wird durch eine tiefe Hüftöffnung und durch die Aktivierung der Wirbelsäule im Rehsitz ergänzt.

**Ausgangsposition:** Richte dich im Rehsitz ein. Stütze die Hand auf der Seite des vorn gebeugten Beins am Boden auf. Erde die Handfläche mit einem großzügigen Abstand neben deinem Becken, um dir viel Raum für die Bewegung zu geben.

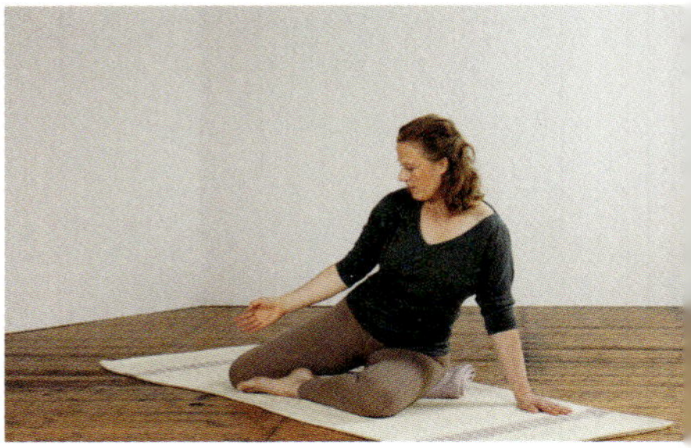

**1. EIN** Hebe den anderen Arm gestreckt über die Seite beziehungsweise leicht über hinten für mehr Intensität und richte gleichzeitig den Brustkorb und die Wirbelsäule nach oben auf.

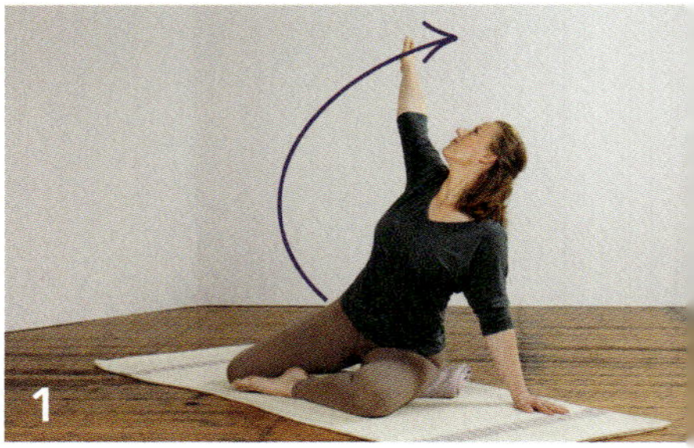

1

**2. AUS** Nutze die ganze Ausatmung, um den Arm über den Kopf nach vorn zu kreisen und abzusenken. Runde dabei Hals, Schultern und oberen Rücken und senke das Kinn leicht.

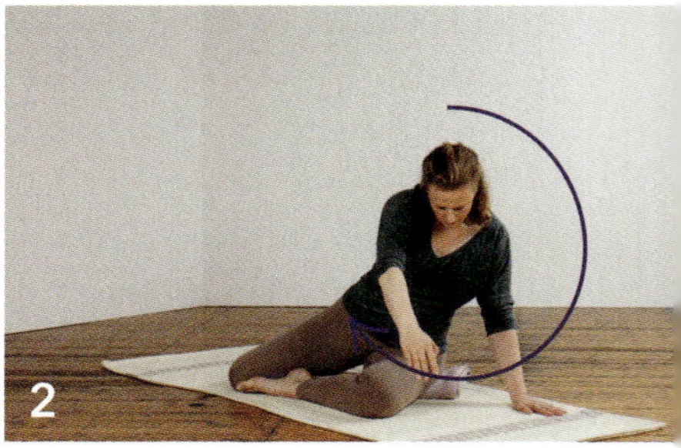

2

- Lasse den Arm mit der nächsten Einatmung wieder steigen, ziehe ihn dafür weiter über hinten nach oben und verfolge die Hand mit dem Blick.
- Gehe durch vier ganze Kreise und vergrößere die Bewegungsspanne im Schultergelenk mit jeder Wiederholung. Löse am Ende den Rehsitz vorsichtig auf, wechsele die Ausrichtung der Beine und wiederhole die Übung auf der anderen Seite.

**Hinweis:** Die große Kreisbewegung ermöglicht eine maximale Öffnung im Schultergelenk. Es kann sein, dass du ein leichtes Knacken, Knirschen oder auch Widerstand wahrnimmst. Bei schmerzhaften Empfindungen reduziere den Umfang der Bewegung und taste dich langsam an die intensive Rotation heran.

**Variante:** Mit dem Arm in einer fixierten Ausrichtung kannst du die Mobilisierung des Brustkorbs und der Brustwirbelsäule fördern. Platziere dafür deine Handfläche wie eine Schale am Hinterkopf. Hebe mit der Einatmung den Ellenbogen und das Brustbein nach oben und lehne den Kopf weich in die Hand. Bewege deinen Ellenbogen mit der Ausatmung Richtung Boden, senke das Kinn und begleite den Kopf zart mit der Hand. Hals, Schultern und oberer Rücken runden sich.

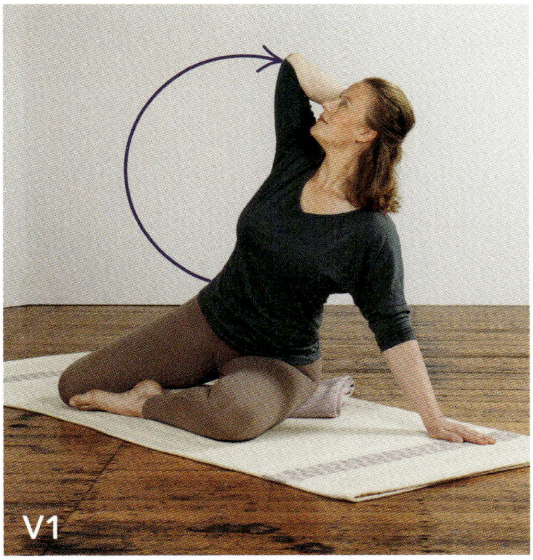


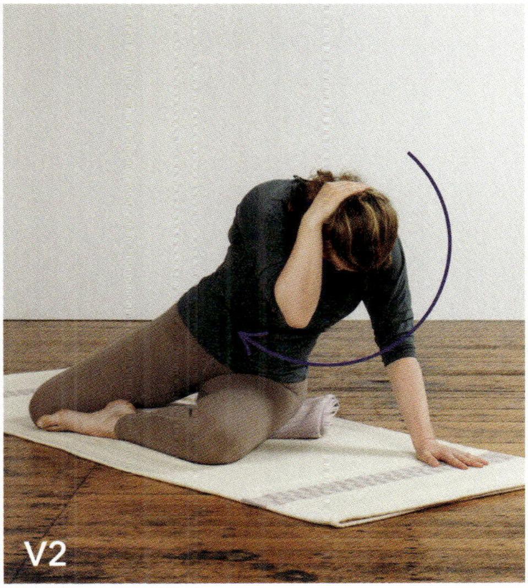

## Seitbeuge im Rehsitz

Der Rehsitz gibt uns ein stabiles Fundament, um tiefe Seitbeugen auszuführen und unsere Taille und Flanken zu trainieren. In dieser Übung verläuft die Streckung von der Außenseite des Arms bis in die äußere Hüftpartie und weiter über die Außenseite des Oberschenkels hinunter zum Knie.

**Ausgangsposition:** Richte dich im Rehsitz ein und stütze dich auf der Seite des vorn gebeugten Beins mit dem Unterarm am Boden auf.

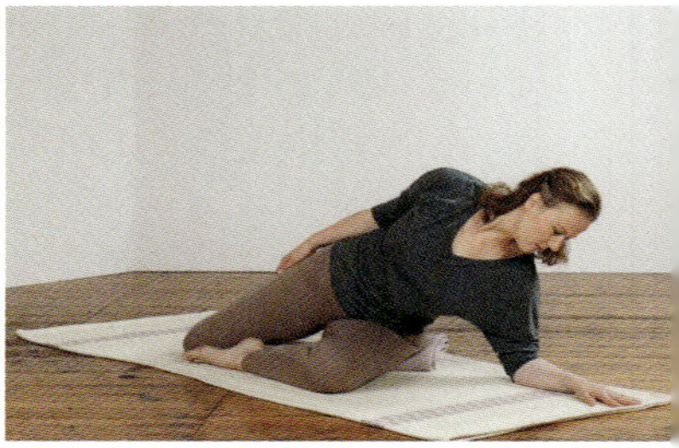

**1. EIN** Ziehe mit einer Einatmung den oberen Arm diagonal über den Kopf hinweg. Die Fingerkuppen und das hintere Knie bewegen sich auseinander und die ganze Körperseite wird gedehnt.

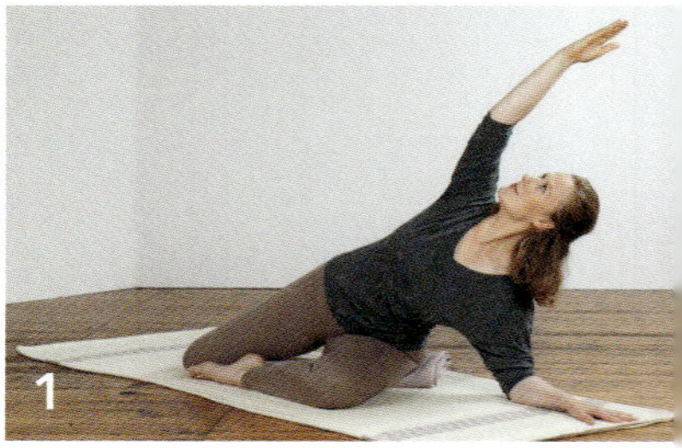


**2. AUS** Erde gleichzeitig den abgelegten Unterarm und schiebe dich aktiv aus dem Boden heraus. In der Taille entsteht ein stabiler Bogen und die schräge Bauchmuskulatur wird gekräftigt.

- Halte die Dehnung circa eine halbe Minute und nutze dann den oberen Arm, um dich wieder aufzurichten. Löse den Rehsitz vorsichtig auf, wechsele die Ausrichtung der Beine und wiederhole die Übung auf der anderen Seite.

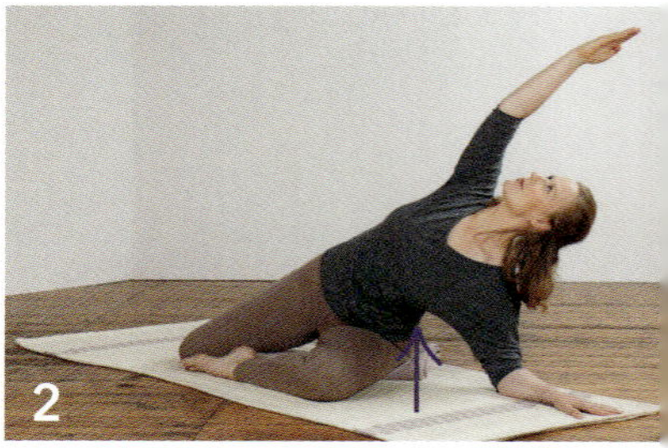


**Hinweis:** Der Kopf kann sich auch in gehaltenen Positionen frei bewegen. Um nicht statisch in der Streckung zu verweilen, prüfe immer wieder die Durchlässigkeit im Nacken, in der Kehle und im Unterkiefer. Du kannst die Ausrichtung des Kopfes jederzeit verändern oder ihn mit kleinen Bewegungen auflockern.

**Variante:** Schiebe die Handfläche zwischen die Schulterblätter und lehne den Kopf gegen den Unterarm. Ziehe den Ellenbogen in der Seitbeuge nach oben und hebe den Brustkorb, den Herzraum sowie deinen Blick mit in diese Richtung.

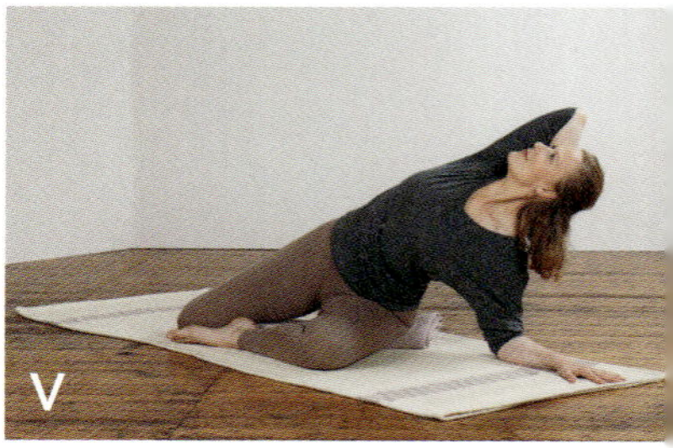

## Vorbeuge im Rehsitz

Vorbeugen sind durch die Hüftöffnung im Rehsitz oftmals zugänglicher als in symmetrisch ausgerichteten Positionen. Mit mehr Leichtigkeit in der Dehnung können wir uns auf das Nach-innen-Spüren konzentrieren und mehr über unsere physischen Grundvoraussetzungen lernen.

**Ausgangsposition:** Richte den Oberkörper im Rehsitz zum vorn gebeugten Bein aus.

Senke deinen Oberkörper über dem Bein ab und strecke den entgegengesetzten Arm lang am Boden nach vorn aus. Stelle die andere Hand locker neben deinem Knie auf und lasse den Kopf weich nach unten sinken.

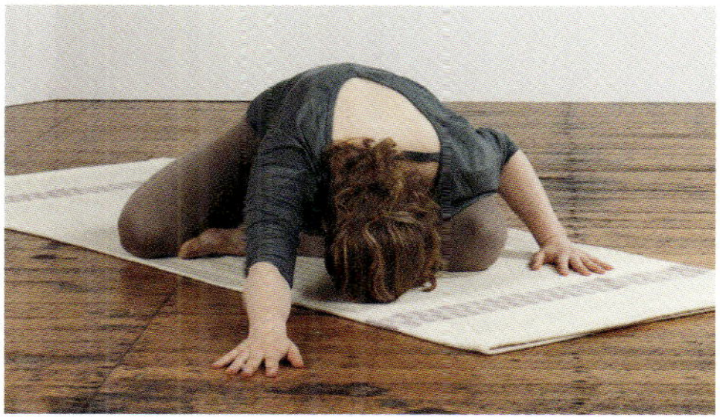

- Halte die Dehnung circa eine Minute und rolle wieder Wirbel für Wirbel nach oben. Löse den Rehsitz vorsichtig auf, wechsele die Ausrichtung der Beine und wiederhole die Übung auf der anderen Seite.

**Hinweis:** Nutze das Pulsieren der Atmung, um auch in der Vorbeuge die Wirbelsäule mit der Einatmung zu längen und mit der Ausatmung loszulassen.

**Variante:** Alternativ zum Rehsitz kannst du die sitzende Vorbeuge in einer modifizierten Variante üben. Stelle dafür einen Fuß vor dir am Boden auf und winkele das andere Bein in der Außenrotation an. Lege das geöffnete Bein so ab, dass sich der Fuß leicht unter das aufgestellte Bein schiebt. Rahme das vordere Bein mit deinen Armen ein und platziere deine Handflächen vor dir am Boden. Möglicherweise empfindest du diese Ausrichtung intensiver als den Rehsitz und sinkst nicht sehr tief in die Vorbeuge hinein.

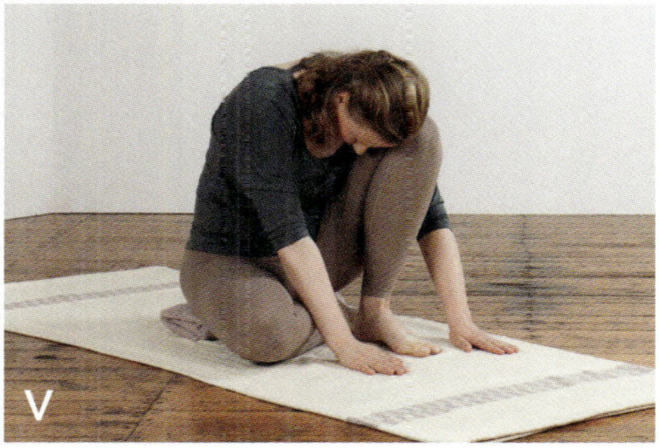

## Rückbeuge im Rehsitz

Rückbeugen sind oftmals fordernder als die anderen Bewegungsrichtungen der Wirbelsäule, besonders wenn der Rücken empfindlich ist. Auch in dieser Übung erleichtert uns der Rehsitz die Dehnung und wir können den Stretch Stufe für Stufe vertiefen.

**Ausgangsposition:** Komme zunächst in den Rehsitz und platziere beide Handflächen hinter dir am Boden, sodass die Fingerkuppen Richtung Becken zeigen.

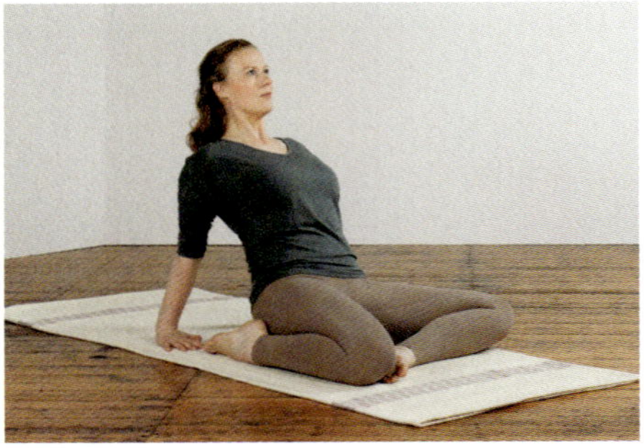

Richte den Brustkorb und die Wirbelsäule lang auf, rolle deine Schultern zurück und gib das ganze Körpergewicht in deine Hände und ins Becken ab.

- Halte die Dehnung circa eine Minute und nutze deine Hände am Boden, um dich danach wieder hochzustützen. Löse den Rehsitz vorsichtig auf, wechsele die Ausrichtung der Beine und wiederhole die Übung auf der anderen Seite.

**Hinweis:** Finde eine für dich bequeme Ausrichtung im Kopf. Stelle sicher, dass sich keine Spannung im Nacken aufbaut, und lockere Hals und Kopf zwischendurch mit kleinen Bewegungen auf.

**Variante:** Wenn du die Dehnung intensivieren möchtest, bringe beide Unterarme zum Boden. Als Steigerung kannst du den ganzen Oberkörper ablegen.

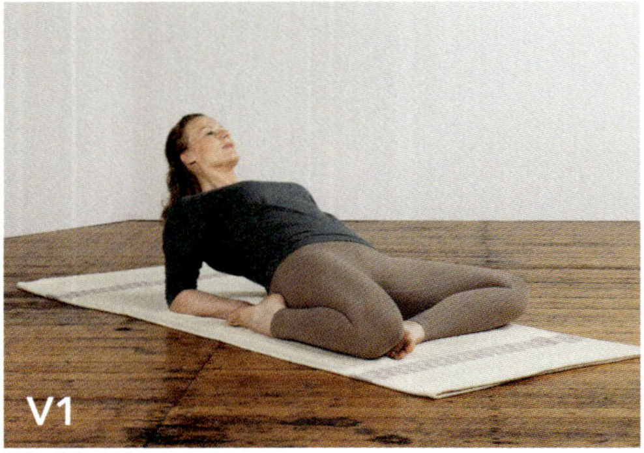


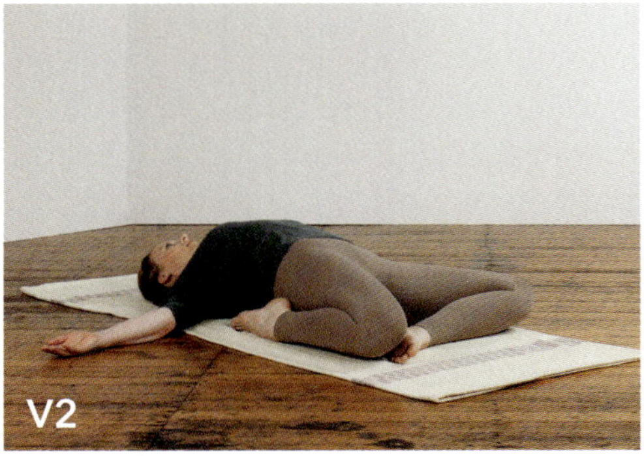

## Beinwechsel im Rehsitz

Nachdem du die Übungen im Rehsitz einzeln, jeweils mit dem rechten und dem linken Bein vorn abgelegt, ausgeführt hast, kannst du an einem fließenden Übergang von Seite zu Seite arbeiten.

**Ausgangsposition:** Beginne im neutralen Rehsitz.

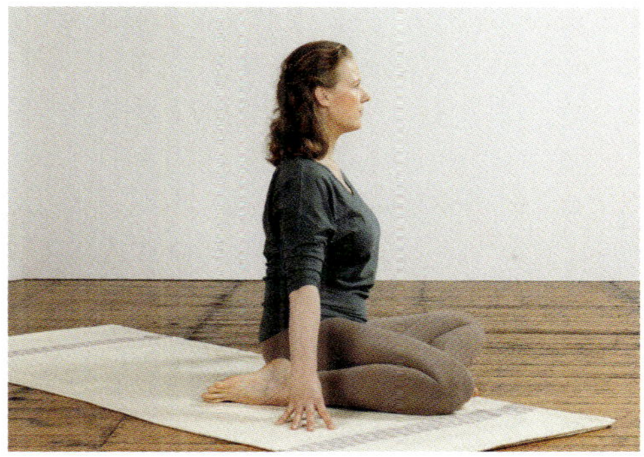

**1. EIN** Bewege die Knie nach oben und erde die Fußsohlen. Nutze deine Handflächen hinter dir am Boden, um dem Körper Halt zu geben.

**2. AUS** Lasse die Knie zur entgegengesetzten Seite sinken und gehe direkt in die gewechselte Beinposition über.

**Hinweise:**

- Du kannst dich in der Verbindungssequenz frei auf deiner Unterlage und darüber hinaus bewegen.
- Spiele damit, in einen nahtlosen Fluss überzugehen, und wiederhole den Ablauf mehrmals.

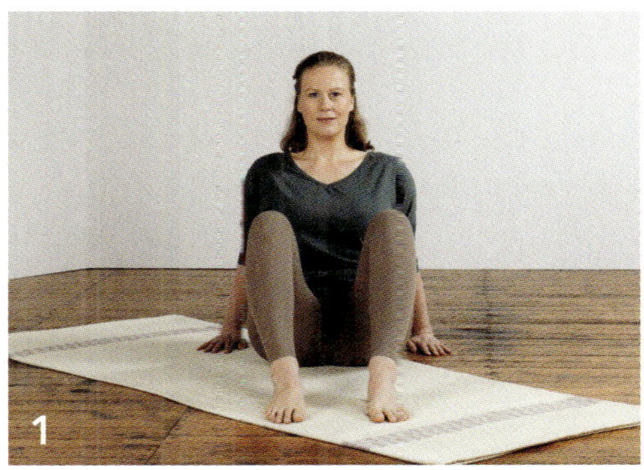


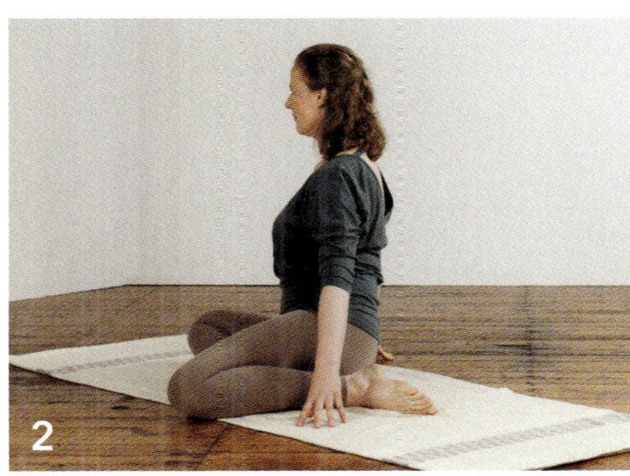

# Im Vierfüßlerstand

Nach der Arbeit am Boden gehen wir im somatischen Training gezielt in eine Reihe gewichtsbelastender Abläufe über, um die Strukturen des Bewegungsapparats zu stabilisieren. Im Vierfüßlerstand und seinen zahlreichen Variationen stützen wir uns auf Arme und Beine und tragen das Gewicht von Becken und Rumpf. Wir fließen durch Übungen, die den Rumpf aufrichten, absenken oder neutralisieren. Die Wirbelsäule wird mit ihren verschiedenen Bewegungsmöglichkeiten bewusst in alle Abläufe mit eingebunden. Auf dem mittleren Level sind die Muskulatur und das Fasziengewebe anderen Zügen ausgesetzt und die Erweiterung der Bewegungsspanne wird durch Krafttraining ergänzt. Die Belastung der Knochen trägt zum Aufbau einer größeren Knochendichte bei und erhöht die Aufnahme von Kalzium ins Knochengewebe.

Die wichtigste Übung in diesem Abschnitt ist die Wirbelsäulenmobilisierung. Je nach Schwerpunkt der Praxis kann sie immer wieder verändert und angepasst werden. Wir werden eingeladen, die Bewegung über den Sitz bis in den aufrechten Stand zu führen, mit Symmetrie und Asymmetrie zu spielen sowie die laterale Öffnung im Rumpf und die Rotation in den Hüftgelenken anzuregen.

Wenn deine Knie empfindlich sind, kannst du sie im Vierfüßlerstand mit einer zusätzlichen Decke abpolstern.

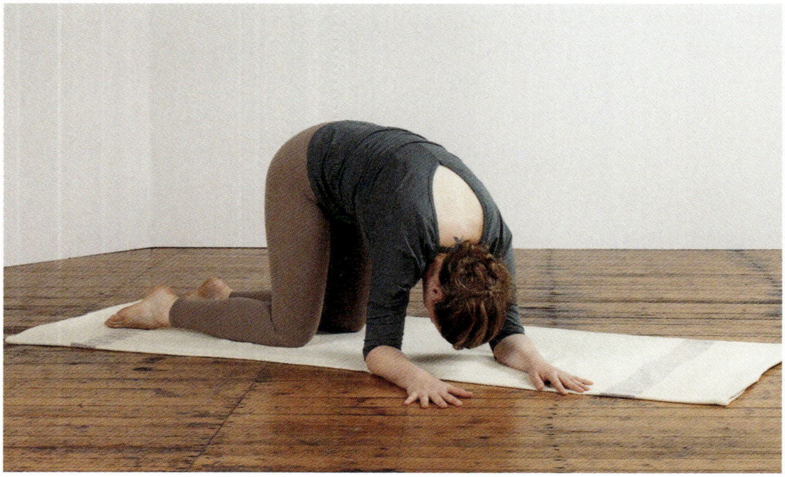

*Variation der Wirbelsäulenmobilisierung mit seitlicher Öffnung*

## Beckenkreise

Diese Übung ist ein angenehmer Ausgleich zur Arbeit am Boden und im Sitzen. Im Vierfüßlerstand lastet kein Gewicht auf dem Becken und es kann sich in alle Richtungen frei bewegen.

**Ausgangsposition:** Komme in den Vierfüßlerstand. Platziere die Hände direkt unter den Schultern und die Knie unter dem Becken. Die Wirbelsäule ist neutral ausgerichtet und dein Blick geht zum Boden.

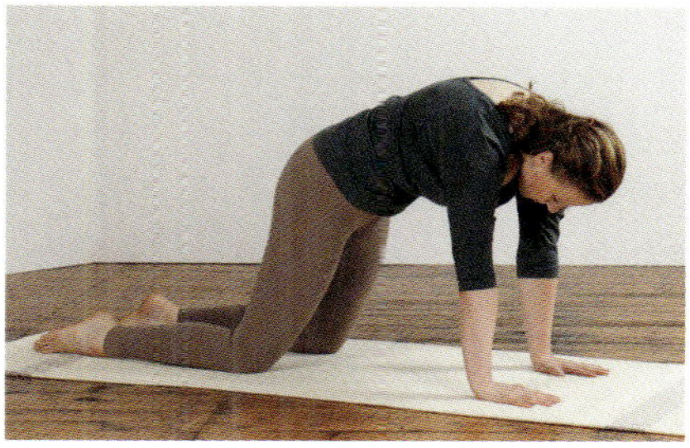

Ziehe mit dem Becken kleine Kreise und lasse sie nach und nach größer werden. Beobachte, wie sich die Bewegung auf andere Körperpartien überträgt, und aktiviere den unteren, den mittleren und den oberen Rücken. Erlaube dem Schultergürtel, dem Hals und dem Kopf auf die Bewegungsimpulse zu reagieren.

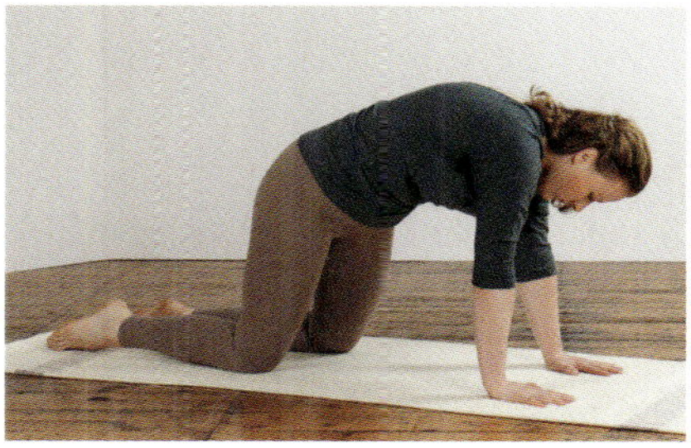

- Gehe durch beliebig viele Runden und wechsele dann die Kreisrichtung.

**Hinweis:** Betone besonders die Bewegung zur Seite, die das Becken in dieser Position ohne den Widerstand des Bodens ausführen kann. Achte darauf, die Ellenbogen nicht durchzudrücken, um Überstreckung zu vermeiden.

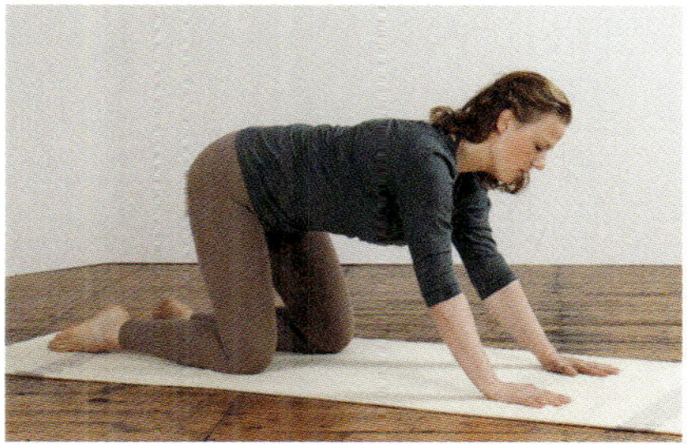

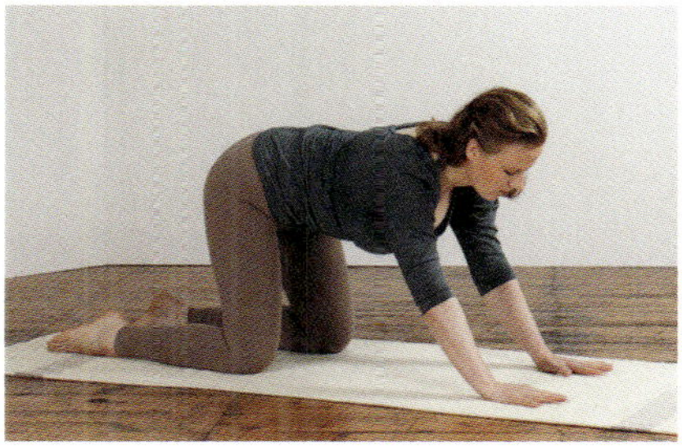

## Brustkorbdehnung

In dieser Übung öffnen wir den Brustkorb von allen Seiten und entlasten die Handgelenke zur Vorbereitung auf weitere Abläufe im Vierfüßlerstand.

**Ausgangsposition:** Komme in den neutralen Vierfüßlerstand.

**1. EIN** Wandere nun mit den Händen nach vorn, bis deine Arme ganz gestreckt sind. Dein Becken bleibt über den Knien ausgerichtet und der Blick geht zum Boden.

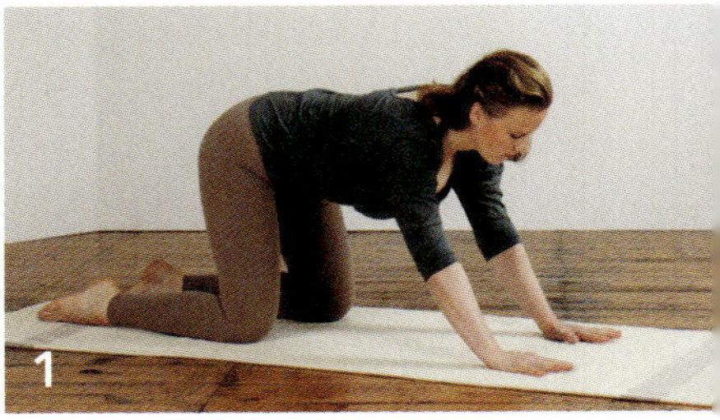


**2. AUS** Stütze dich auf den Fingerspitzen ab und lasse dein Brustbein weich in Richtung Boden sinken, ohne die vorderen Rippenbögen nach unten zu drücken.

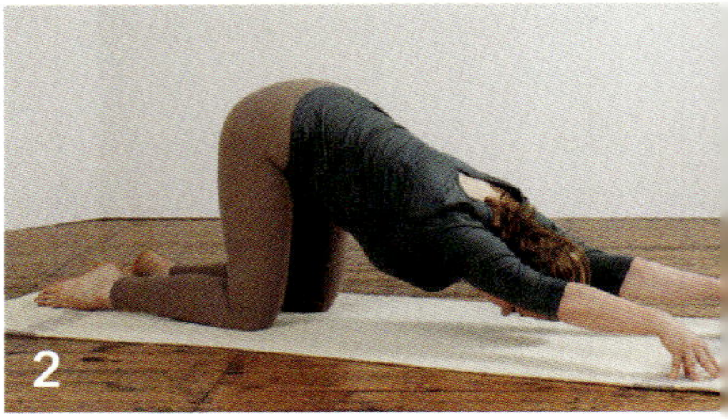


- Verweile circa eine halbe Minute in der Dehnung und bleibe durchlässig für eine tiefe, gleichmäßige Atmung.

**Hinweis:** Wenn du die Übung mit aufgestellten Fingerkuppen ausführst, werden die Handrücken gedehnt und die Handgelenke neutralisiert. Achte darauf, dass das Becken, die Oberschenkel und die Knie in einer senkrechten Linie ausgerichtet bleiben und der Kopf zwischen den Oberarmen schwebt.

**Variante:** Führe deine Ellenbogen vor dir zum Boden und verschränke deine Unterarme wie in der Kobra. Die Hände umfassen die Ellenbogen. Lege deine Stirn auf den Unterarmen oder am Boden ab.

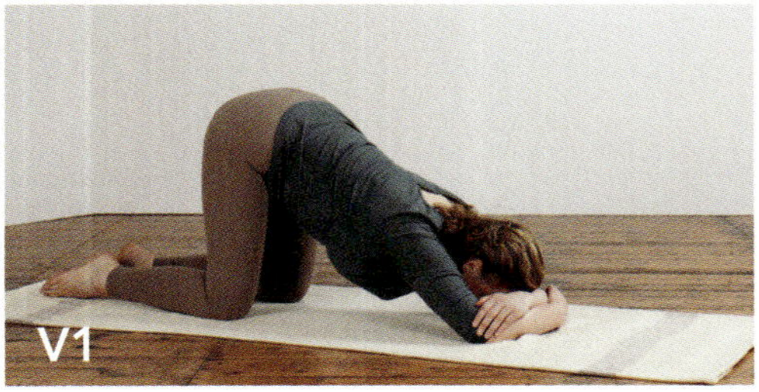


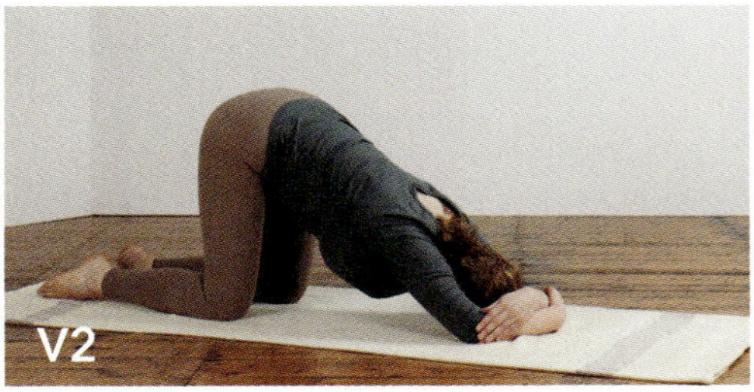

## Wirbelsäulenmobilisierung

Dieser Bewegungsablauf wird in zahlreichen Trainingsmethoden, vor allem aber im Yoga und im Pilates, praktiziert. Er umfasst die Mobilisierung der gesamten Wirbelsäule von Kopf bis Steiß wie auch das Vor- und Zurückrollen des Beckens über die Oberschenkelknochen. Die Bewegungen, die wir für die Beckenrolle in Rückenlage ausführen, bekommen im Vierfüßlerstand mehr Fülle und Komplexität. Sie dienen mit einer Vielzahl an Variationen dazu, den ganzen Bewegungsapparat zu aktivieren, unterschiedliche Körperpartien miteinander zu verbinden und Bewusstsein für Asymmetrie zu entwickeln.

**Ausgangsposition:** Komme in den neutralen Vierfüßlerstand mit Blick zum Boden.

**1. EIN** Kippe dein Becken nach vorn und hebe das Brustbein an. Die Wirbelsäule und die Oberkörpervorderseite strecken sich. Der Kopf bewegt sich organisch mit, ohne den Nacken zu verkürzen.

**2. AUS** Rolle dein Becken zurück und senke Kopf und Steißbein. Dabei rundet sich die Wirbelsäule nach oben und die Oberkörperrückseite wird geöffnet.

- Wiederhole die Bewegung beliebig oft. Lasse eine fließende Qualität im Einklang mit der Ein- und Ausatmung entstehen.

**Hinweis:** Mit der Streckbewegung des Rückens wird die gesamte Vorderseite des Rumpfes geöffnet und es entsteht Länge im Abdomen. Über die Rundung des Rückens weitet sich die Rückseite und die Bauchdecke kontrahiert. Höhle dich mit jeder Ausatmung bewusst aus, um die Bauchmuskeln mit zu aktivieren.

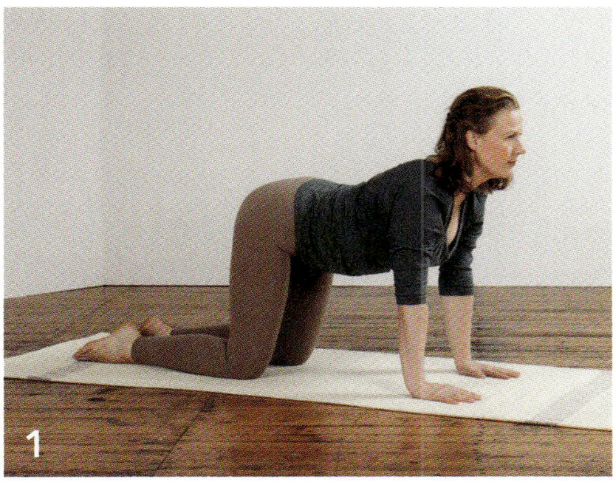
1

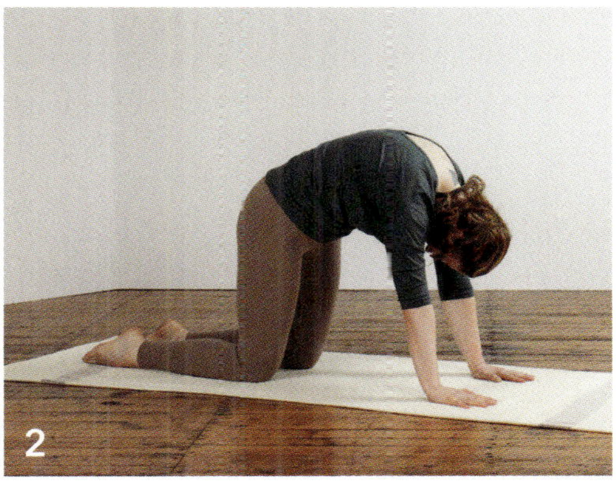
2

**Varianten:** Somatisches Training zeichnet sich durch abwechslungsreiche Bewegungsimpulse aus, die uns helfen, Routinen zu durchbrechen und feinfühlig mit dem Körper zu arbeiten. Insbesondere die Wirbelsäulenmobilisierung kann in zahlreichen Variationen durchgeführt werden. Jede neue Ausrichtung setzt einen anderen Schwerpunkt und lenkt die Aufmerksamkeit in Regionen, die in der symmetrischen Basisabfolge nicht spürbar sind. Der Bewegungsablauf in Becken und Wirbelsäule bleibt unverändert. Fließe mit jeder Einatmung durch die Streckung des Rumpfes und runde den Rücken mit jeder Ausatmung.

▶ **Laterale Öffnung:**

Mit dieser Übung wird nicht nur die seitwärtige Beweglichkeit der Wirbelsäule gefördert, sondern Weite in der linken und der rechten Brustkorbseite geschaffen.

Wandere mit deinen Händen zu einer Seite und richte deine Schultern direkt über den Handgelenken aus. Halte dein Becken zentriert, sodass die Seitneigung aus dem Oberkörper kommt.

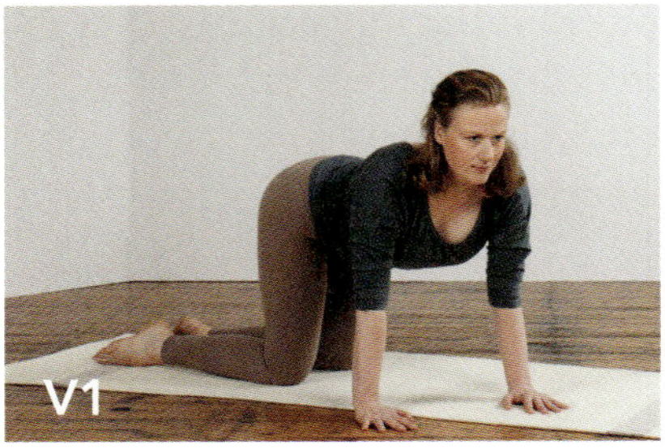


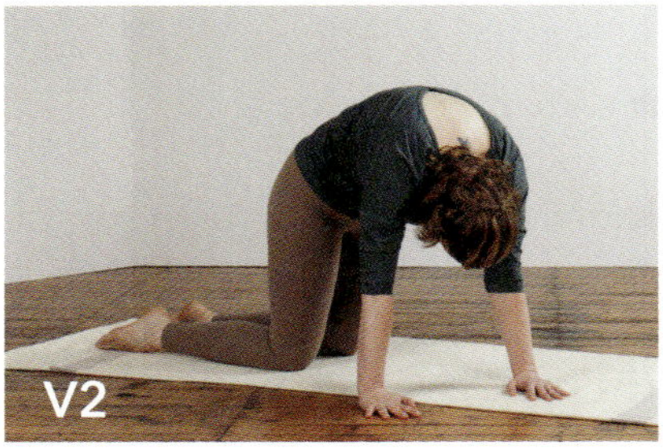


▶ **Sphinx:**

Bei dieser Übung befindet sich der Oberkörper näher am Boden. Dadurch entsteht eine leichte Bewegungseinschränkung, die die Aktivität in Rumpf und Becken intensiviert.

Lege deine Unterarme lang, nach vorn gerichtet ab, richte sie parallel zueinander aus und erde sie mit dem Boden. Die Schultern befinden sich gerade über den Ellenbogen.

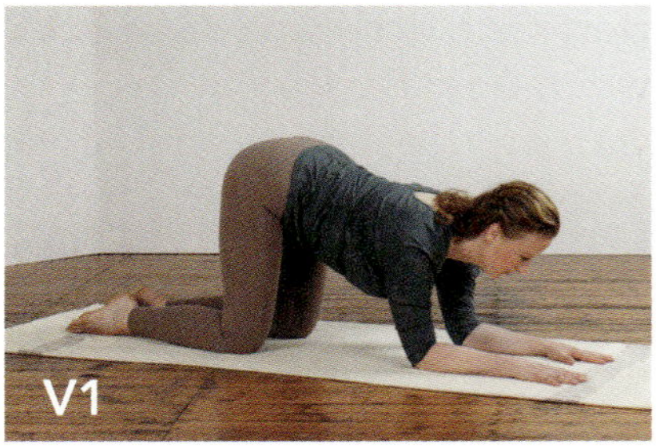


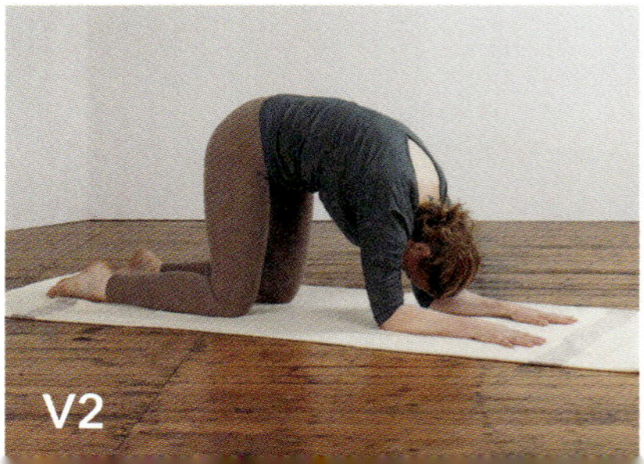

**Hüftöffnung:**

In dieser Variante wird die Mobilisierung der Wirbelsäule durch eine tiefe Dehnung im Hüftgelenk erweitert.

Öffne ein Bein in der Außenrotation und platziere deinen Knöchel vor dem anderen, aufgestellten Knie. Es ist möglich, dass du in der Bewegung große Unterschiede zwischen rechter und linker Seite wahrnimmst, denn oft ist die Flexibilität im Hüftgelenk verschieden ausgeprägt.

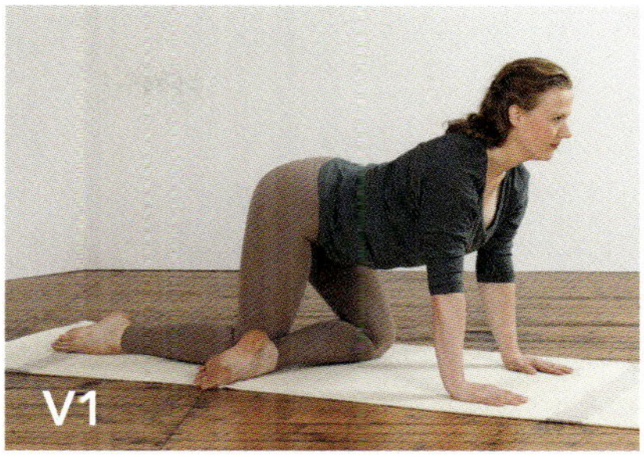


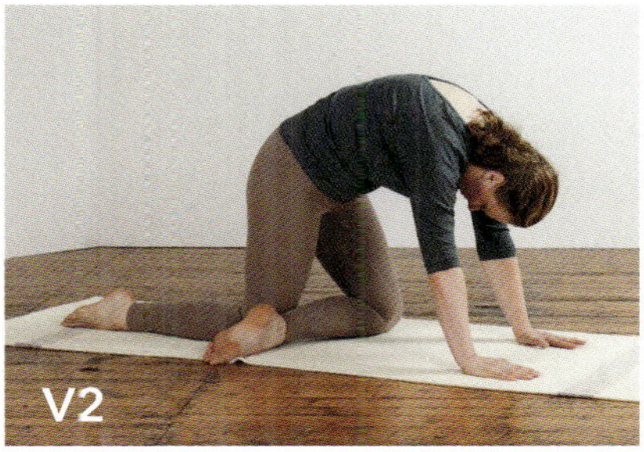


**Ausfallschritt:**

Hierbei werden die Bewegungsspanne vergrößert, mit Gewichtsverlagerung gearbeitet, die Hüftgelenke mobilisiert und die Beinrückseiten gedehnt.

Komme mit einem Bein nach vorn und platziere den Fuß außen neben deiner Hand. Bewege dein Becken mit der Einatmung nach vorn und vertiefe die Flexion im Hüftgelenk. Schiebe mit der Ausatmung dein Becken zurück und erlaube dem vorderen Bein sich zu verlängern. Nach einigen Wiederholungen kannst du mit jeder Ausatmung die vordere Fußsohle vom Boden wegziehen, ohne die Ferse zu lösen.

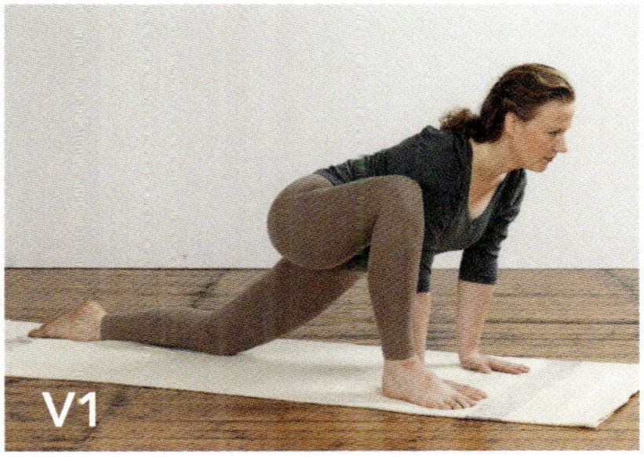


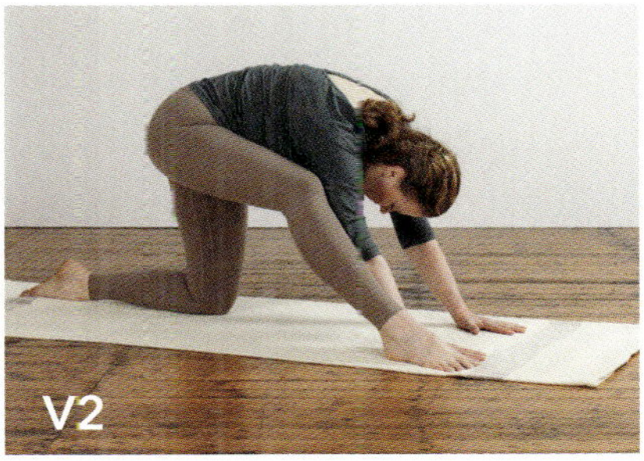

**Sitzend:**

Wenn dir der Vierfüßlerstand schwerfällt, kannst du deine Wirbelsäule auch im Sitzen mobilisieren.

Stelle deine Füße hüftbreit geöffnet vor dir am Boden auf. Platziere deine Handflächen hinter dir, die Fingerkuppen zeigen zum Gesäß. Richte dich mit der Einatmung lang auf und schiebe das Brustbein nach oben. Mit der Ausatmung runde den Rücken nach hinten, beuge deine Arme und ziehe die Fußsohlen vom Boden weg, ohne die Fersen zu lösen. Erlaube dem Kopf, sich während des dynamischen Bewegungsablaufs locker mitzubewegen.

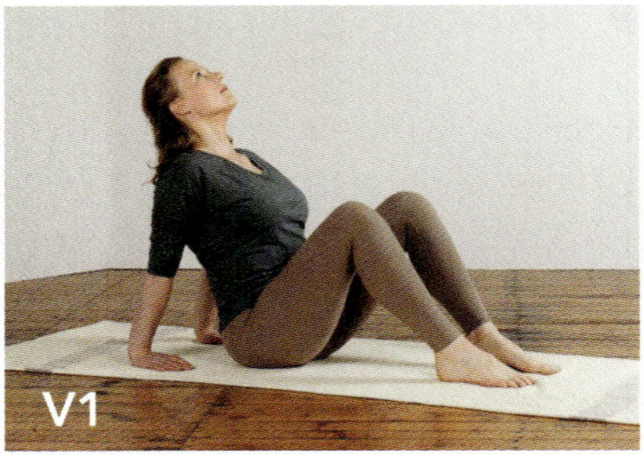


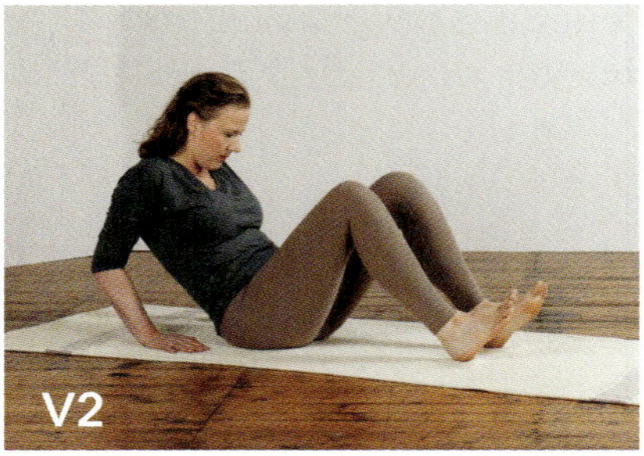


**Fersensitz:**

Die Variante im Fersensitz schränkt den Bewegungsradius von Becken und Oberkörper so ein, dass sich noch bewusster mit Abschnitten arbeiten lässt, die unbeweglich und schwer anzusteuern sind.

Platziere deine Hände flach neben den Knien, dabei kippt dein Oberkörper leicht nach vorn. Halte während der dynamischen Bewegung die Hände gut geerdet und mit den Fingerkuppen nach vorn ausgerichtet am Boden.

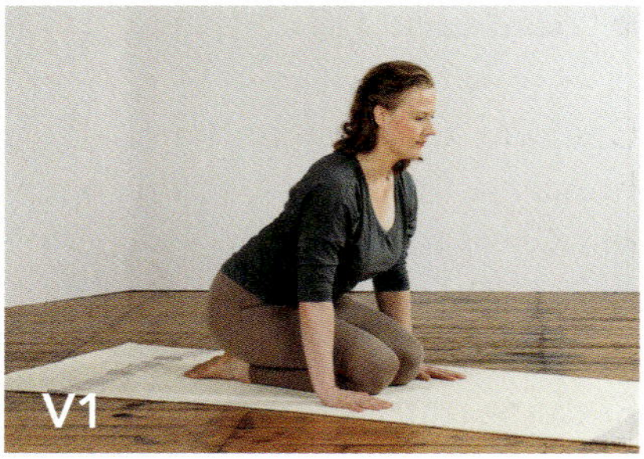


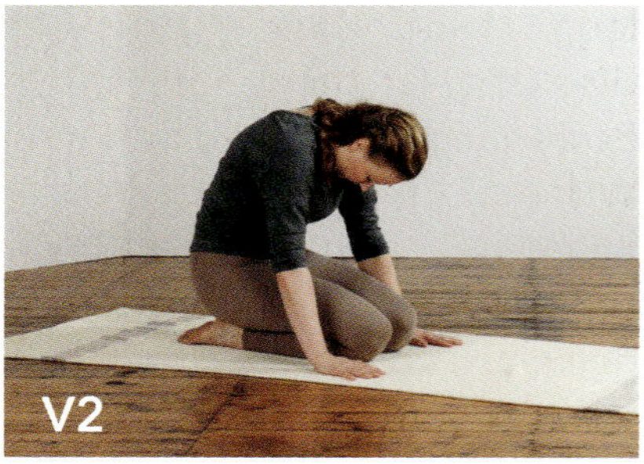

**Rehsitz:**

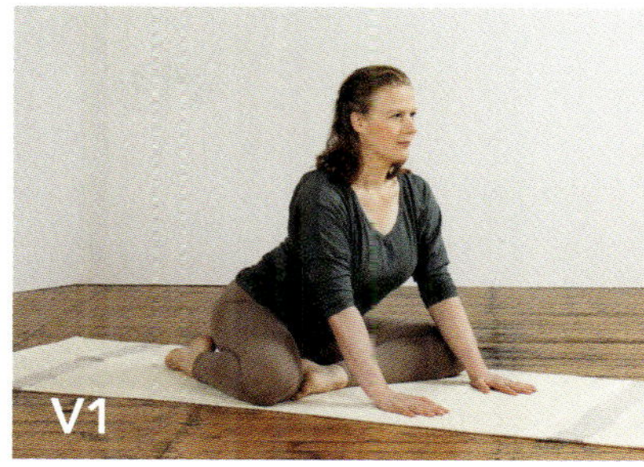


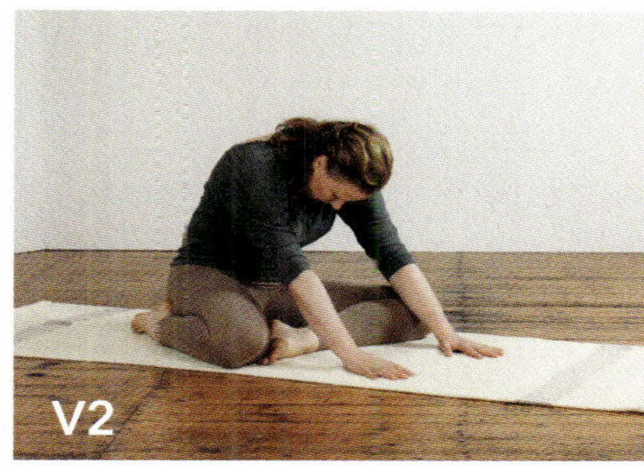


Eine weitere Variante der Wirbelsäulenmobilisierung im Sitzen ist der Rehsitz. Hierbei wird die Aktivierung des Rumpfes mit der beidseitigen Hüftöffnung kombiniert.

Platziere beide Hände vor dem vorderen Unterschenkel und stütze dich sanft ab. Rolle mit jeder Ein- und Ausatmung über die Sitzbeinhöcker vor und zurück.

**Stehend:**

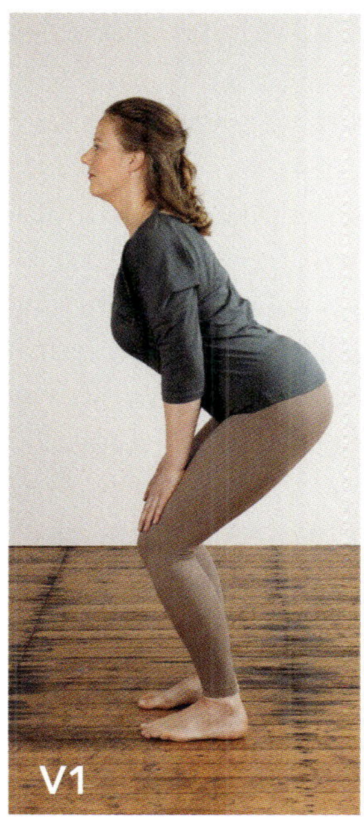


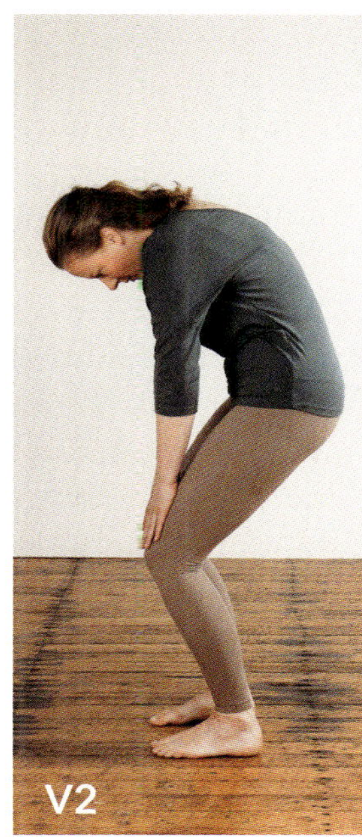


Die Wirbelsäule kann auch stehend mobilisiert werden. Das macht es besonders alltagstauglich.

Stelle die Füße hüftbreit auf, beuge die Knie leicht an und lege deine Handflächen auf die Oberschenkel. Lasse die Bewegung durch Becken und Wirbelsäule mit jeder Wiederholung größer werden und halte die Beine durchgehend angewinkelt. Die Hände schleifen auf den Oberschenkelvorderseiten auf und ab.

- Wiederhole die Bewegung in jeder Variante beliebig oft und gleiche immer deine rechte und deine linke Seite aus.

## HÜFTÖFFNUNG

Wenn wir Becken und Rumpf aus dem Vierfüßlerstand aufrichten, kreieren wir neue Bewegungsmöglichkeiten für unsere Beine und Hüftgelenke. In dieser Übung verbinden wir die Außenrotation mit der Flexion und der Extension im Hüftgelenk. In den komplexeren Varianten kombinieren wir die Position mit der Drehung sowie mit der Seitbeuge und der Vorbeuge des Oberkörpers.

**Ausgangsposition:** Komme in den Vierfüßlerstand und strecke ein Bein zur Seite raus. Richte den Oberkörper auf und rotiere das gestreckte Bein nach außen.

**1. EIN** Führe deine Hände zum Becken und richte den Beckenkamm und die Wirbelsäule auf. Das aufgestellte Bein ist durchgestreckt und die Fußsohle liegt vollständig am Boden.

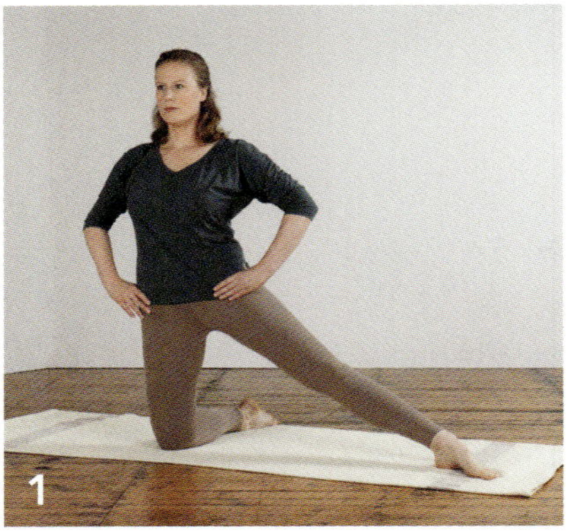
1

**2. AUS** Beuge das aufgestellte Bein und lasse dein Becken zur Seite und tief in Richtung des Fußes sinken. Das Knie kann sich dabei so stark beugen, dass es über das Fußgelenk hinaus in die seitliche Öffnung gleitet. Der Oberkörper bleibt aufrecht, mit den Schultern direkt über dem Becken ausgerichtet.

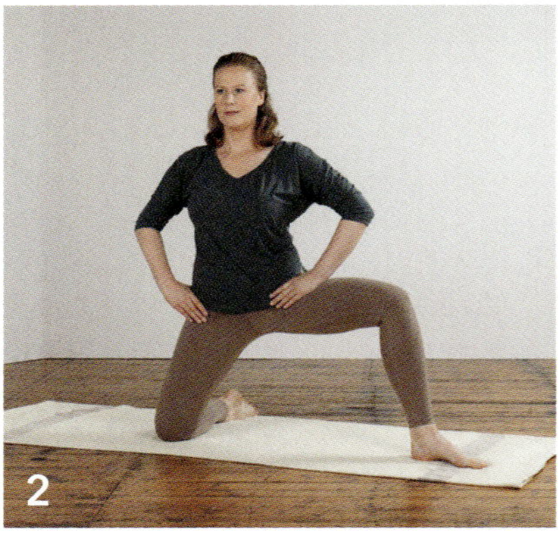
2

- Fließe durch circa vier Wiederholungen, mit jeder Einatmung verlängert sich das aufgestellte Bein wieder. Halte am Ende der letzten Runde die tiefe Hüftöffnung für ein paar Atemzüge. Du kannst die Position mit verschiedenen Varianten erweitern. Wiederhole danach den ganzen Ablauf auf der anderen Seite.

**Hinweis:** Gib dem Körper Zeit, die tiefe Hüftöffnung zuzulassen, und erweitere die Bewegungsspanne vorsichtig und schrittweise. Falls deine Knie empfindlich reagieren, reduziere die Beugung nach deinem Ermessen.

**Varianten:** Wenn du nach den dynamischen Wiederholungen in der Dehnung verweilst, kannst du die Wirbelsäule in ihren unterschiedlichen Bewegungsrichtungen mobilisieren. Halte den Stretch für beliebig viele Atemzüge und lockere das aufgestellte Bein zwischendurch auf, indem du es für einen Moment verlängerst.

- **Drehung:** Platziere deinen Handrücken innen am aufgestellten Bein und nutze diesen Hebel, um dich in die entgegengesetzte Richtung zu drehen. Für eine zusätzliche Schulteröffnung schlinge den hinteren Arm um die Taille und schmiege ihn eng an deinen Rücken.

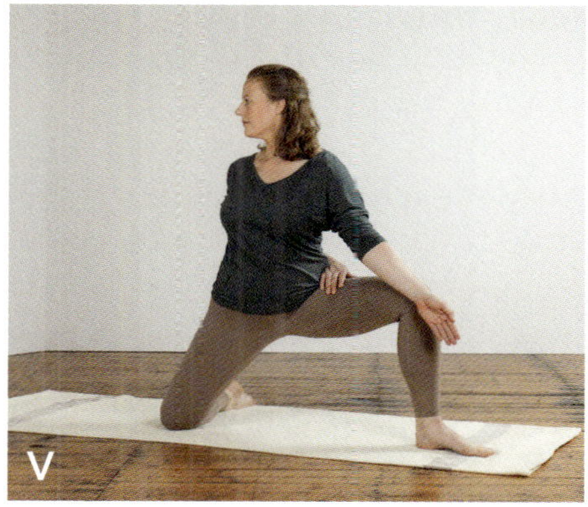


- **Seitbeuge:** Lege deinen Unterarm auf den aufgestellten Oberschenkel, öffne die Handfläche und schiebe dich aus dem Bein heraus. Ziehe den anderen Arm diagonal nach oben und richte deinen Kopf für dich bequem aus.

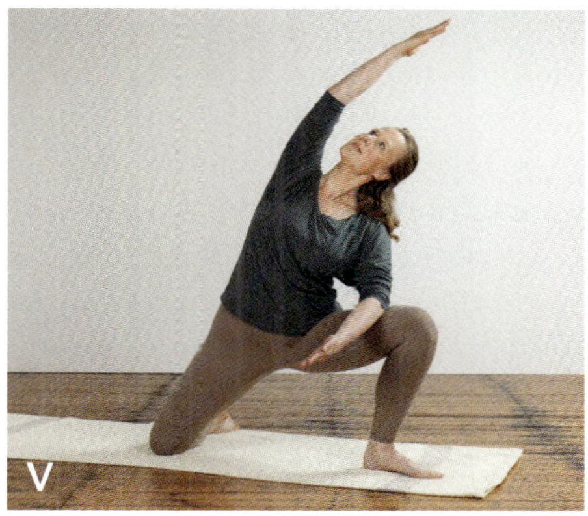


- **Vorbeuge:** Wandere mit den Fingerkuppen auf der Seite des aufgestellten Beins am Boden diagonal nach vorn und strecke Arme und Oberkörper lang aus. Die Ohren sind auf der Höhe der Oberarme ausgerichtet, um die neutrale Länge im Nacken zu bewahren.

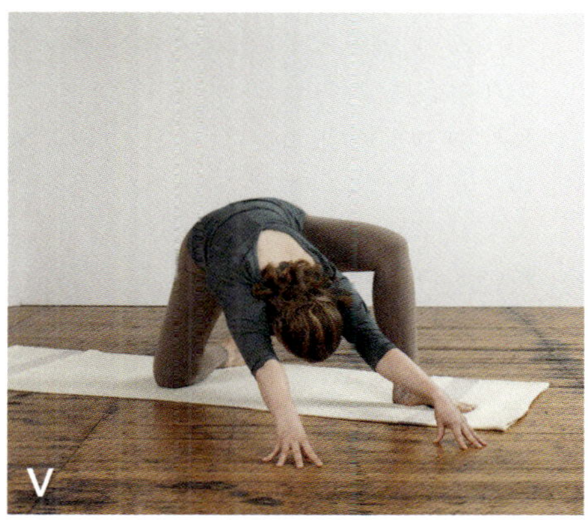

## Nadelöhr

Die asymmetrische Variante des Vierfüßlerstands schafft ein stabiles Fundament in den Beinen und gibt uns die Möglichkeit, große Bewegungen im Rumpf auszuführen. Im Nadelöhr wringen wir die verschiedenen Abschnitte der Wirbelsäule aus, rotieren den Brustkorb und dehnen die Rotatorenmanschette im Schultergelenk.

**Ausgangsposition:** Du beginnst zunächst im Vierfüßlerstand. Strecke ein Bein zur Seite heraus und erde die ganze Fußsohle. Zehen und Fingerkuppen sind nach vorn ausgerichtet.

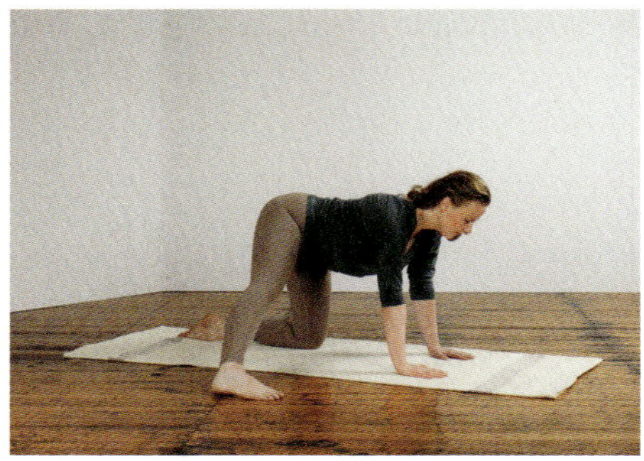

**1. EIN** Ziehe den Arm auf der Seite des gestreckten Beins lang nach oben und drehe den Brustkorb in diese Richtung auf. Verfolge deine Hand mit dem Blick.

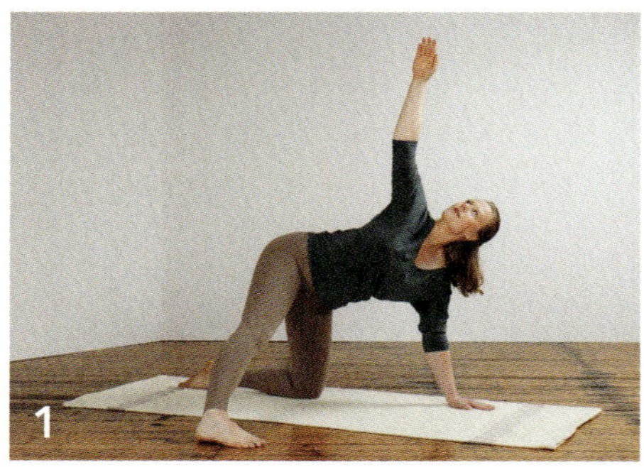

1

**2. AUS** Senke den angehobenen Arm ab und fädele ihn unter der Achsel des aufgestellten Arms durch zur anderen Seite. Beuge den aufgestützten Arm und verschraube den ganzen Rumpf in diese Richtung, ohne dich dabei abzulegen.

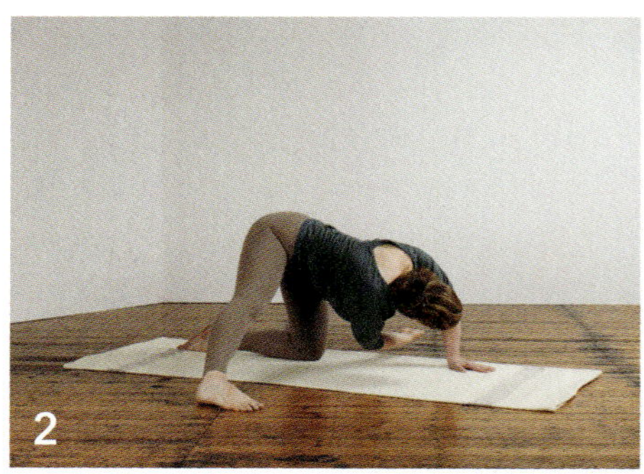

2

- Fließe durch circa vier Wiederholungen und lege dich in der letzten Runde für ein paar Atemzüge ab, um die Dehnung im Schultergelenk zu vertiefen. Komme mit einer Einatmung dann wieder in die Streckung nach oben und mit der Ausatmung in die Ausgangsposition. Wiederhole die Übung auf der anderen Seite.

**Hinweis:** Der Kopf bewegt sich ohne Anstrengung weich in der Verlängerung der Wirbelsäule mit.

**Variante:** Eine besondere Herausforderung ist es, die Übung spiegelverkehrt durchzuführen. Hebe dafür mit der Einatmung den entgegengesetzten Arm zum Bein nach oben und reiche ihn mit der Ausatmung durch zum aufgestellten Fuß. Am Ende lege dich ebenfalls vorsichtig ab und verweile für ein paar Atemzüge in der Dehnung, die jetzt in der Rückseite des gestreckten Beins zu spüren ist.

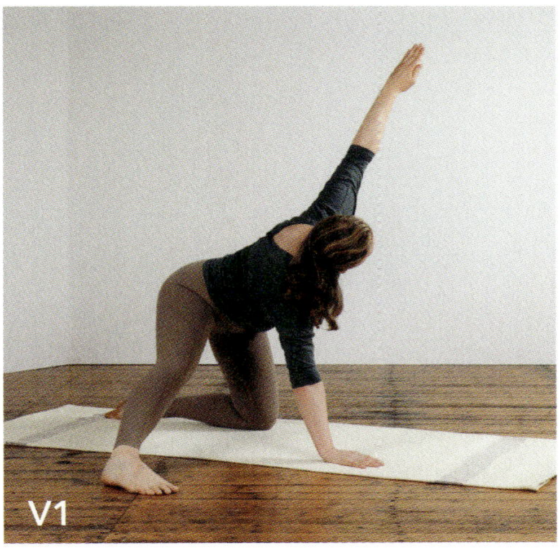


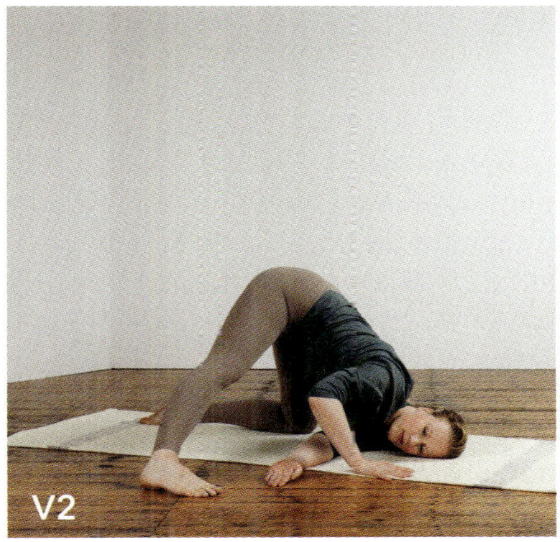

## Armkreise

Auch im Vierfüßlerstand finden wir eine gute Ausgangsposition, um das Schultergelenk in seiner größtmöglichen Bewegungsspanne zu mobilisieren. In dieser Variante aktivieren wir außerdem die Beine und testen unser Gleichgewicht.

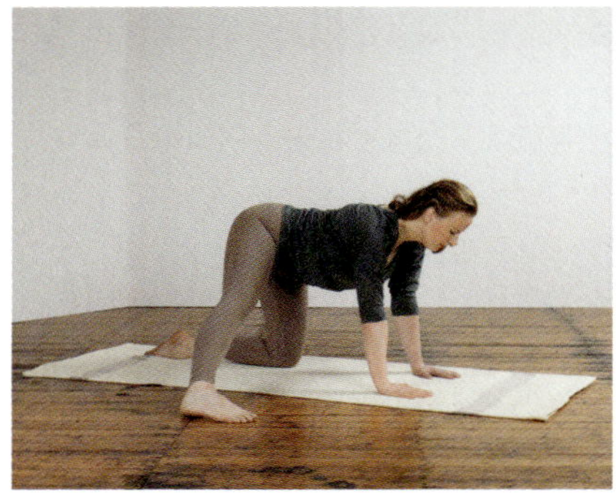

**Ausgangsposition:** Komme in den Vierfüßlerstand. Strecke ein Bein zur Seite heraus und erde die ganze Fußsohle. Zehen und Fingerkuppen zeigen nach vorn.

**1. EIN** Löse die Hand auf der Seite des gestreckten Beins vom Boden und bewege den Arm lang über vorn nach oben in eine kreisende Bewegung. Verfolge deine Hand mit dem Blick. Der Brustkorb öffnet sich mit zur Seite.

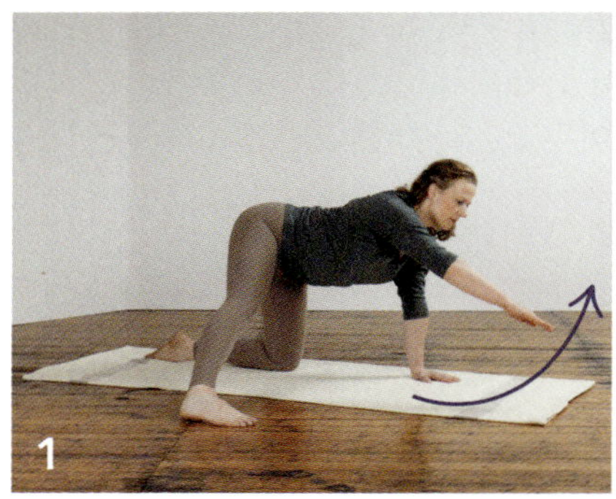


**2. AUS** Wenn der Arm am höchsten Punkt angelangt ist, wechsle in die Ausatmung und ziehe den Kreis weiter, indem du den Arm von oben nach hinten führst. Lasse ihn am Ende der Ausatmung über das gestreckte Bein gleiten. Mit der nächsten Einatmung gehst du direkt in die nächste Runde über.

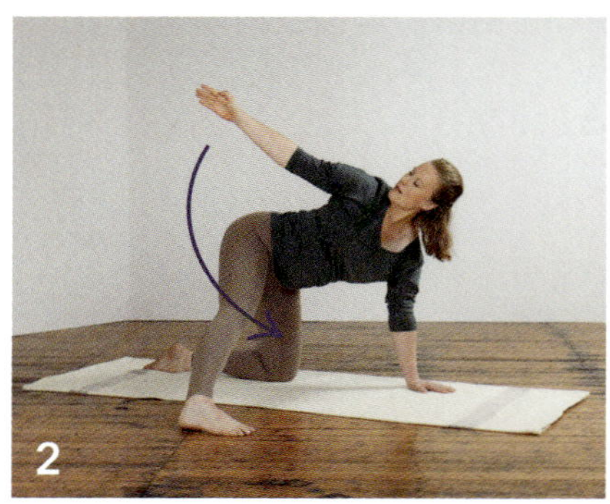


- Fließe durch circa vier Wiederholungen und ändere dann die Kreisrichtung. Gleiche danach die andere Seite aus.

**Hinweis:** Die Bewegung hat keinen Anfang und kein Ende, jeder Armkreis geht flüssig in den nächsten über. Halte das gestreckte Bein aktiv und achte darauf, dass der Fuß sich nicht nach innen oder nach außen dreht.

## Öffnung der Körperseiten

Mit der diagonalen Streckung durchkreuzen wir in dieser Übung die Mittellinie des Körpers. So erreichen wir viel Länge zwischen Hand und Fuß und eine intensive Dehnung der Körperseiten.

**Ausgangsposition:** Komme in den Vierfüßlerstand.

**1. EIN** Strecke ein Bein gerade nach hinten aus und kreuze es diagonal über dem anderen Bein. Stelle den Fußballen gut geerdet am Boden auf.

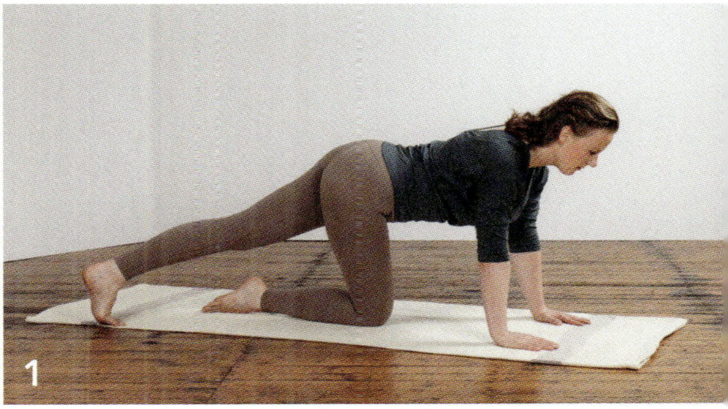

1

**2. AUS** Richte deinen Blick über die Seite zum hinten aufgestellten Fuß, löse die äußere Hand vom Boden und ziehe den Arm diagonal nach vorn. Die Ferse schiebt schräg nach hinten in die entgegengesetzte Richtung der Hand.

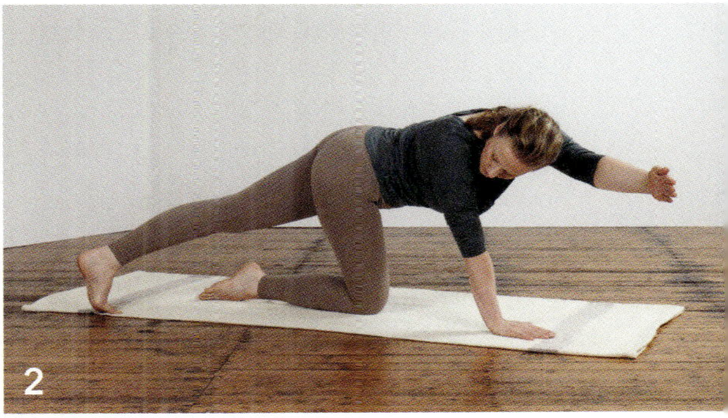

2

- Verweile für circa zehn Atemzüge in der Dehnung und wechsele dann die Seite.

**Hinweis:** Unter Umständen fühlt sich der Stretch sehr intensiv an und es ist nicht möglich, den hinteren Fuß zu sehen. Achte darauf, den Kopf nicht in diese Richtung zu forcieren.

## Versetzter Hund

Die Übungen im asymmetrischen Vierfüßlerstand können mit dieser wohltuenden Öffnung der gesamten Körperrückseite abgerundet werden. Die Position ist angelehnt an den herabschauenden Hund aus der Yogapraxis und unterscheidet sich darin, dass ein Bein zur Seite aufgestellt ist.

**Ausgangsposition:** Komme zunächst in den Vierfüßlerstand. Deine Hände sollten sich stabil auf dem Boden abstützen.

**1. EIN** Strecke aus dem Vierfüßlerstand ein Bein zur Seite heraus und erde die ganze Fußsohle.

**2. AUS** Stelle die Zehen des hinteren Fußes am Boden auf und hebe dein Becken nach oben. Verlängere beide Beine und schiebe dich aus den Armen lang nach hinten. Halte deinen Kopf direkt zwischen den Oberarmen und bringe mehr Gewicht in beide Füße. Die hintere Ferse muss nicht am Boden ankommen. Wenn sich deine Beinrückseiten sehr fest anfühlen, kannst du die Knie anbeugen.

- Verweile beliebig lange in der Dehnung und bringe dann das hintere Knie vorsichtig zurück auf die Unterlage. Lockere die Hände und Handgelenke für einen Moment und wechsele dann die Seite.

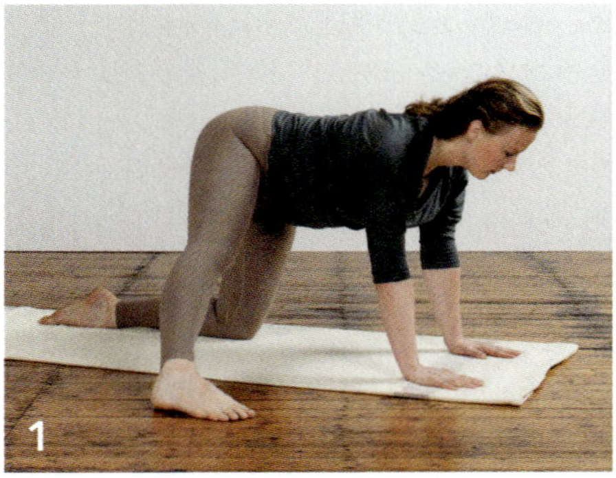


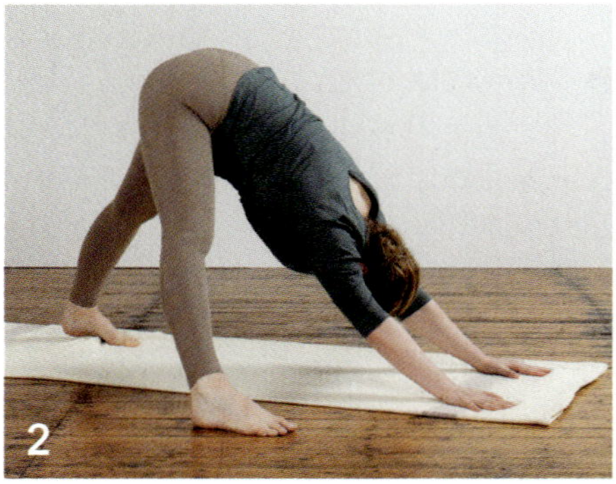


**Hinweis:** Der einzige Unterschied zur klassischen symmetrisch ausgerichteten Position ist, dass ein Bein zur Seite versetzt ist. Achte darauf, dass alle zehn Zehen und alle zehn Fingerkuppen nach vorn zeigen und die Hände auf einer Linie platziert bleiben. Die Beine stehen nicht nebeneinander, sind aber parallel zueinander ausgerichtet.

## Hund mit Aussenrotation

Diese Übung ist eine weitere Variante des klassischen herabschauenden Hunds. Mit einem Bein in der Außenrotation ist die Position asymmetrisch und intensiviert die Öffnung der Beinrückseiten.

**Ausgangsposition:** Beginne im Vierfüßlerstand und stelle deine Zehenballen auf. Erde die Hände direkt unter den Schultern.

**1. EIN** Hebe nun das Becken und schiebe dich aus den Händen zurück in den herabschauenden Hund. Der Kopf ist direkt zwischen den Oberarmen ausgerichtet. Die Knie müssen nicht durchgestreckt und die Fersen nicht am Boden abgestellt sein.

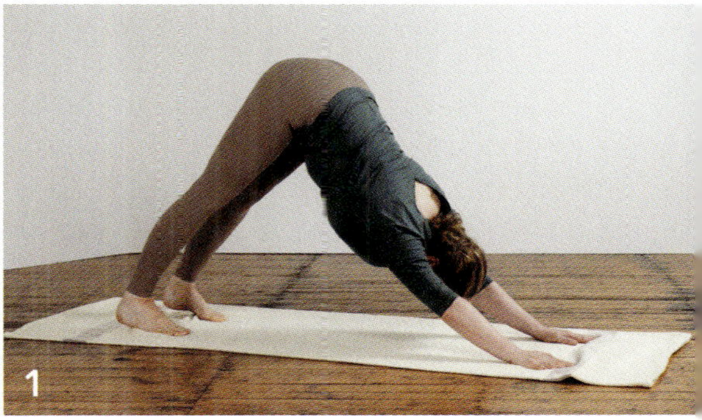
1

**2. AUS** Drehe ein Bein im Hüftgelenk auf, sodass die Zehen nun nach außen zeigen. Der Fuß steht möglichst geerdet am Boden.

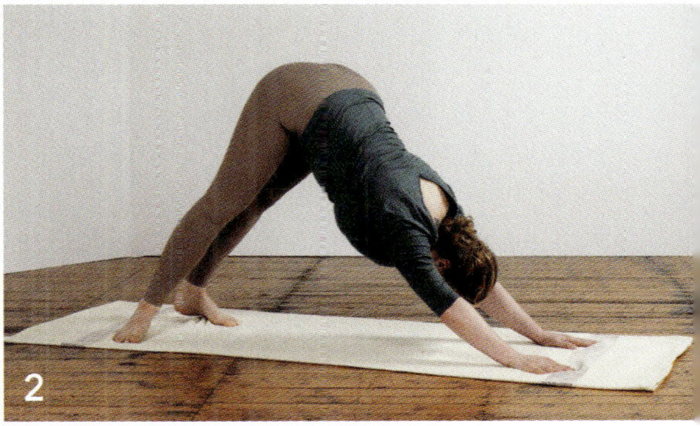
2

- Verweile circa fünf bis acht Atemzüge in der Dehnung und wechsele dann die Seite. Wenn nötig, löse die Position zwischendurch auf, um deine Handgelenke zu lockern.

**Hinweis:** Bewege beide Fersen Richtung Boden, auch wenn sie diesen möglicherweise nicht berühren. Ziehe die inneren Ellenbogen zueinander, um die Außenrotation im Schultergelenk zu finden.

# 5

# ÜBUNGSSEQUENZEN ZUM LOCKERN, KRÄFTIGEN UND VITALISIEREN

Bewegungstraining macht Freude, wenn der Körper sich leicht und geschmeidig anfühlt und ein Ablauf fließend in den nächsten übergeht. In den folgenden 18 Übungsprogrammen bekommst du ein Fundament für deine eigene somatische Praxis. Je nach Thema kannst du ausprobieren, was dir guttut, und lernst, neue Bewegungsmuster in deinen Alltag zu integrieren.

# In den Fluss kommen

Im somatischen Training steht die fließende Bewegungsqualität im Vordergrund und so ist jede auch noch so kurze Übungseinheit als Bewegungsablauf gestaltet. Im Bewegungsfluss können einzelne Übungen miteinander verbunden und in sinnvollen Sequenzen angeordnet werden. Jede Sequenz hat einen speziellen anatomischen Fokus und ist gleichzeitig ganzheitlich ausgerichtet, um ausgewogen zu trainieren.

Für den Einstieg in die somatische Körperarbeit sollten die Übergänge zwischen den einzelnen Elementen in den Übungsabläufen einfach, kurz und direkt sein. Dieses Prinzip wird bereits in der Zusammensetzung der Sequenzen beachtet. Solltest du dir in einem Ablauf unsicher sein, wie du zur nächsten Position kommst, schließe einfach deine Augen und lasse dich vom Körper dabei leiten, einen organischen Übergang zu finden.

Beginne immer in der neutralen Position, um deinen Körper zu studieren, dein Energielevel wahrzunehmen und dich auf die Praxis einzustellen. Nimm dir auch zwischendurch, optional nach jeder Übung, Zeit zur Innenschau. Verweile am Ende des Trainings für einige Minuten in der Rückenlage, um der Bewegung und ihren Effekten nachzuspüren.

Wenn nicht anders im Übungsablauf beschrieben, führe die Übungen auf der rechten Körperseite aus und wechsele danach direkt zur linken Seite. In einigen Sequenzen werden mehrere Übungen auf einer Seite aneinandergereiht und dann in derselben Reihenfolge auf der anderen Seite wiederholt. Entsprechende Hinweise findest du in den jeweiligen Erläuterungen. Für jede Übung wird eine bestimmte Anzahl von Wiederholungen empfohlen. Auch dieser Richtwert ist komplett undogmatisch und du kannst nach Bedarf und Gefühl den Ablauf verlängern oder verkürzen. Wenn es in den zusammengestellten Sequenzen Elemente gibt, die du nicht üben möchtest, kannst du diese einfach auslassen und zur darauffolgenden Übung weitergehen.

# 1 Vitalisierende Morgenroutine

Den Tag mit Bewegung zu starten, gibt den Ton für die nächsten Stunden an. Ob direkt nach dem Aufstehen, Duschen oder Frühstück, mit dieser Sequenz weckst du dein Körperbewusstsein und mobilisierst Wirbelsäule, Schulter- und Hüftgelenke.

Während des Schlafs nehmen die Bandscheiben die über den Tag verlorene Flüssigkeit wieder auf. Im Liegen werden sie genährt und regenerieren sich von Druck und von der Gewichtsbelastung. Diesen Effekt nutzen wir in der morgendlichen Praxis, um uns maximal im eigenen Körper auszudehnen und zu strecken.

Je nach vorhandener Zeit und individuellem Empfinden kannst du die fließenden Bewegungen in diesem Ablauf beliebig oft wiederholen. Halte die Körperseitendehnung, die Brustkorbdehnung und den versetzten Hund jeweils circa eine halbe Minute.

Schritte 8 und 9 werden erst rechts und dann links aneinandergereiht ausgeführt.

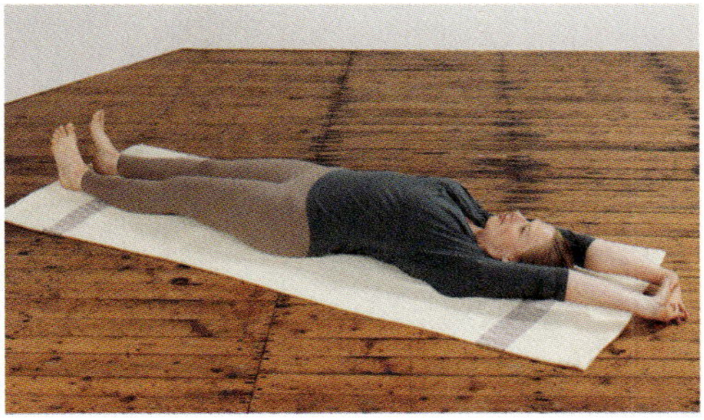

1. Körperseitendehnung (Seite 83)

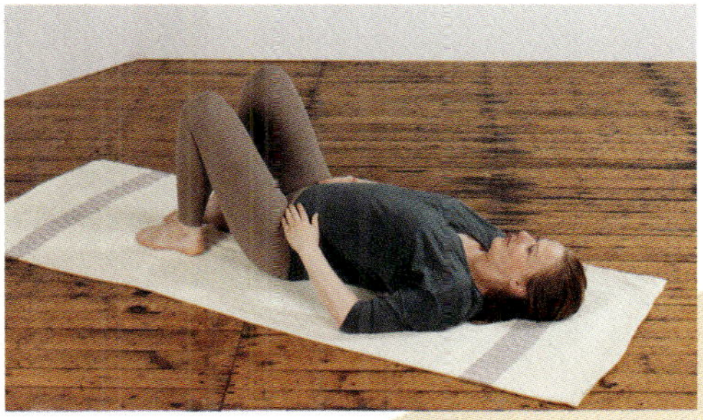

2. Beckenrolle (Seite 76)

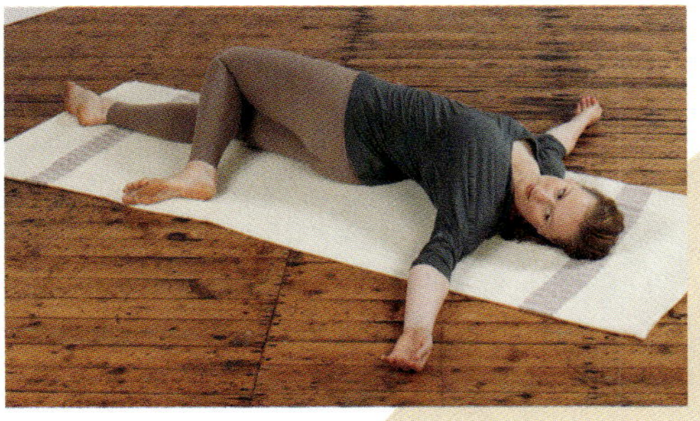

3. Rückenspirale (Seite 75)

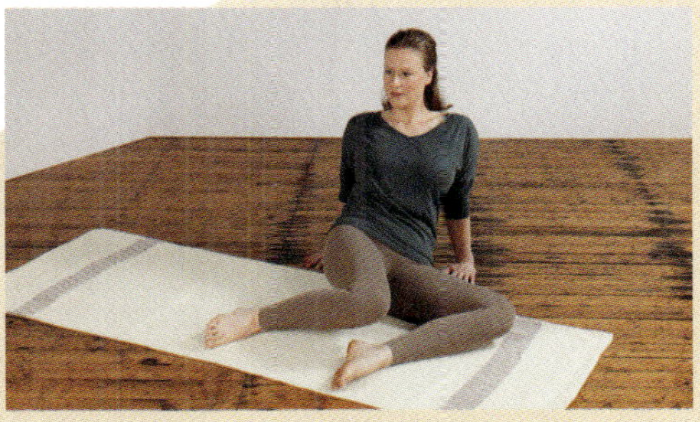

4. Scheibenwischer, Variante sitzend (Seite 89)

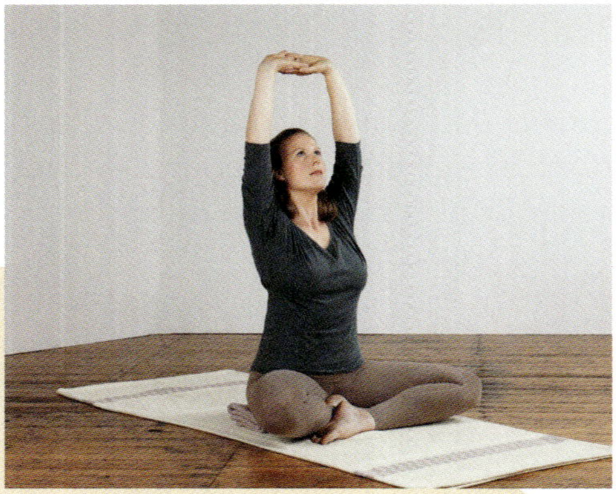

**5.** Aktivierung der Rückenstrecker (Seite 135)

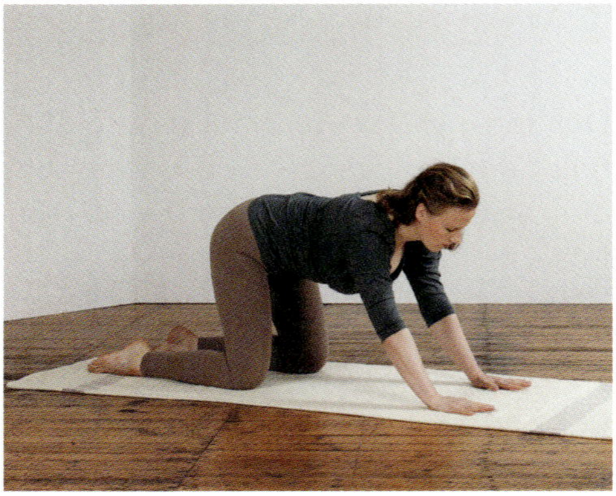

**6.** Beckenkreise (Seite 151)

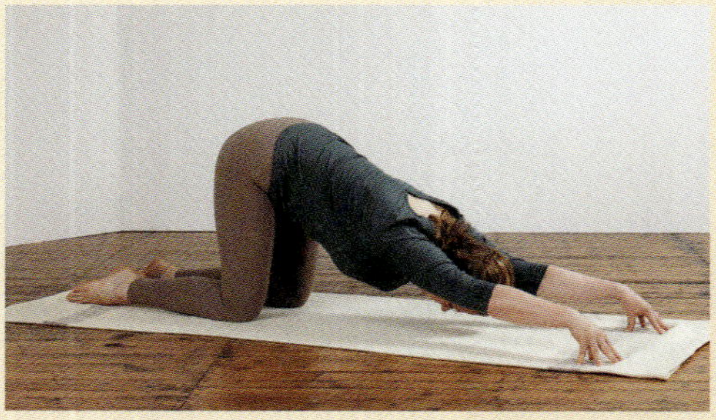

**7.** Brustkorbdehnung (Seite 152)

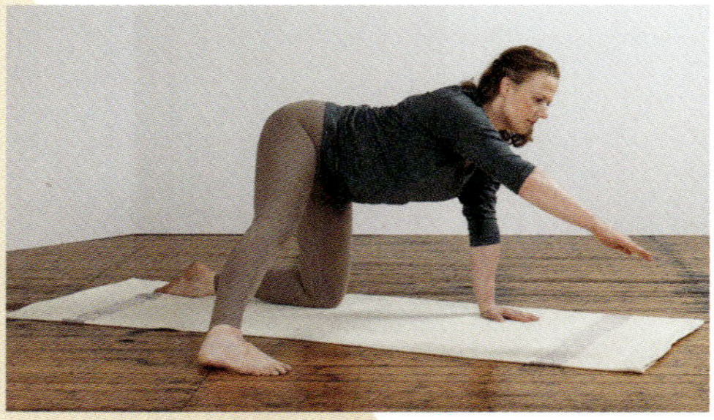

**8.** Armkreise (Seite 162), nur rechts und dann direkt zu Schritt 9

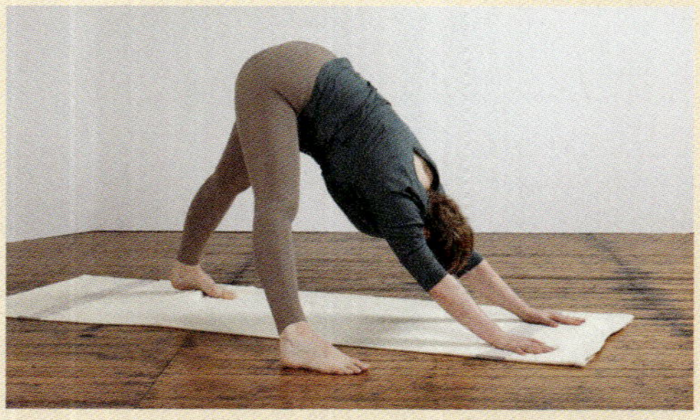

**9.** Versetzter Hund (Seite 164), dann Schritt 8 und 9 links

# 2 Mobilisierung des Schultergürtels

Die Bewegungsmöglichkeiten im Schultergürtel sind umfassend und vielschichtig. Mit den in dieser Sequenz zusammengestellten Übungen erreichst du die einzelnen Gelenke sowie die umliegenden Strukturen des Rumpfes. Hierbei liegt der Fokus vor allem auf der Streckung und der Rotation der Wirbelsäule.

Gehe in den dynamischen Abläufen durch circa vier bis sechs Wiederholungen auf jeder Seite. Halte die Körperseitendehnung, die Kopfneigung im Rehsitz, das Kind sowie die intensive Schulterdehnung jeweils circa eine halbe Minute.

Die Schritte 7 bis 12 werden erst rechts und dann links aneinandergereiht ausgeführt.

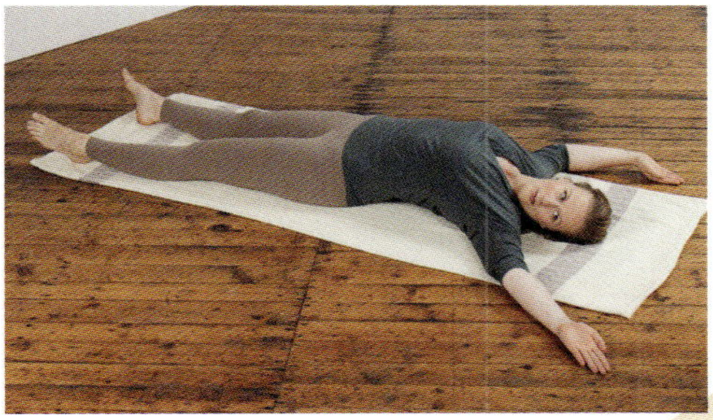

**1.** Körperseitenstreckung (Seite 82)

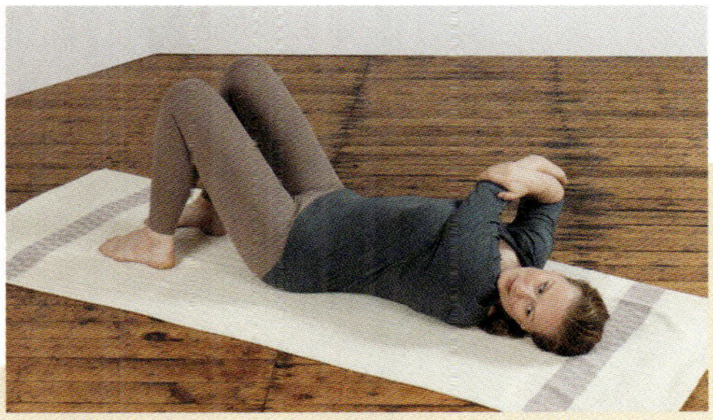

**2.** Schulterblattdehnung (Seite 96)

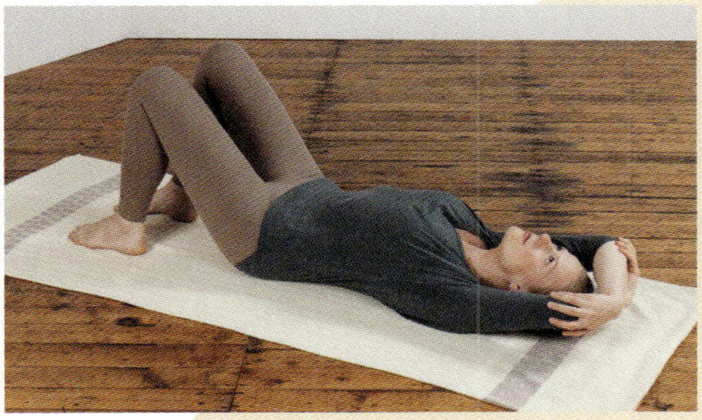

**3.** Schulterblattdehnung, Variante mit Kreisbewegung (Seite 97)

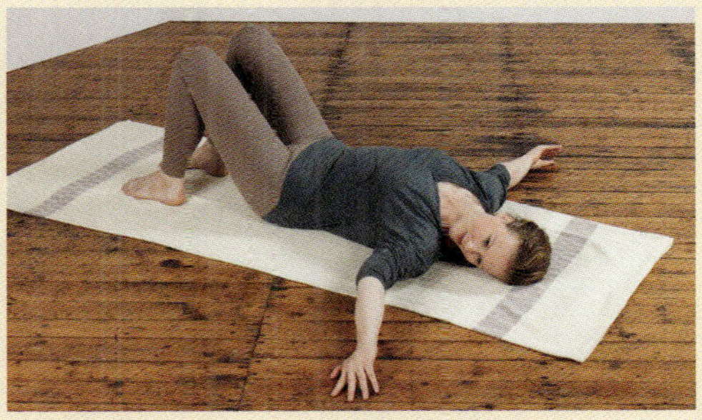

**4.** Rotation im Schultergelenk (Seite 98)

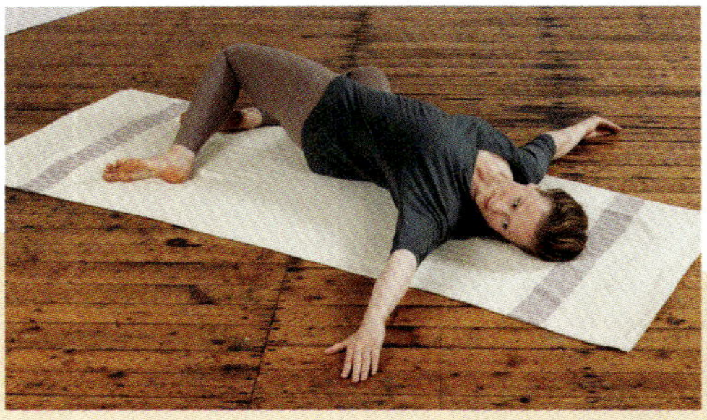

5. Rotation im Schultergelenk, Variante mit Scheibenwischer (Seite 99)

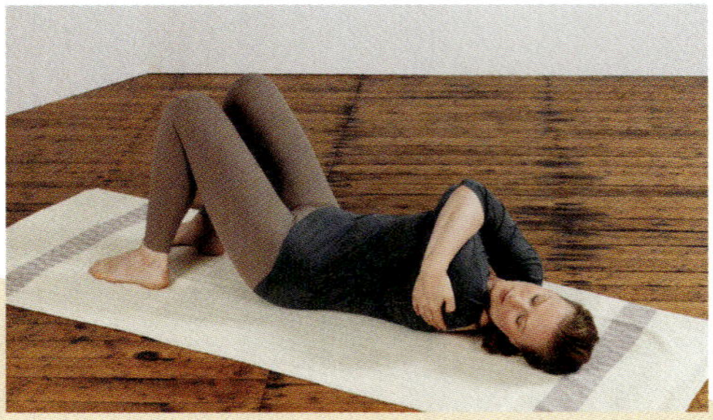

6. Brustkorböffnung (Seite 100)

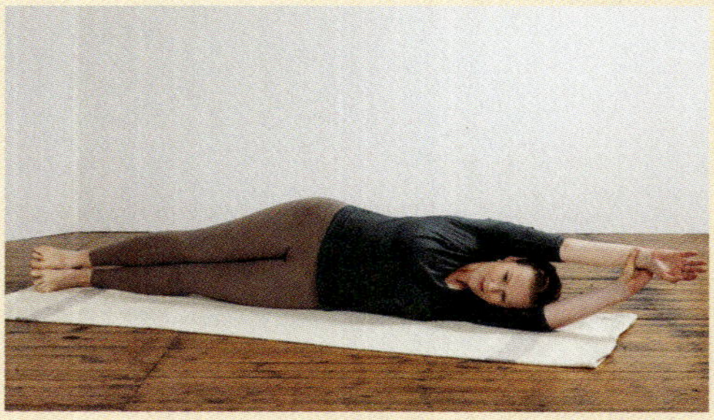

7. Körperseitendehnung und Iliopsoasstretch, Variante mit Wirbelsäulenstretch (Seite 119), nur rechts und dann direkt zu Schritt 8

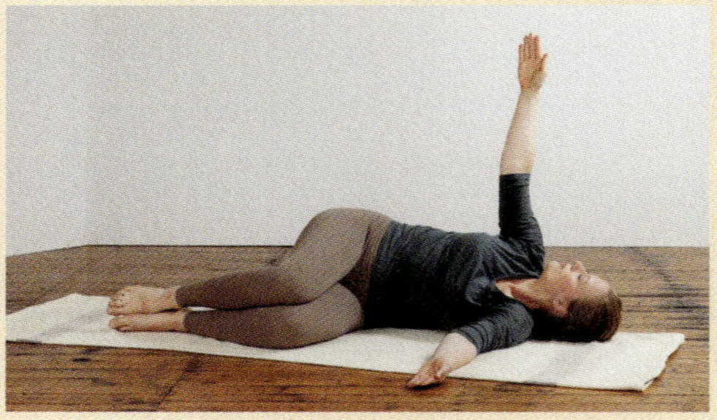

8. Schulteröffnung mit Drehung (Seite 120), dann Schritt 7 und 8 links

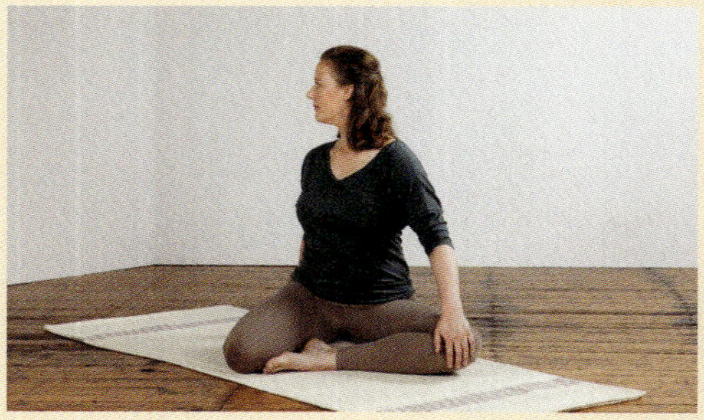

9. Drehung im Rehsitz (Seite 142), nur mit dem rechten Bein vorn und dann direkt zu Schritt 10

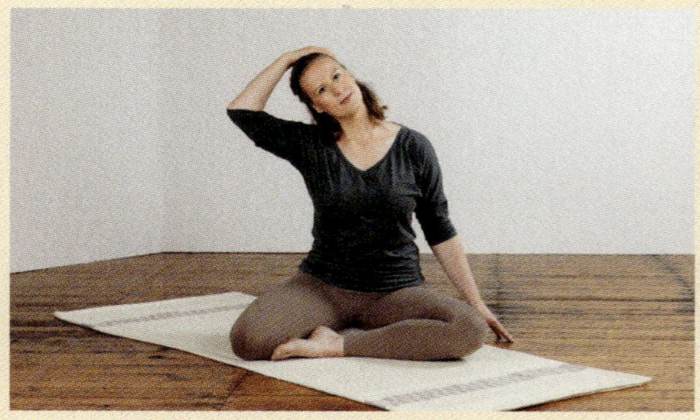

10. Drehung im Rehsitz, Variante mit Halsdehnung (Seite 142), nur mit dem rechten Bein vorn und dann direkt zu Schritt 11

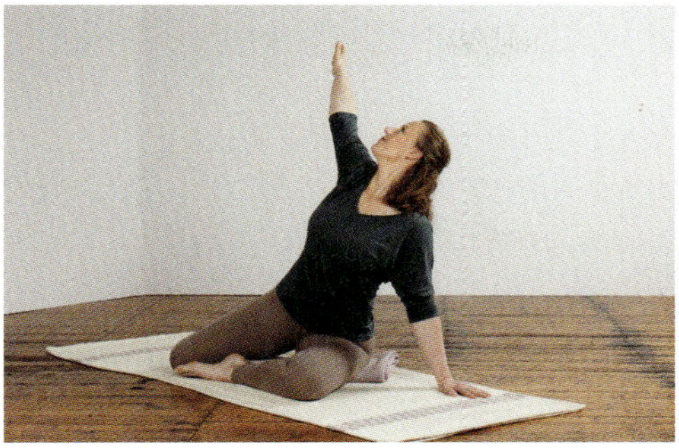

**11.** Armkreise im Rehsitz (Seite 144), nur mit dem rechten Bein vorn und dann direkt zu Schritt 12

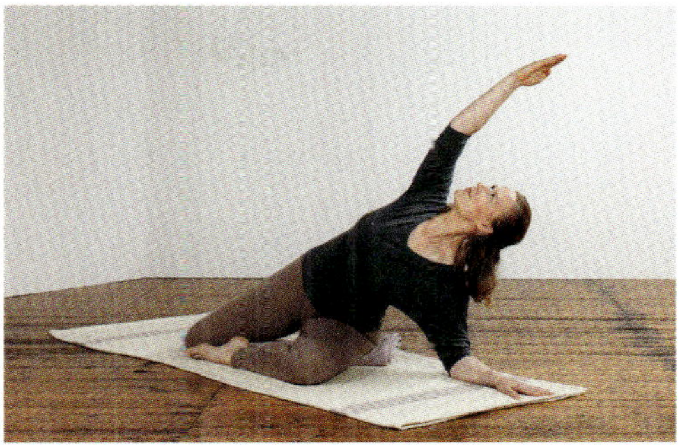

**12.** Seitbeuge im Rehsitz (Seite 146), nur mit dem rechten Bein vorn und dann direkt zu Schritt 13

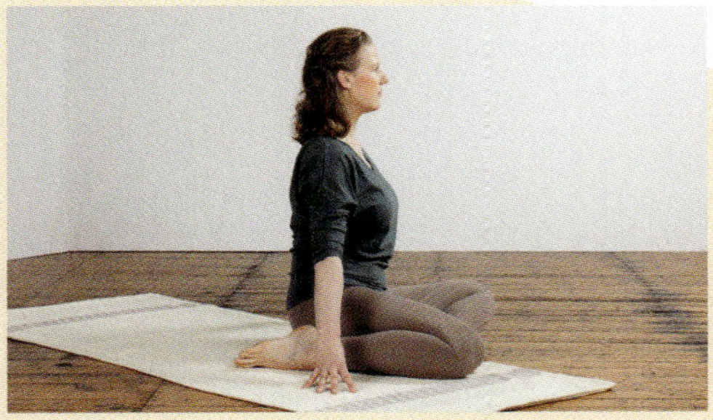

**13.** Beinwechsel im Rehsitz (Seite 149), dann Schritt 9, 10, 11 und 12 mit dem linken Bein vorn

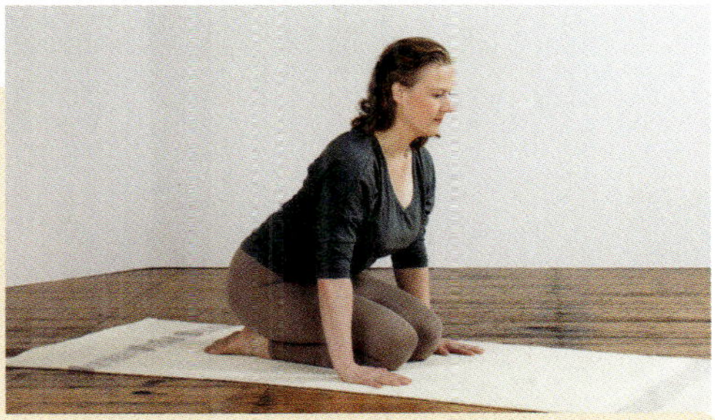

**14.** Wirbelsäulenmobilisierung, Variante im Fersensitz (Seite 156)

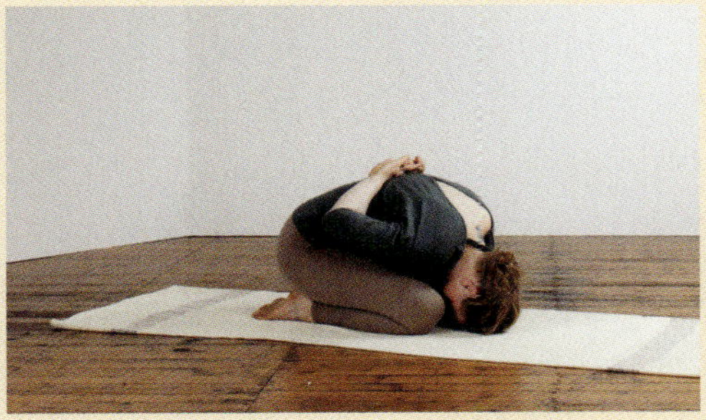

**15.** Kind, Variante Schulteröffnung (Seite 133)

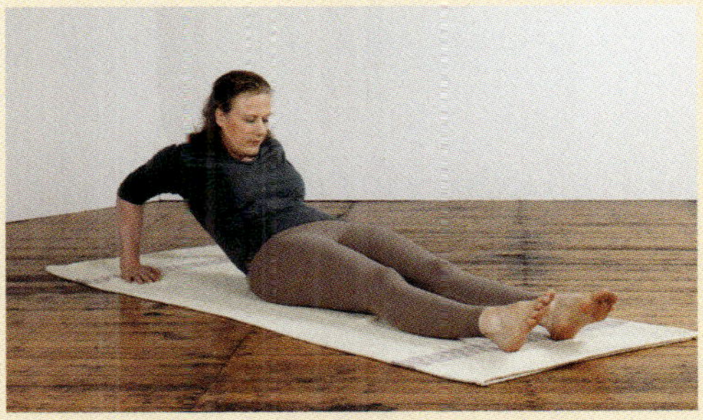

**16.** Intensive Schulterdehnung (Seite 137)

# 3 Schulter- und Nackenverspannungen lösen

Der sensible und anfällige Nackenbereich benötigt eine vorsichtige Herangehensweise mit vielen sanften Wiederholungen, um sich Schritt für Schritt aufzuwärmen und zu lockern. Diese Übungsabfolge konzentriert sich auf das Zusammenspiel von Hals und Schultergürtel. Die Bewegungen der Schultern werden mit Rotationen und Seitbeugen in der Halswirbelsäule kombiniert, um die empfindliche Partie von Verspannungen zu befreien.

Gehe in den fließenden Abläufen durch mindestens sechs Wiederholungen auf jeder Seite und achte darauf, das Tempo nicht zu beschleunigen. Führe in der Schulteraktivierung in Bauchlage alle drei Schritte nacheinander aus. Halte die Körperseitendehnung, die Kobra und die Schulter- und Hüftdehnung jeweils circa eine halbe Minute. Verweile im Kind, in der Schulter- und Halsdehnung sowie in der Nackendehnung im Sitzen bis zu einer Minute.

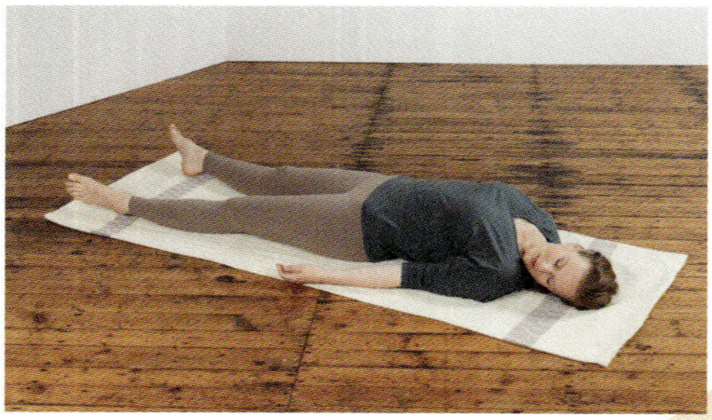

**1.** Kopfdrehung (Seite 94)

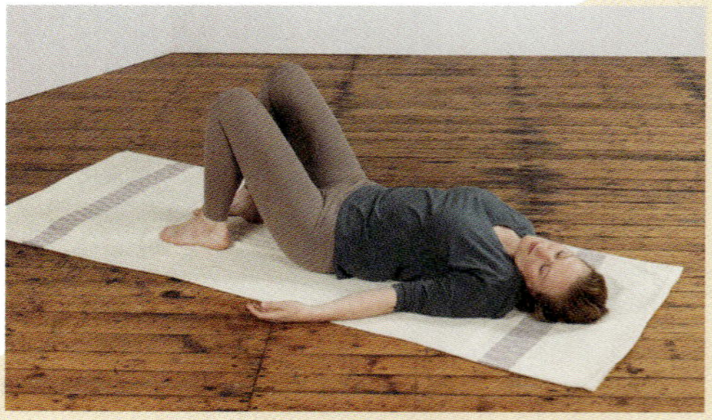

**2.** Schultergürtelaktivierung, Variante mit Kopfneigung (Seite 95)

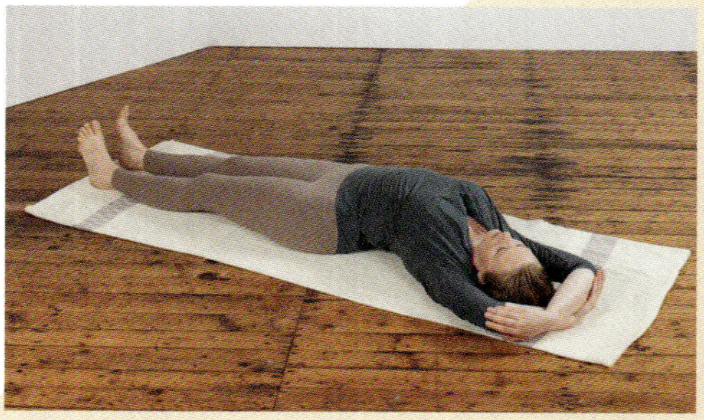

**3.** Körperseitendehnung, Variante mit Seitneigung (Seite 83)

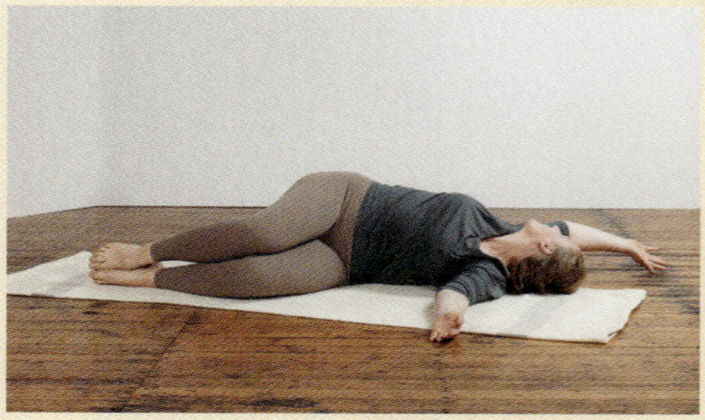

**4.** Armkreise mit Drehung (Seite 122)

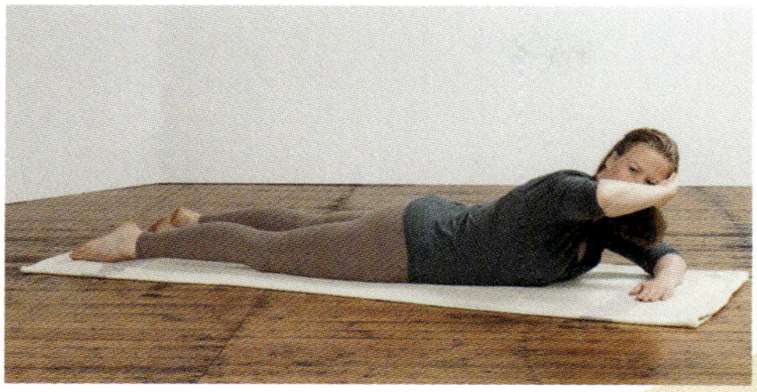

**5.** Schulteraktivierung (Seite 127)

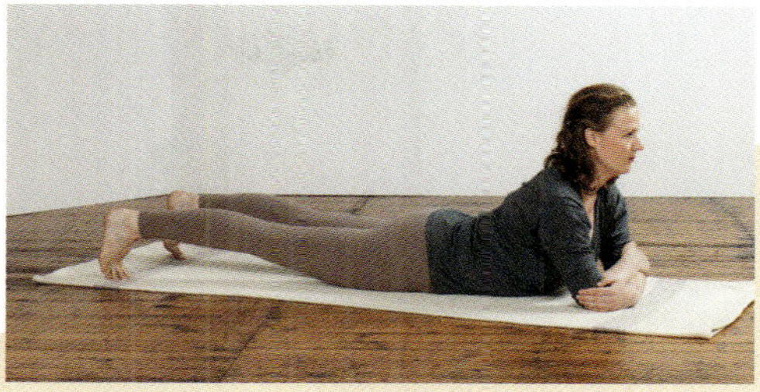

**6.** Gehaltene Kobra (Seite 128)

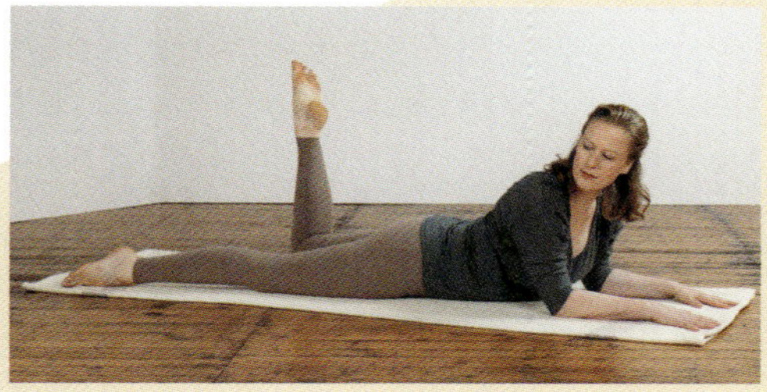

**7.** Dynamische Sphinx (Seite 130)

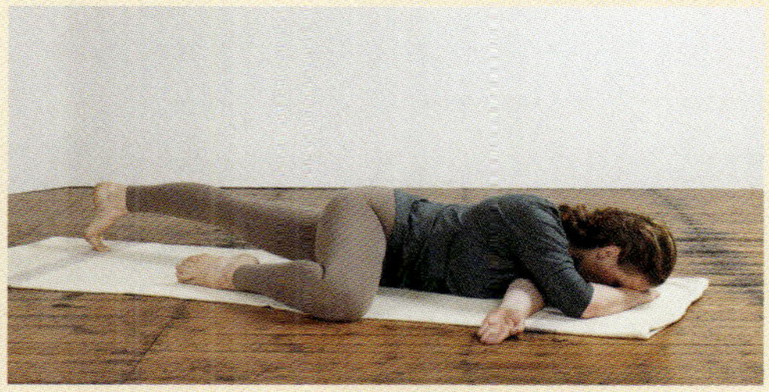

**8.** Schulter- und Hüftdehnung (Seite 131)

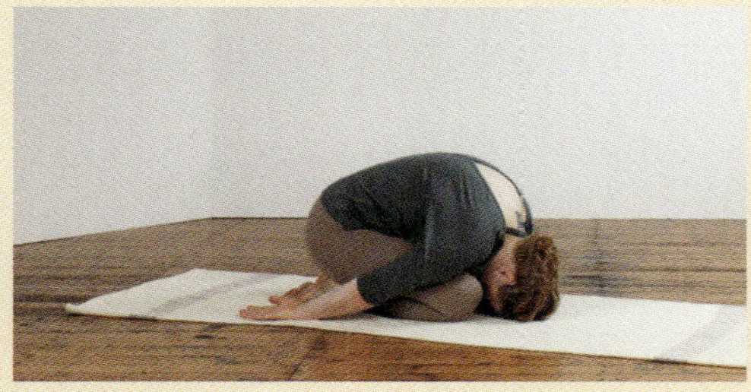

**9.** Kind (Seite 133)

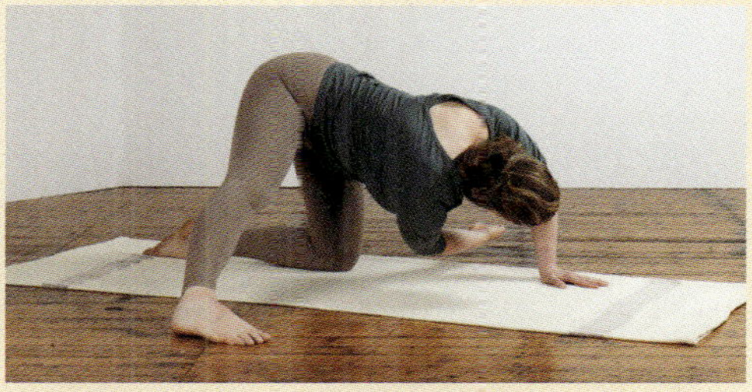

**10.** Nadelöhr (Seite 160)

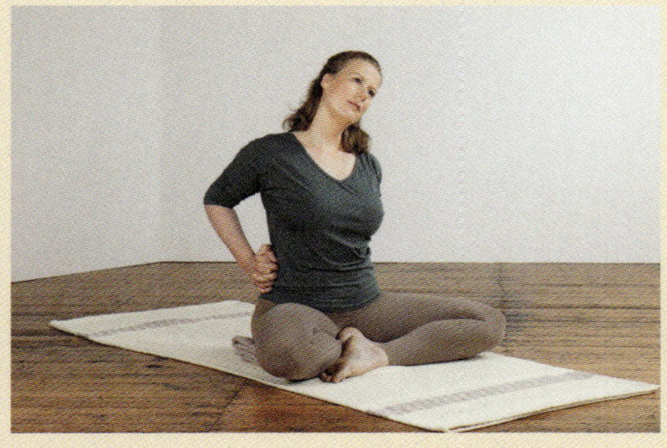

**11.** Schulter- und Halsdehnung (Seite 138)

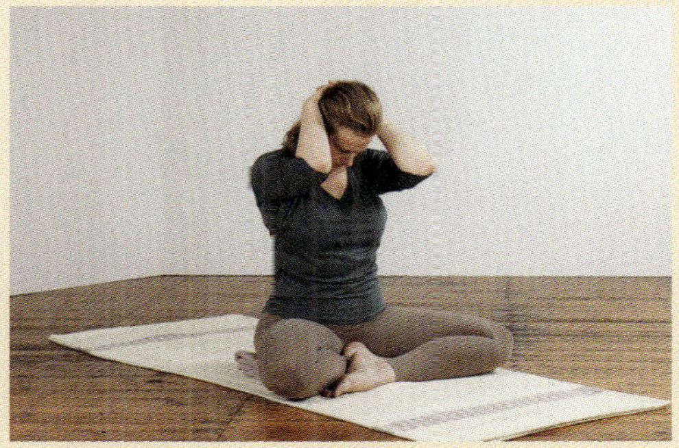

**12.** Nackendehnung (Seite 138)

# 4 Weite und Raum im Brustkorb

Die Beweglichkeit im Brustkorb ist direkt an die Qualität der Atmung gekoppelt. Wenn das Zwerchfell mit der Ein- und Ausatmung frei schwingt, nehmen wir mehr Raum in der Brusthöhle wahr. In dieser Übungssequenz arbeiten wir vorrangig an der Öffnung der Flanken, der Brustkorbseiten sowie an der Rotation der Brustwirbelsäule. Wirbelkörper und Rippenbögen sind fest miteinander verbunden und bilden in den Drehbewegungen eine Einheit. Auf muskulärer Ebene aktivieren wir die schräge Bauchmuskulatur, die übergehend in die Zwischenrippenmuskulatur ein stabiles und zugleich flexibles Korsett für unseren Rumpf bildet. Die Mobilisierung der Hüftgelenke ergänzt den Übungsfokus und integriert die untere Extremität in den Bewegungsablauf.

Gehe in den fließenden Abläufen durch vier bis sechs Wiederholungen auf jeder Seite. Halte die Dehnung im Scheibenwischer, die Körperseitendehnung und den Iliopsoasstretch, die Seitbeuge im Rehsitz, die Brustkorbdehnung, die Hüftöffnung mit Seitbeuge und das Kind mit lateraler Öffnung jeweils mindestens eine halbe Minute. Winkele für den Übergang von der Seitenlage in den Rehsitz das obere Bein locker an, schiebe es nach hinten und stütze dich zum Sitzen nach oben. Das untere Bein beugt sich ebenfalls und liegt jetzt im Rehsitz vorn.

Die Schritte 13, 14, 15 und 16 werden erst rechts und dann links aneinandergereiht ausgeführt.

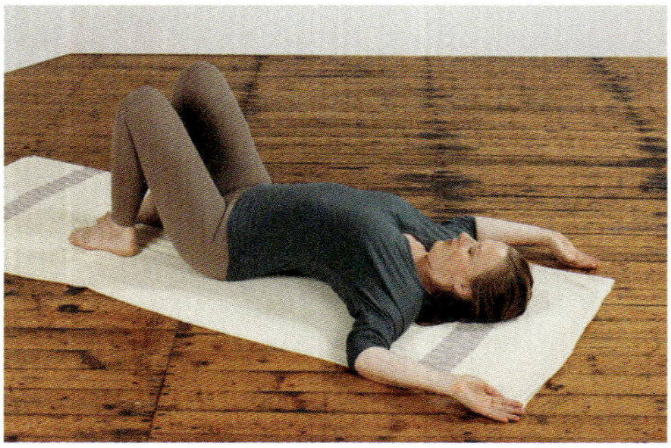

**1.** Beckenrolle mit Kopfbewegung (Seite 78)

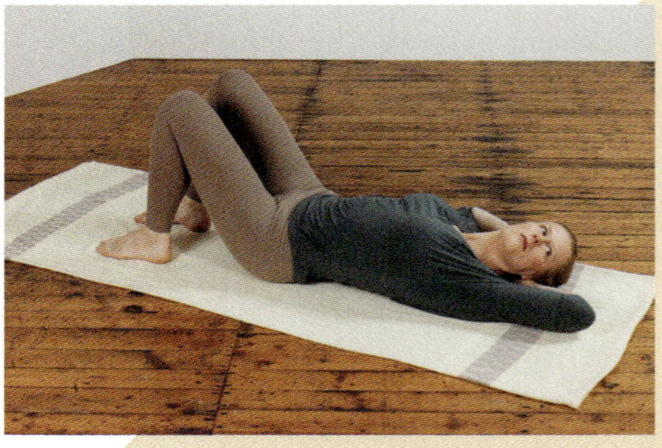

**2.** Oberkörpergleiten (Seite 81)

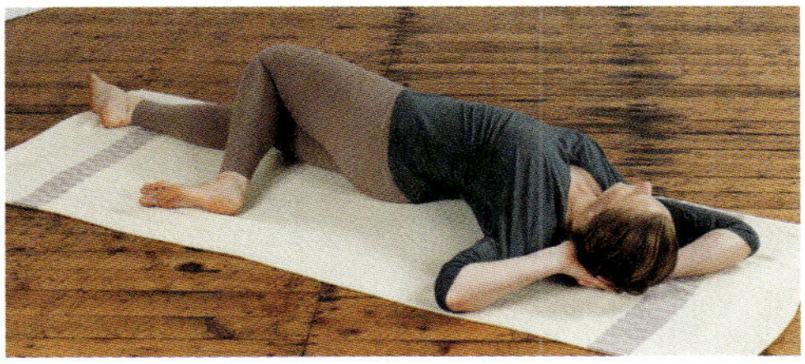

**3.** Oberkörpergleiten, Variante mit Rückenspirale (Seite 81)

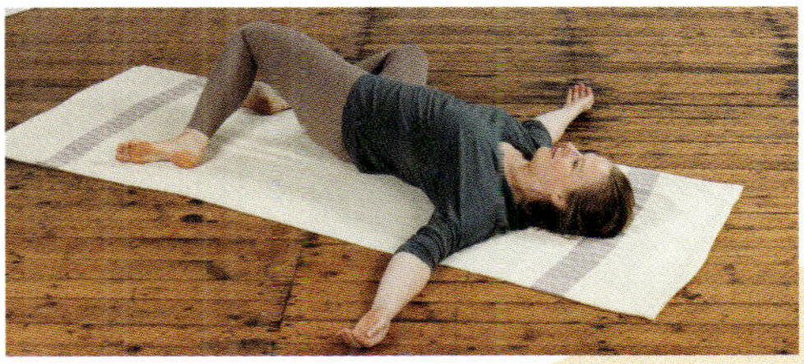

**4.** Scheibenwischer (Seite 88)

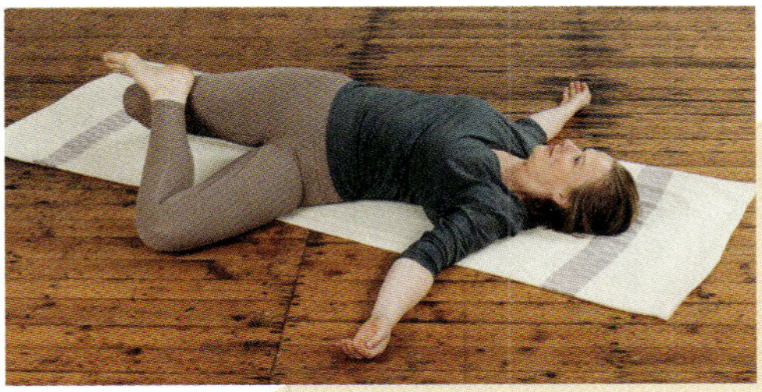

**5.** Scheibenwischer, Variante mit Oberschenkeldehnung (Seite 89)

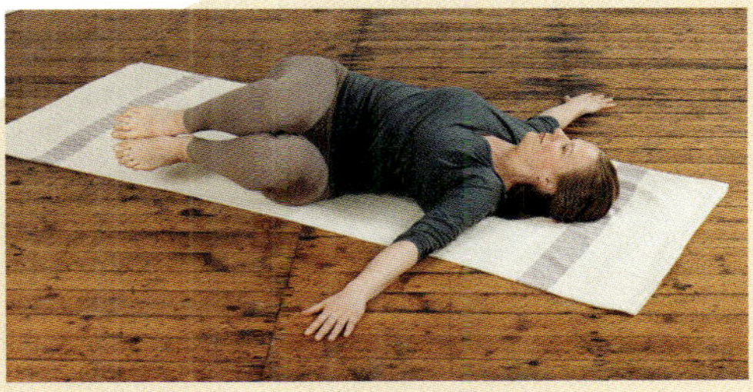

**6.** Schräge Bauchmuskulatur (Seite 106)

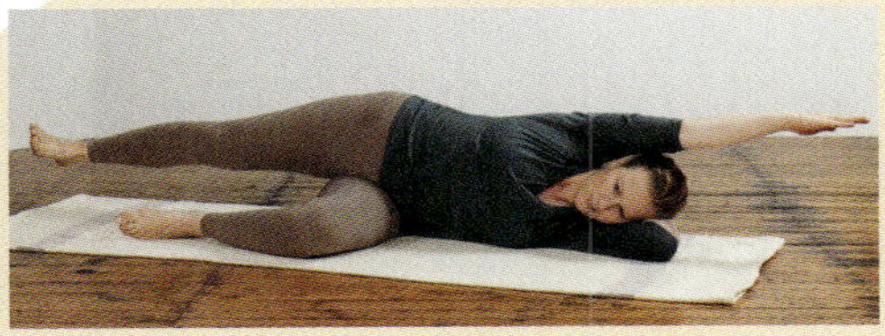

**7.** Aktivierung von Wirbelsäule und Körperseiten (Seite 116), nur rechts und dann direkt zu Schritt 8

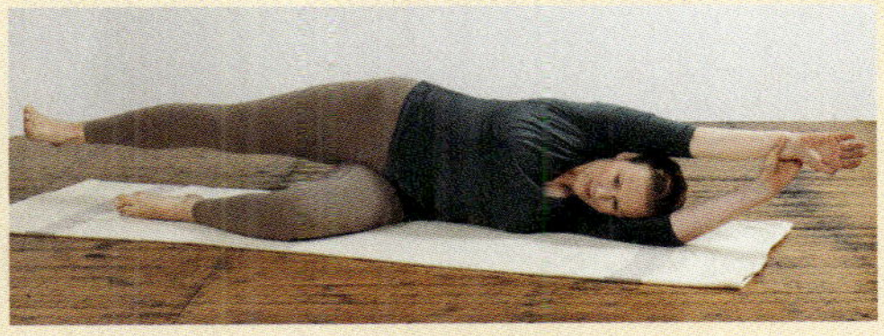

**8.** Körperseitendehnung und Iliopsoasstretch (Seite 118), nur rechts und dann direkt zu Schritt 9

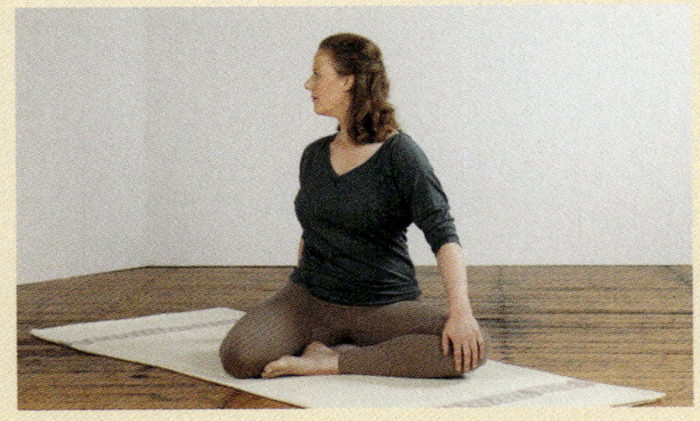

**9.** Drehung im Rehsitz (Seite 142), nur mit dem rechten Bein vorn und dann direkt zu Schritt 10

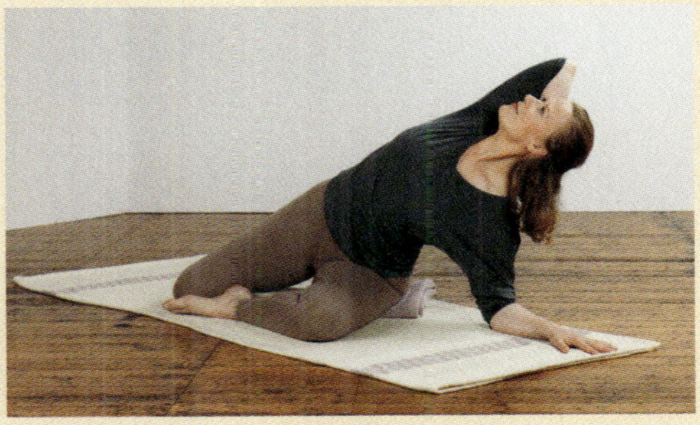

**10.** Seitbeuge im Rehsitz, Variante mit Schulteröffnung (Seite 146), dann Schritt 7, 8, 9 und 10 links

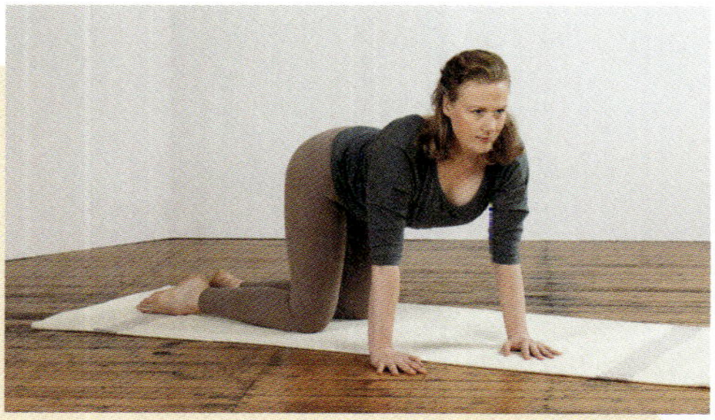

**11.** Wirbelsäulenmobilisierung, Variante mit lateraler Öffnung (Seite 154)

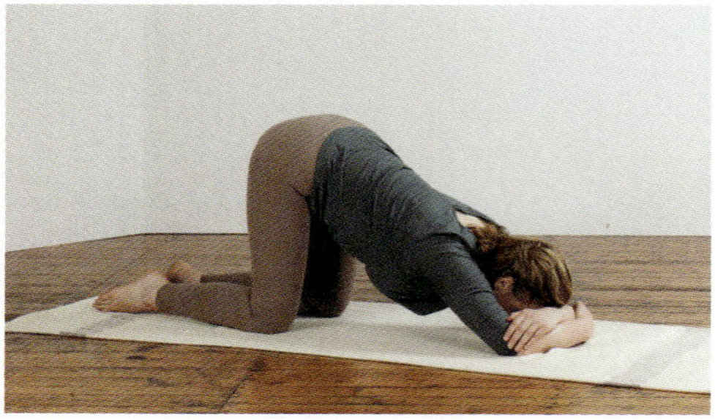

**12.** Brustkorbdehnung, Variante auf den Unterarmen (Seite 152)

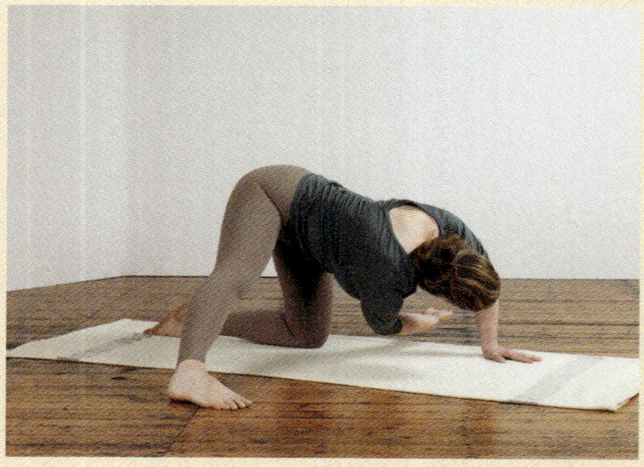

**13.** Nadelöhr (Seite 160), nur rechts und dann direkt zu Schritt 14

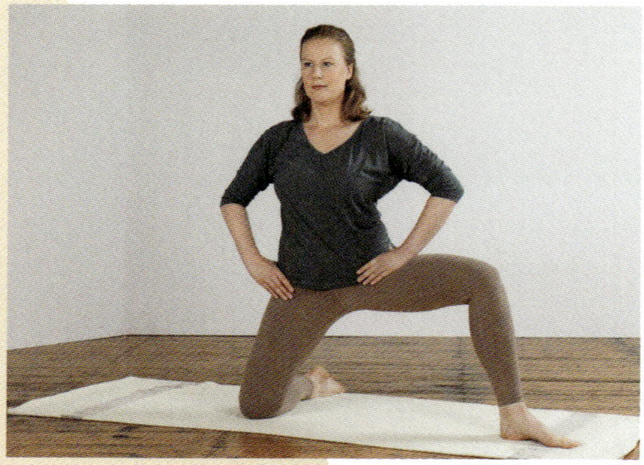

**14.** Hüftöffnung (Seite 158), nur rechts und dann direkt zu Schritt 15

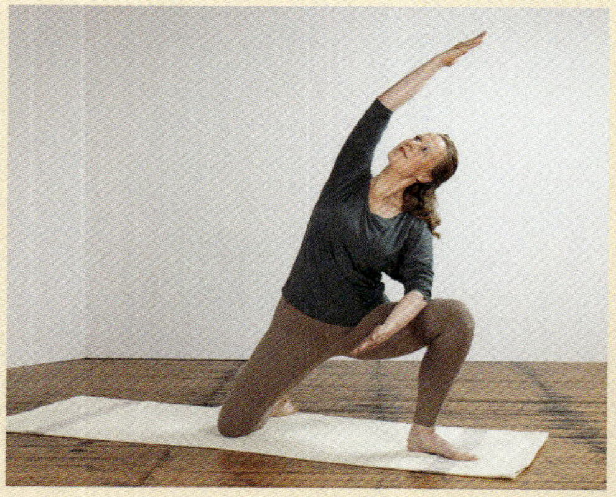

**15.** Hüftöffnung, Variante mit Seitbeuge (Seite 159), nur rechts und dann direkt zu Schritt 16

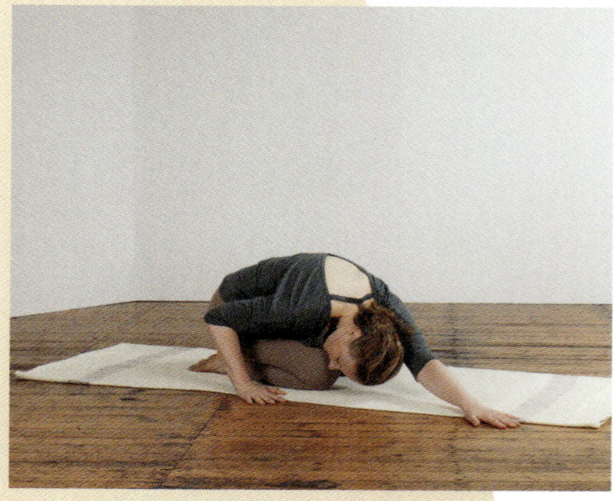

**16.** Kind, Variante laterale Öffnung (Seite 133), dann Schritt 13, 14, 15 und 16 links

# 5 Balsam für den unteren Rücken

Die Übungssequenz für Geschmeidigkeit im unteren Rücken beginnt mit Mikrobewegungen im Becken, um den empfindlichen Lendenbereich schonend zu mobilisieren. In dieser Abfolge wird besonders der tief liegende vordere Teil der Lendenwirbelsäule mit den Ansätzen des großen Lendenmuskels *(Musculus psoas major)* aktiviert. Rückbeugen und Vorbeugen werden ausbalanciert durch hüftöffnende Rotationen und Dehnung in der Beinrückseite.

Gehe in den fließenden Abläufen durch mindestens sechs Wiederholungen auf jeder Seite. Halte die Dehnung der Beinrückseite, die Rückbeuge, das Kind und die Vorbeuge im Rehsitz jeweils mindestens eine halbe Minute.

Die Schritte 5 und 6 sowie 9 und 10 werden erst rechts und dann links aneinandergereiht ausgeführt. Für den Hund mit Außenrotation kannst du die untergelegte Decke entfernen und auf jeder Seite für circa zehn Atemzüge verweilen. Optional füge eine Pause im Kind ein, bevor du die Übung links wiederholst.

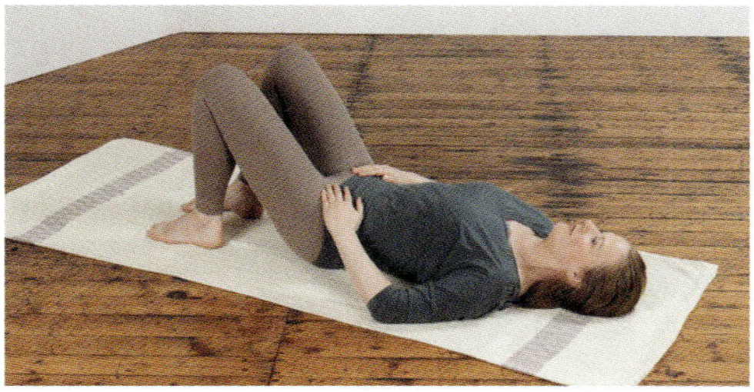

**1.** Mobilisierung der Beckenseiten – auf und ab (Seite 73)

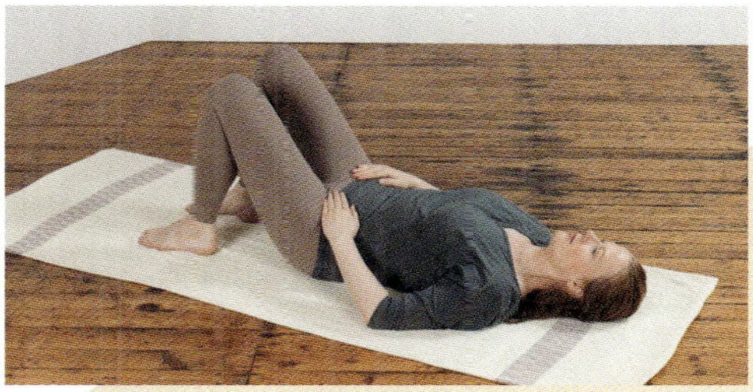

**2.** Mobilisierung der Beckenseiten – vor und zurück (Seite 74)

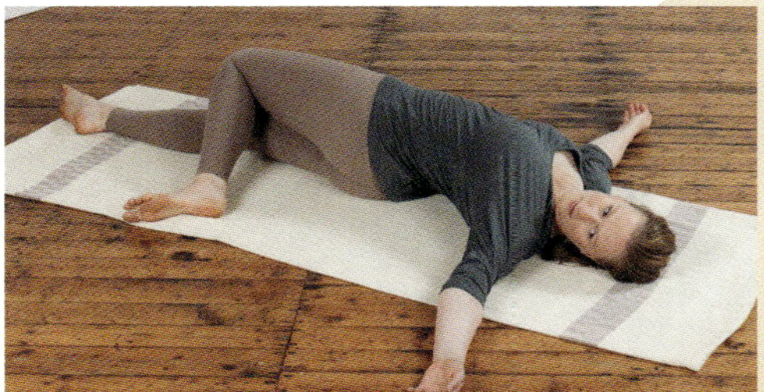

**3.** Rückenspirale (Seite 79)

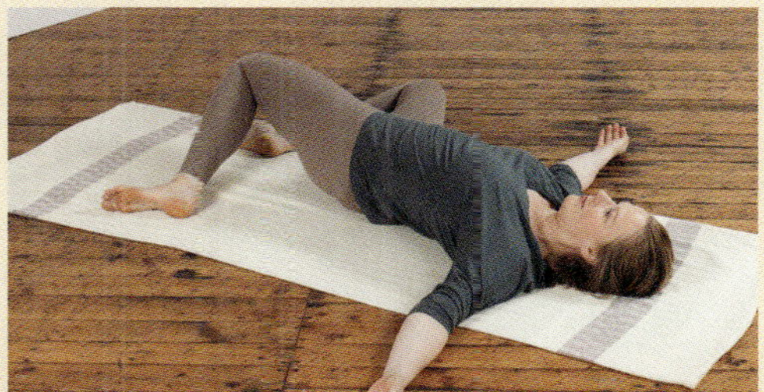

**4.** Scheibenwischer (Seite 88)

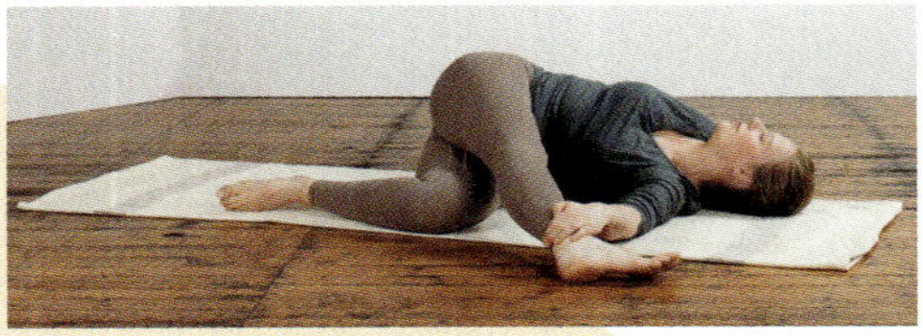

5. Dehnung der Beinrückseiten mit Drehung (Seite 123), nur rechts und dann direkt zu Schritt 6

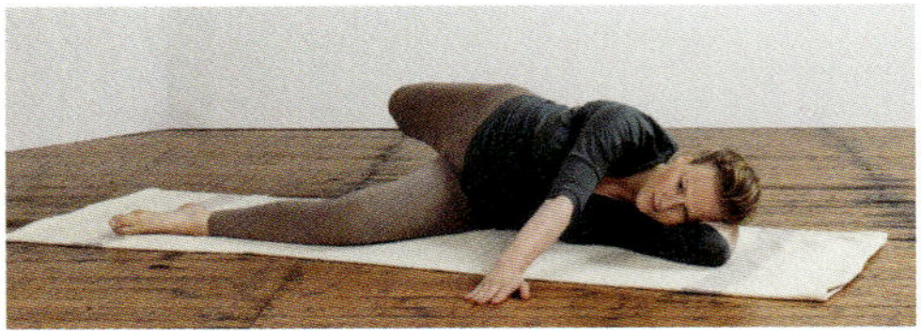

6. Iliopsoasöffnung (Seite 117), nur rechts und dann direkt zu Schritt 7

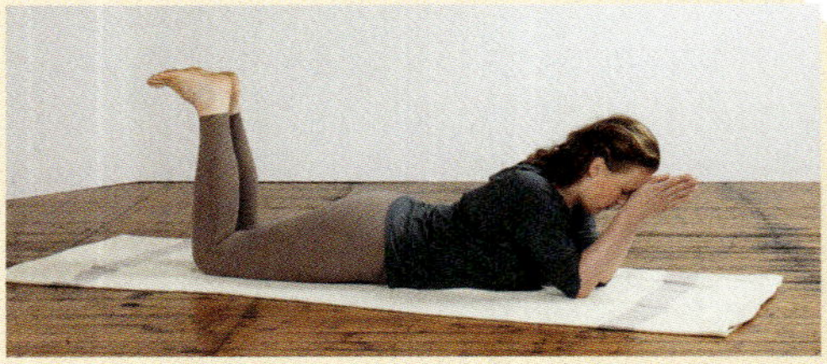

7. Rückbeuge (Seite 132), dann Schritt 5 und 6 links

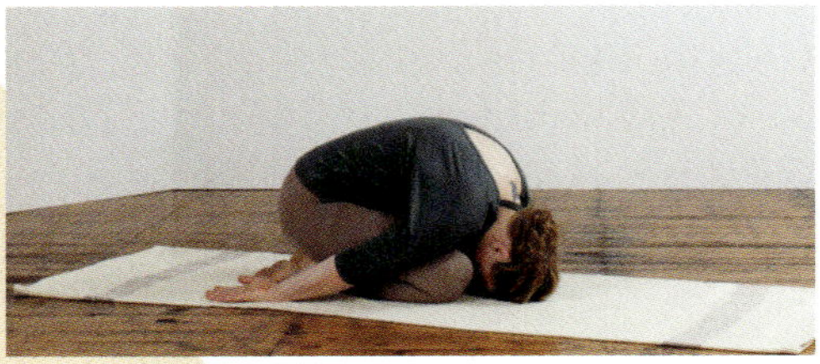

8. Kind (Seite 133)

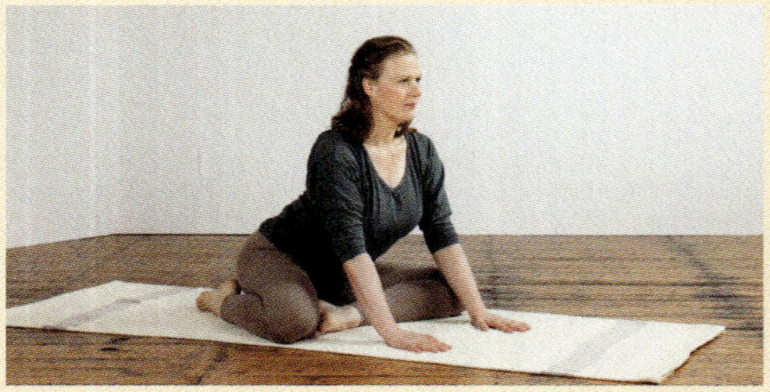

9. Wirbelsäulenmobilisierung, Variante im Rehsitz (Seite 157), nur mit dem rechten Bein vorn und dann direkt zu Schritt 10

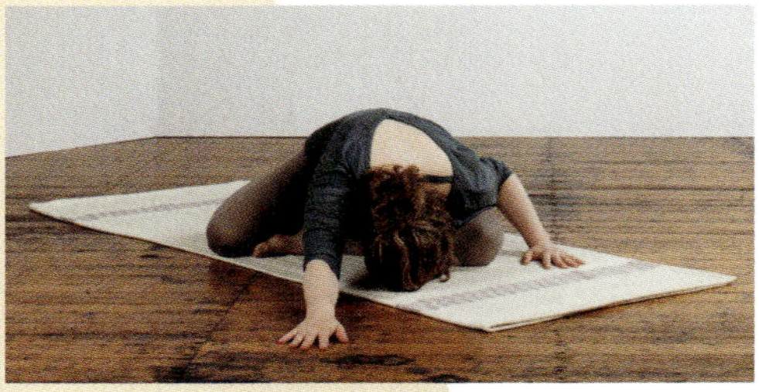

10. Vorbeuge im Rehsitz (Seite 147), nur mit dem rechten Bein vorn und dann direkt zu Schritt 11

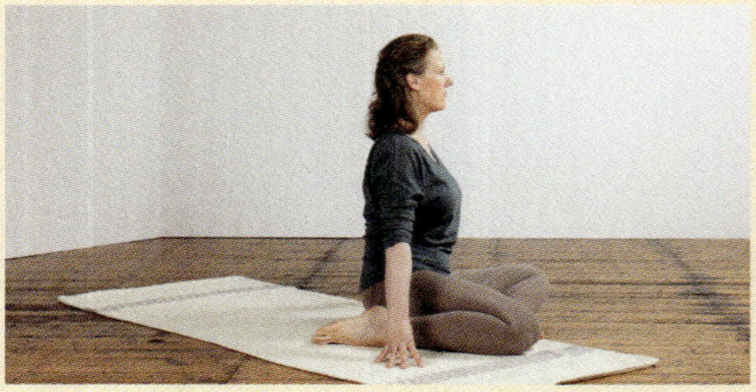

11. Beinwechsel im Rehsitz (Seite 149), dann Schritt 9 und 10 links

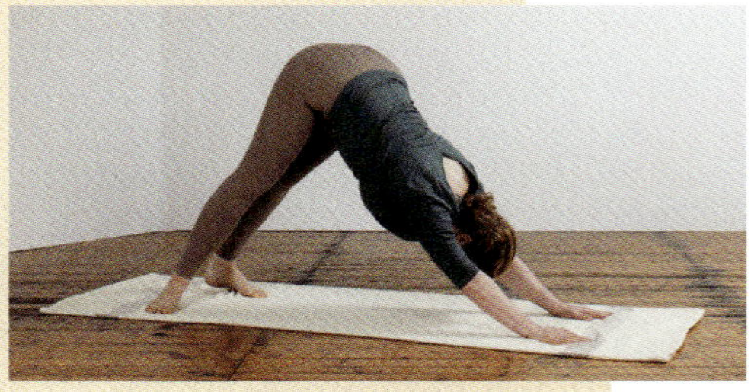

12. Hund mit Außenrotation (Seite 169)

# 6 Drehungen für ein rundum gutes Körpergefühl

Rotationen in der Wirbelsäule nähren die Bandscheiben und haben eine entschlackende Wirkung auf die inneren Organe. In diesem Übungsablauf kombinieren wir die Drehungen mit allen anderen Bewegungsrichtungen des Oberkörpers sowie mit der tiefen Öffnung in den Schulter- und Hüftgelenken.

Gehe in den fließenden Abläufen durch mindestens sechs Wiederholungen auf jeder Seite. Führe die Scheibenwischerbewegung in Bauchlage besonders langsam und achtsam aus, um dich gut aufzuwärmen. Halte die Körperseitendehnung, die Kobra und die Schulteröffnung jeweils mindestens eine halbe Minute. Verweile für circa zehn Atemzüge in der Dehnung im Nadelöhr sowie in der Hüftöffnung mit Drehung und Vorbeuge.

Schritte 2, 3 und 4 sowie Schritt 9, 10, 11 und 12 werden erst rechts und dann links aneinandergereiht ausgeführt.

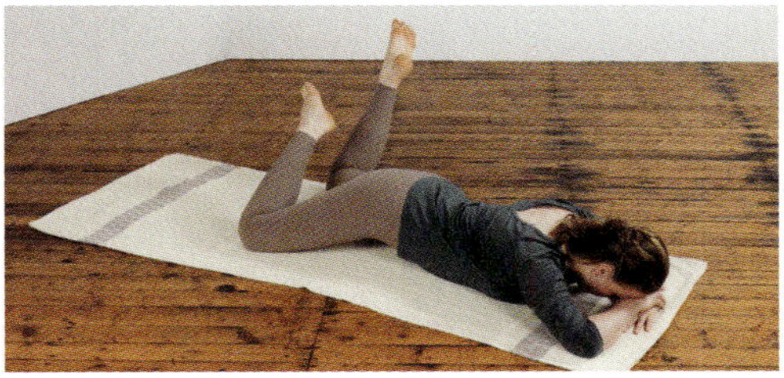

1. Scheibenwischer, Variante in Bauchlage (Seite 89)

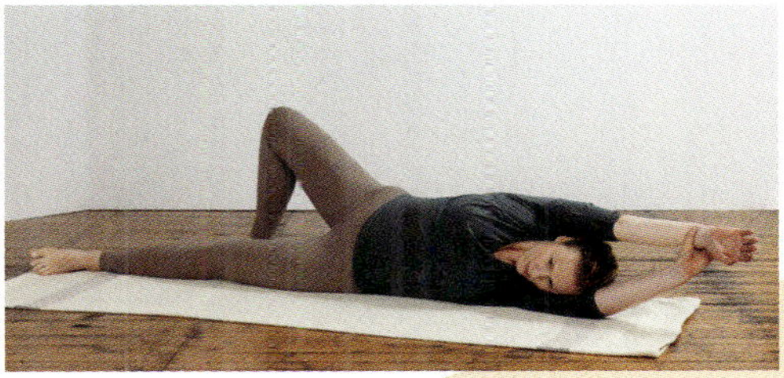

2. Körperseitendehnung und Iliopsoasstretch, Variante mit Iliopsoasstretch 3 (Seite 119), nur rechts und dann direkt zu Schritt 3

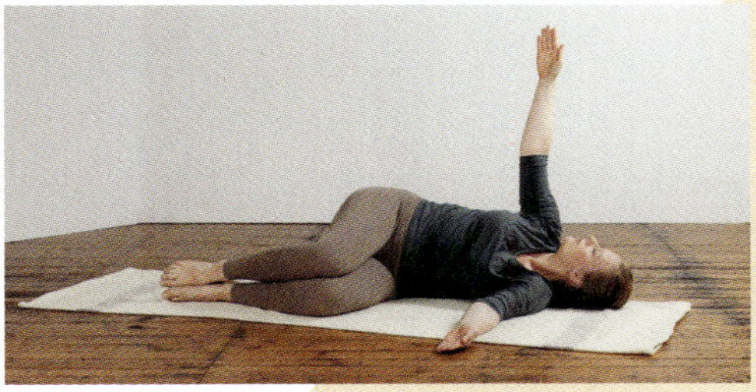

3. Schulteröffnung mit Drehung (Seite 120), nur rechts und dann direkt zu Schritt 4

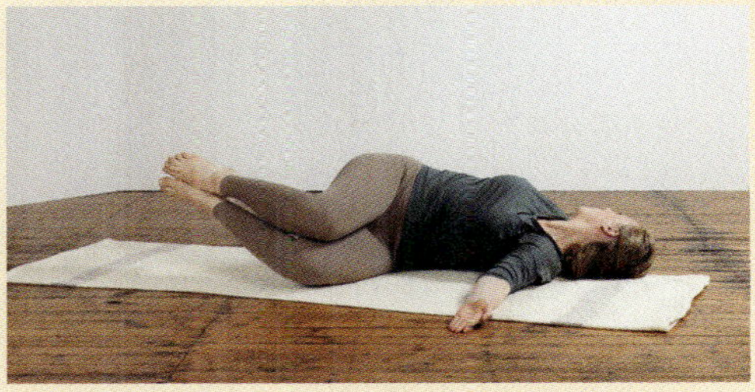

4. Schulteröffnung mit Drehung, Variante intensive Verschraubung (Seite 121), dann Schritt 2, 3 und 4 links

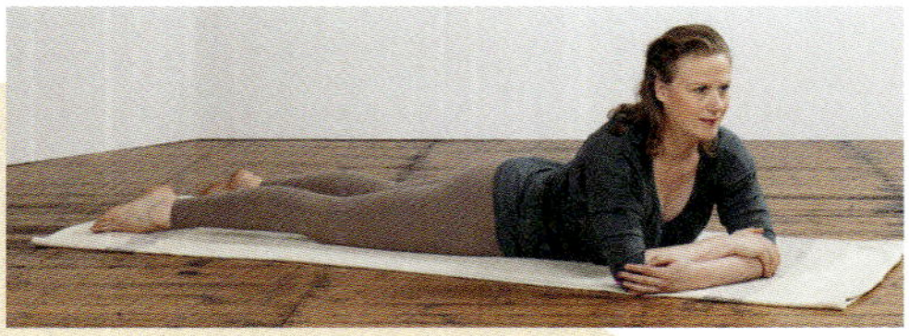

**5.** Dynamische Kobra, Variante mit lateraler Öffnung (Seite 129)

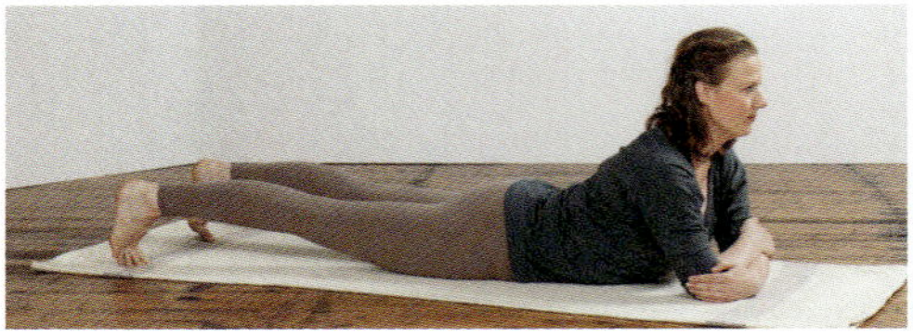

**6.** Gehaltene Kobra (Seite 128)

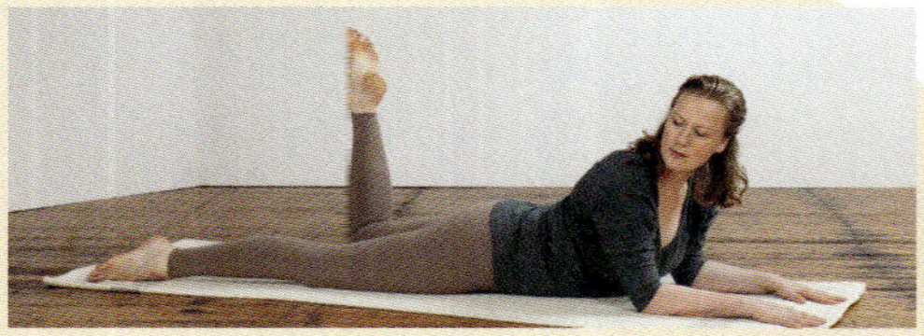

**7.** Dynamische Sphinx (Seite 130)

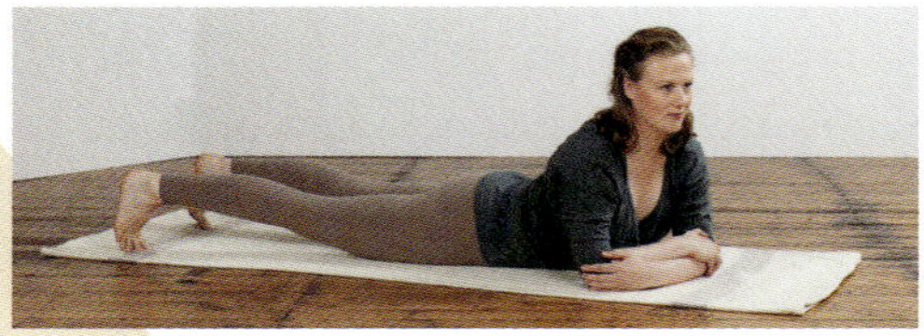

**8.** Gehaltene Kobra, Variante mit lateraler Öffnung (Seite 128)

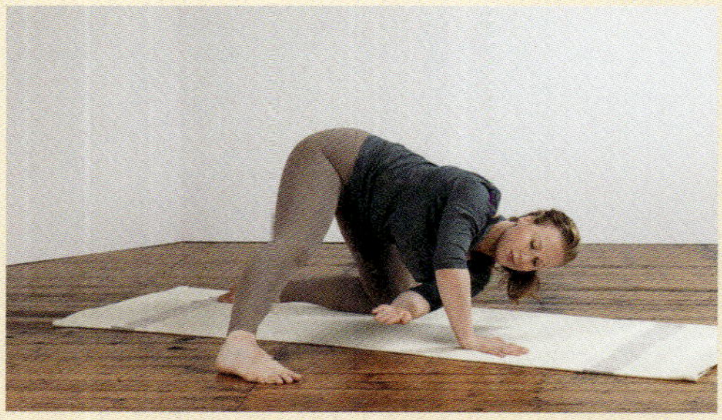

**9.** Nadelöhr (Seite 160), nur rechts und dann direkt zu Schritt 10

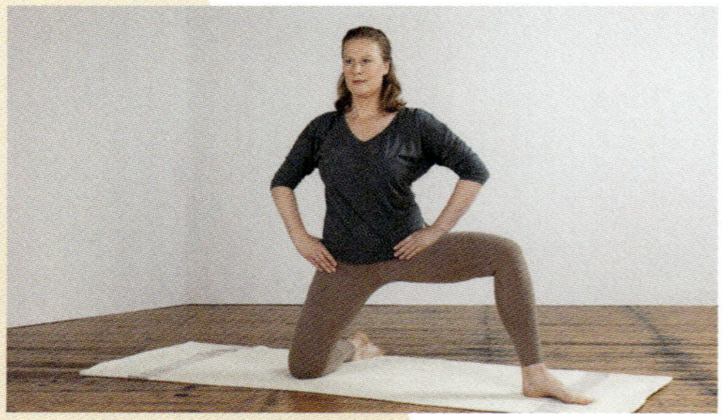

**10.** Hüftöffnung (Seite 158), nur rechts und dann direkt zu Schritt 11

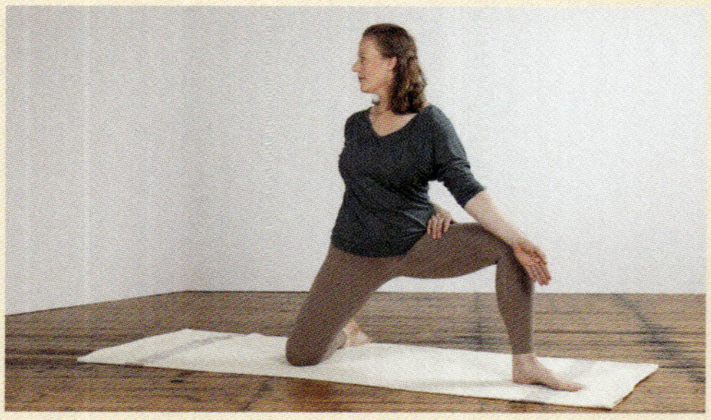

**11.** Hüftöffnung, Variante mit Drehung (Seite 159), nur rechts und dann direkt zu Schritt 12

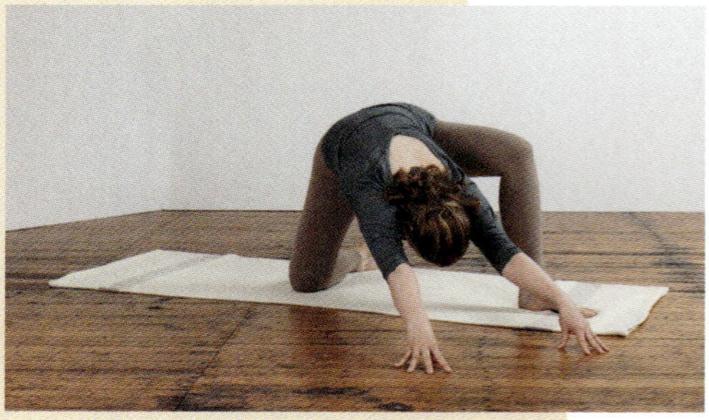

**12.** Hüftöffnung, Variante mit Vorbeuge (Seite 159), dann Schritt 9, 10, 11 und 12 links

# 7 Auflockerung für zwischendurch

Gönne dir immer mal wieder eine kurze Bewegungspause, um deine Tätigkeiten am Schreibtisch zu unterbrechen. In diesem Ablauf beginnen wir direkt nach dem Aufstehen vom Stuhl im Stand und bewegen uns in sechs Übungsschritten bis in die Rückenlage. Dort kannst du am Ende je nach Möglichkeit noch einige Minuten verweilen und die Zeit für die Atembeobachtung aus Kapitel 2 (Seite 30) nutzen.

Gehe in den fließenden Abläufen durch circa zehn Wiederholungen. Halte die Brustkorbdehnung und die Streckung der Bauchwand jeweils mindestens eine halbe Minute.

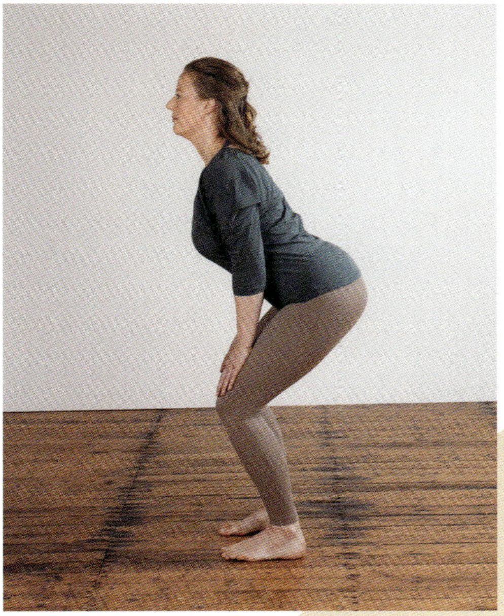

1. Wirbelsäulenmobilisierung, Variante stehend (Seite 157)

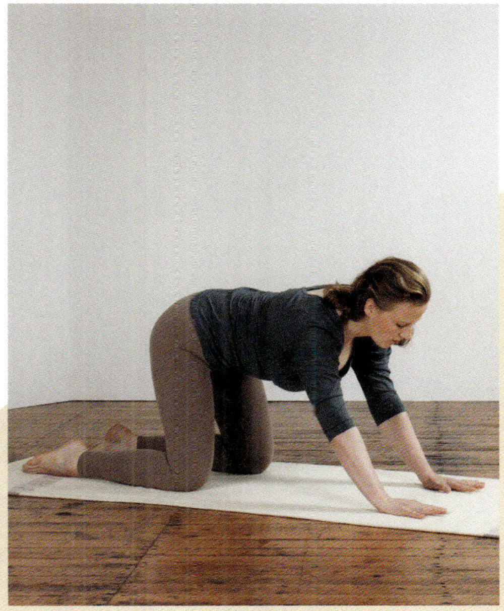

2. Beckenkreise (Seite 151)

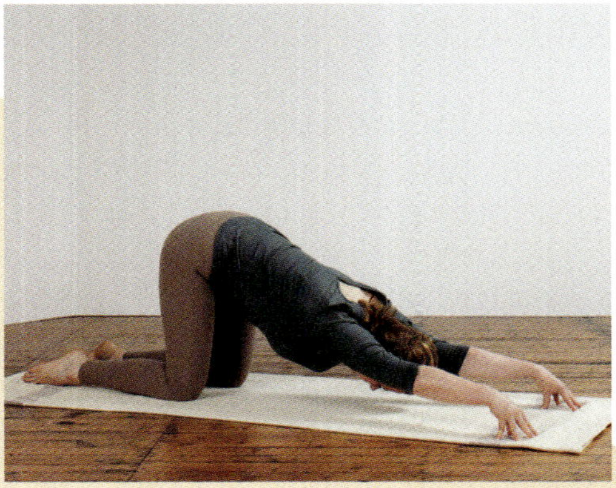

3. Brustkorbdehnung (Seite 152)

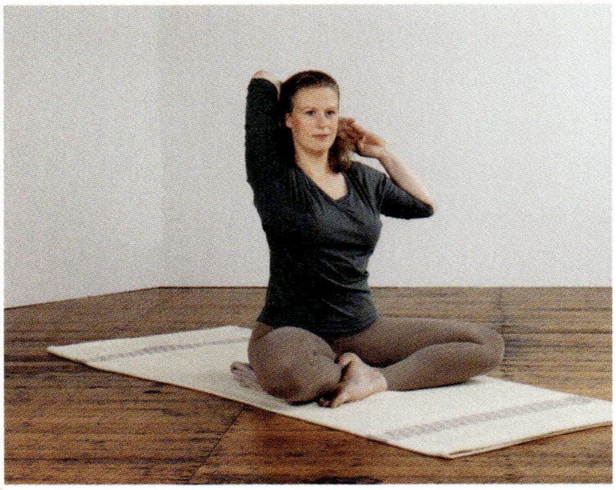

4. Schulteröffnung (Seite 136)

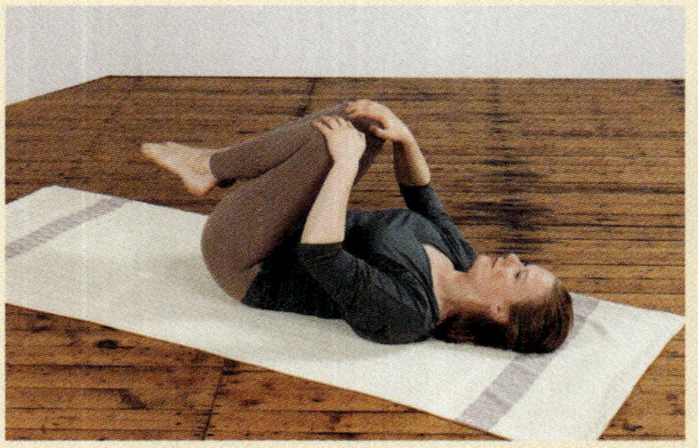

5. Leichte Hüftbeugeraktivierung, Variante mit beiden Beinen (Seite 102)

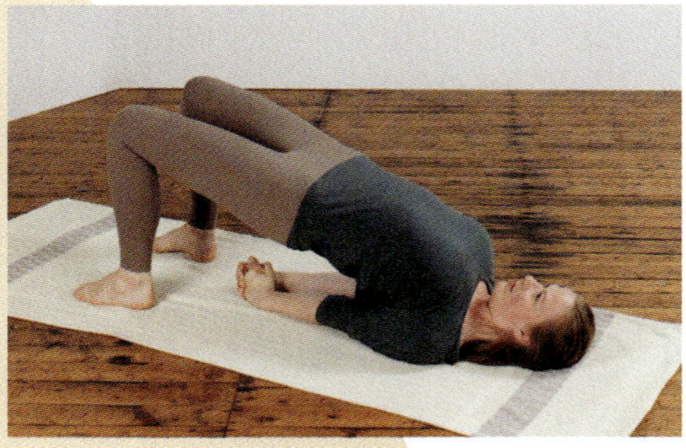

6. Streckung der Bauchwand (Seite 107)

# 8 Das Zentrum des Körpers aufwecken

In vielen Kulturen gilt der Bauch als Zentrum der inneren Kraft. Er ist verantwortlich für zahlreiche lebenswichtige Funktionen und verleiht dem Skelett Halt und Stabilität. In dieser Übungsreihe erschließen wir die verschiedenen Schichten der Bauchmuskulatur und entdecken über die Einbeziehung der Hüftgelenke sowie der Wirbelsäule bemerkenswerte anatomische Verbindungen.

Nimm dir ausreichend Zeit, die Körpermitte aufzuwärmen, und gehe in den fließenden Abläufen durch mindestens zehn Wiederholungen. Halte die Dehnung der Beinrückseiten, die Streckung der Bauchwand und die Rückbeuge im Rehsitz jeweils mindestens eine halbe Minute. Verweile beliebig lange in der Außenrotation im Hüftgelenk sowie jeweils rechts und links für circa eine Minute in der Körperseitendehnung am Ende der Praxis.

Schritte 11 und 12 werden erst rechts und dann links aneinandergereiht ausgeführt.

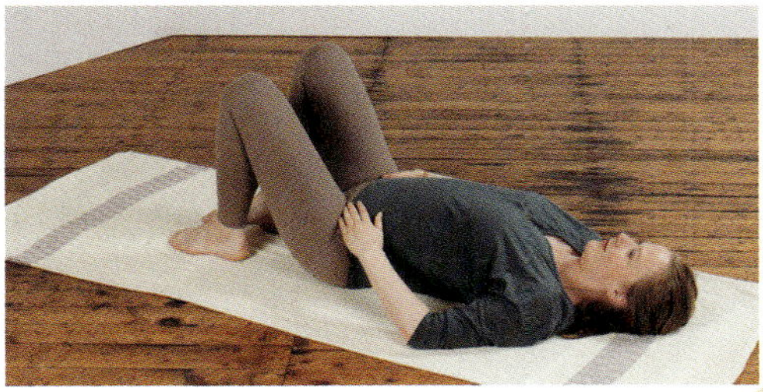

1. Beckenrolle (Seite 76)

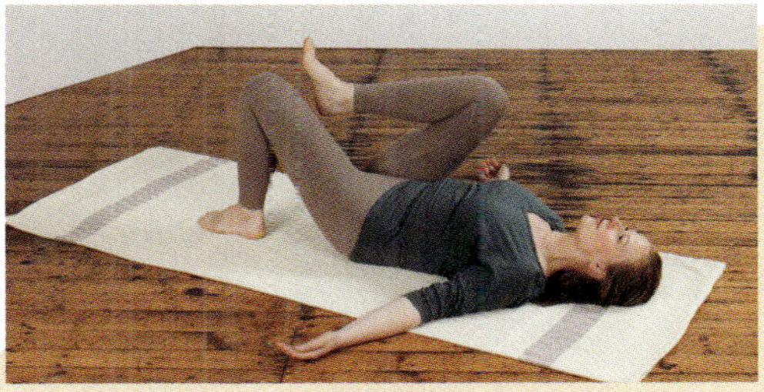

2. Beckenrolle mit Kopfbewegung, Variante mit Bein zum Oberkörper (Seite 79)

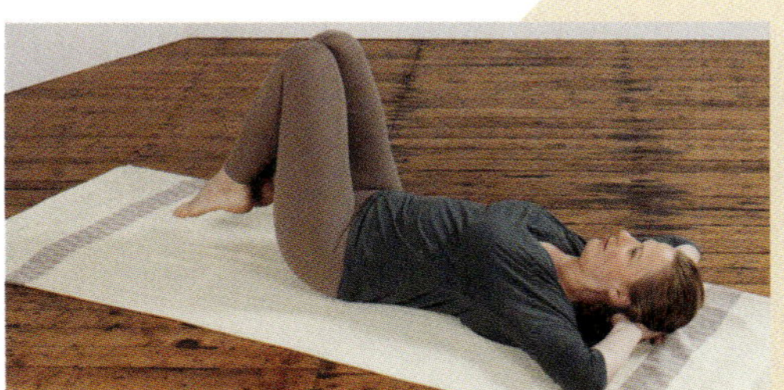

3. Fordernde Hüftbeugeraktivierung (Seite 103)

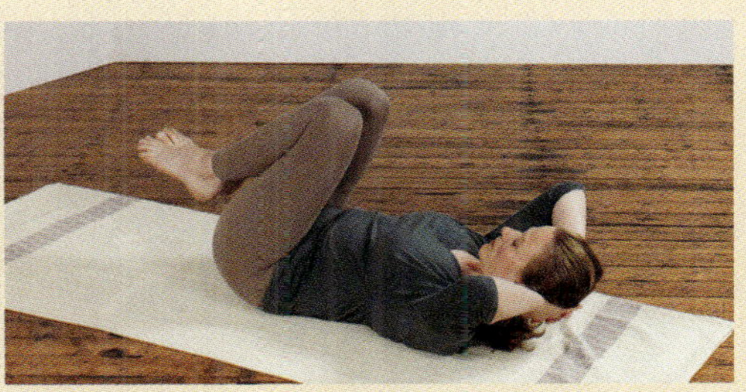

4. Fordernde Hüftbeugeraktivierung, Variante mit Kraftübung (Seite 103)

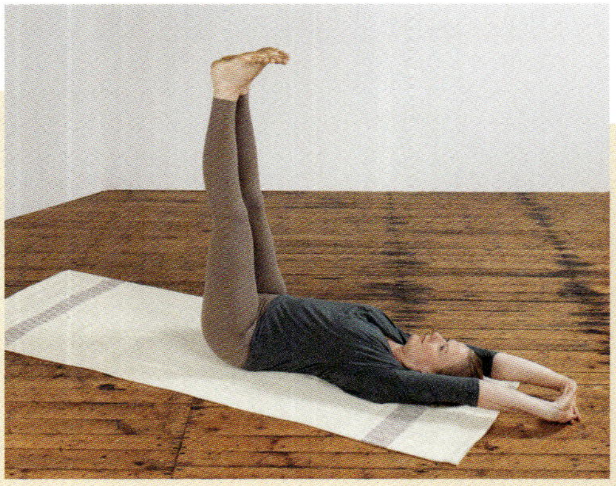

**5.** Dehnung der Beinrückseiten (Seite 92)

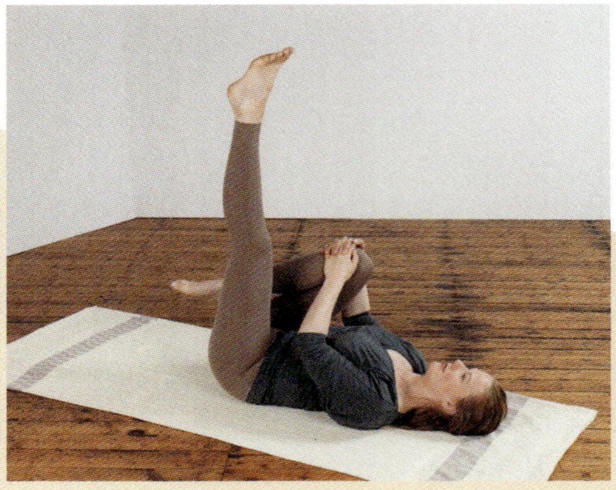

**6.** Iliopsoasstretch (Seite 104)

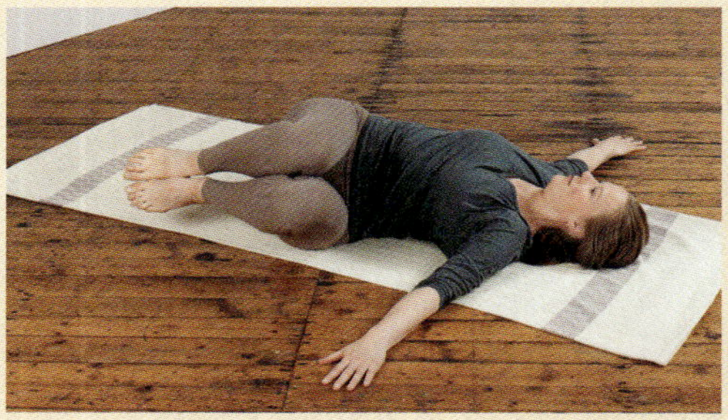

**7.** Schräge Bauchmuskulatur (Seite 106)

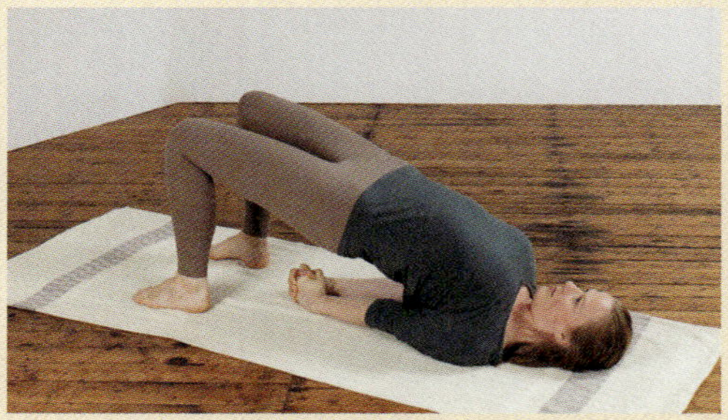

**8.** Streckung der Bauchwand (Seite 107)

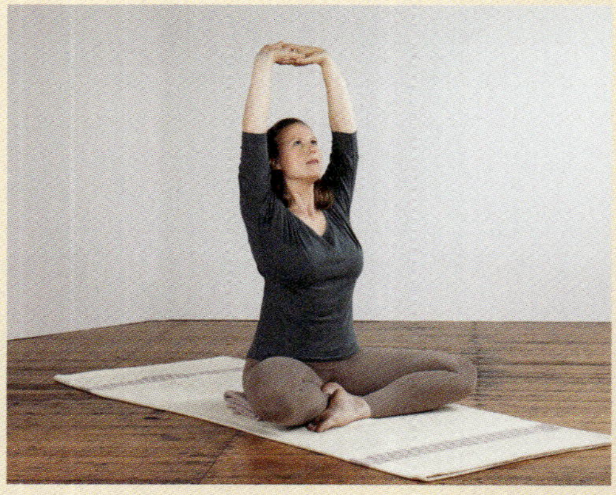

**9.** Aktivierung der Rückenstrecker (Seite 135)

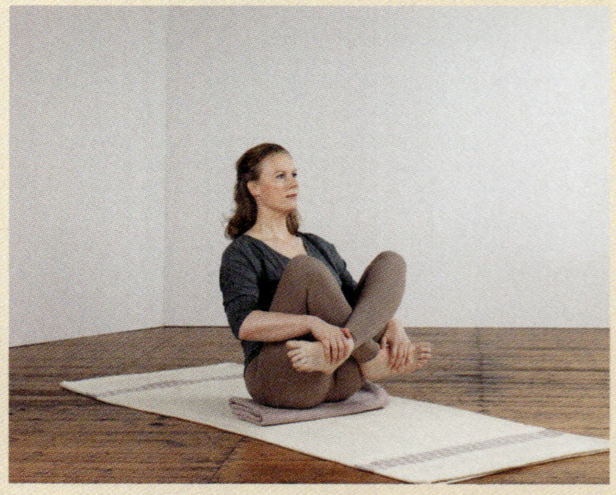

**10.** Balanceübung (Seite 140)

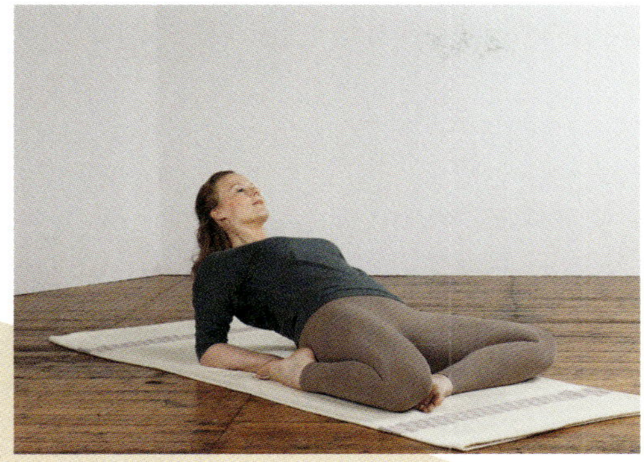

**11.** Rückbeuge im Rehsitz (Seite 148), nur mit dem rechten Bein vorn und dann direkt zu Schritt 12

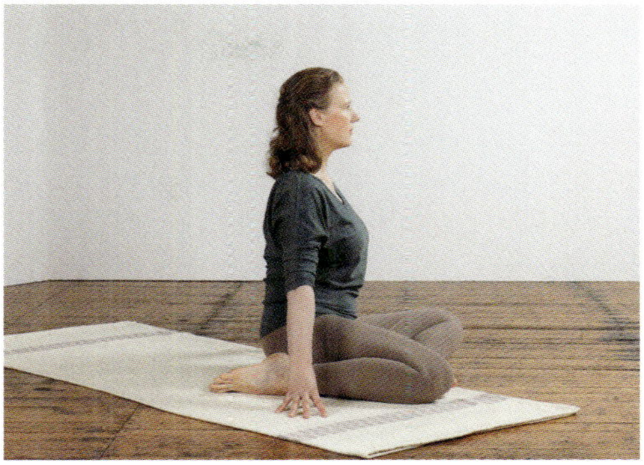

**12.** Beinwechsel im Rehsitz (Seite 149), dann Schritt 11 links

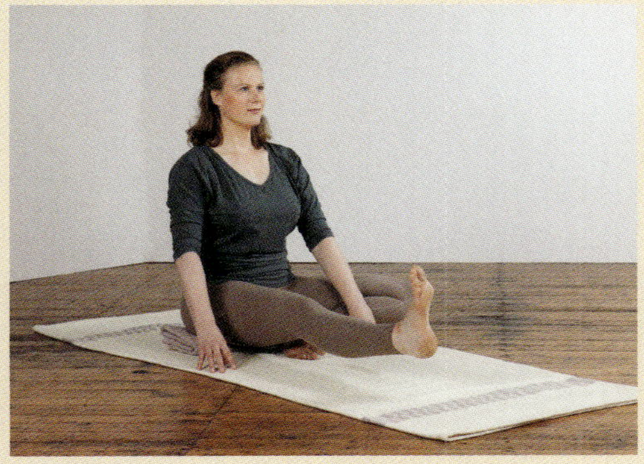

**13.** Iliopsoastraining (Seite 141)

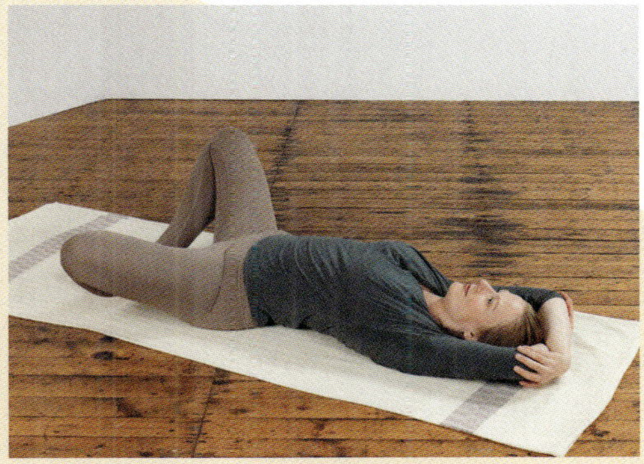

**14.** Außenrotation im Hüftgelenk, Variante mit tiefer Hüftdehnung (Seite 86)

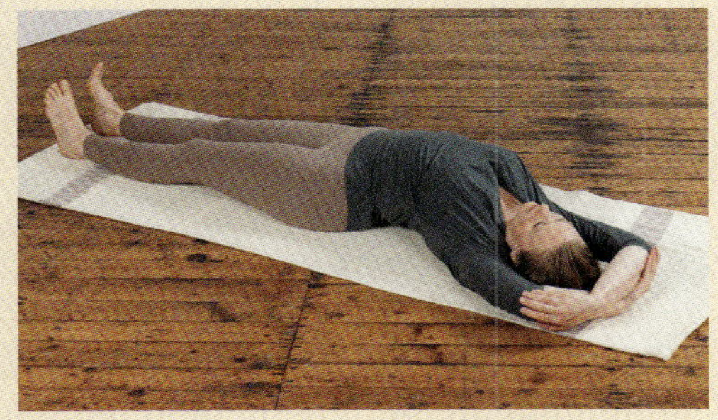

**15.** Körperseitendehnung, Variante mit Seitneigung (Seite 83)

# 9 Aktivierung und Entspannung der Hüftbeuger

Extension und Flexion der Iliopsoasmuskeln wechseln sich in dieser Übungssequenz konstant ab. So fördern wir Elastizität und Kraft zugleich. Die Gegenspieler zur tiefen Bauchmuskulatur sind die Rückenstrecker, die in die entgegengesetzte Richtung der Beugemuskeln ziehen und eine wechselseitige Aktion im Oberkörper und der unteren Extremität bewirken.

Gehe in den fließenden Abläufen durch vier bis sechs Wiederholungen. Halte den Iliopsoasstretch, die Streckung der Bauchwand und die Rückbeuge jeweils eine halbe Minute.

Die Schritte 1, 2, 3 und 4 werden erst rechts und dann links aneinandergereiht ausgeführt.

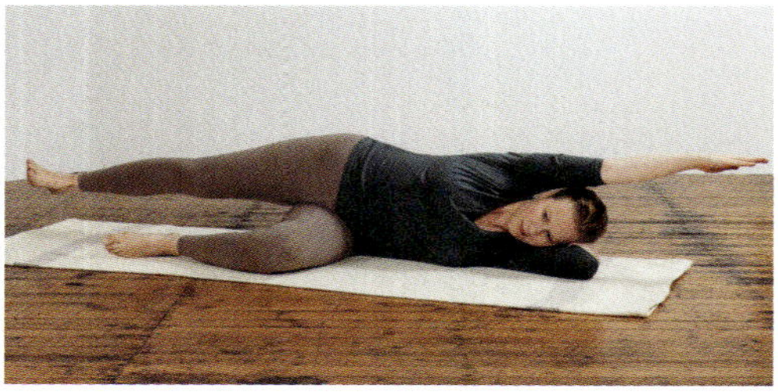

1. Aktivierung von Wirbelsäule und Körperseiten (Seite 116), nur rechts und dann direkt zu Schritt 2

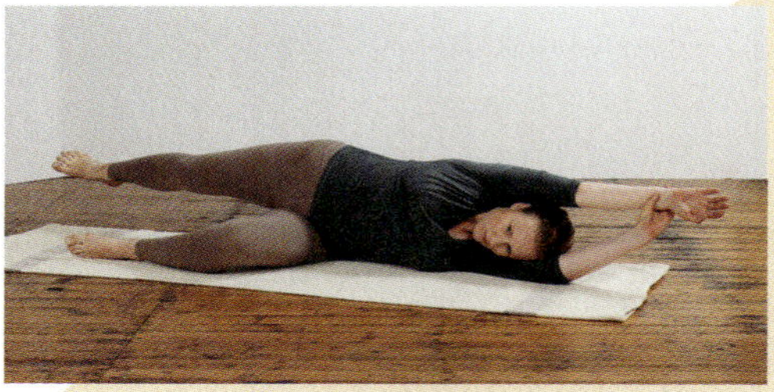

2. Körperseitendehnung und Iliopsoasstretch, Variante mit Iliopsoasstretch 1 (Seite 119), nur rechts und direkt zu Schritt 3

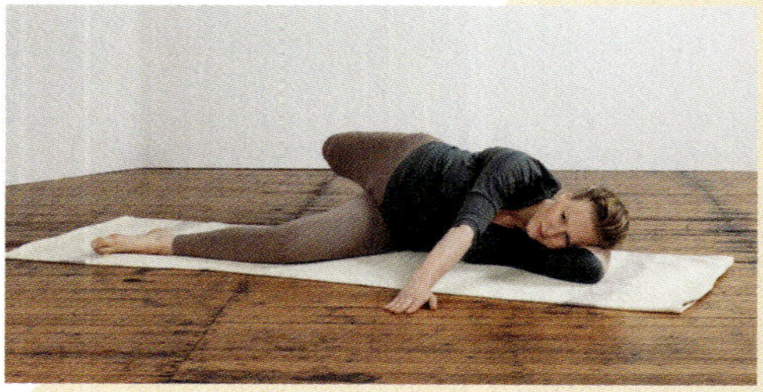

3. Iliopsoasöffnung (Seite 117), nur rechts und dann direkt zu Schritt 4

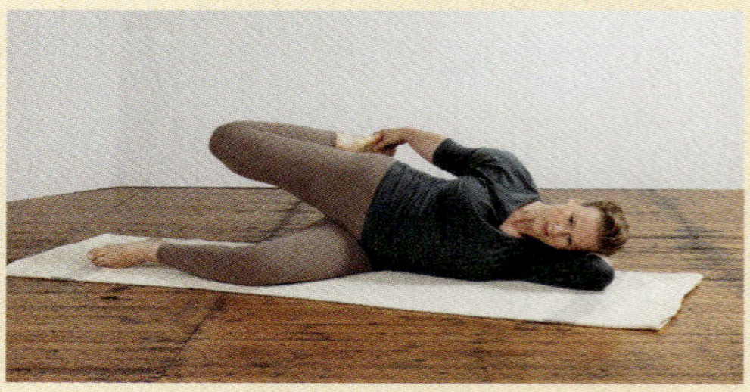

4. Körperseitendehnung und Iliopsoasstretch, Variante mit Iliopsoasstretch 2 (Seite 118), nur rechts und dann direkt zu Schritt 5

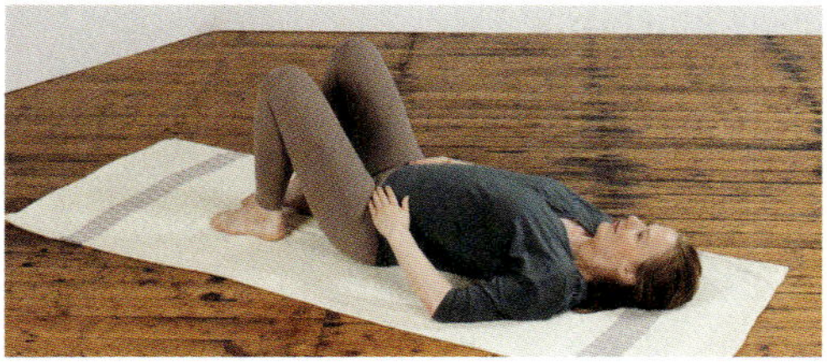

**5.** Beckenrolle (Seite 76)

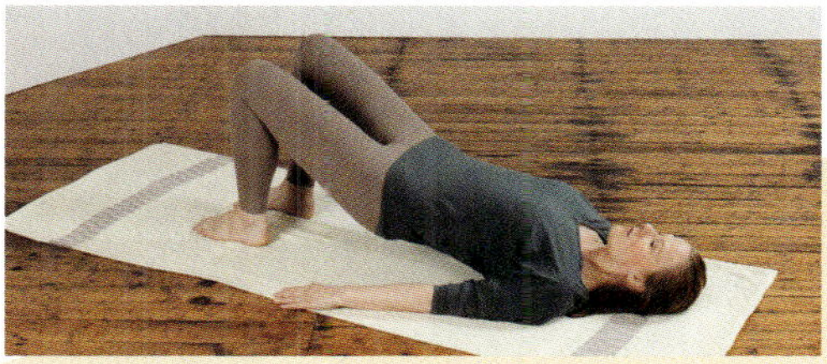

**6.** Beckenrolle, Variante mit Brücke (Seite 77), dann Schritt 1, 2, 3 und 4 links

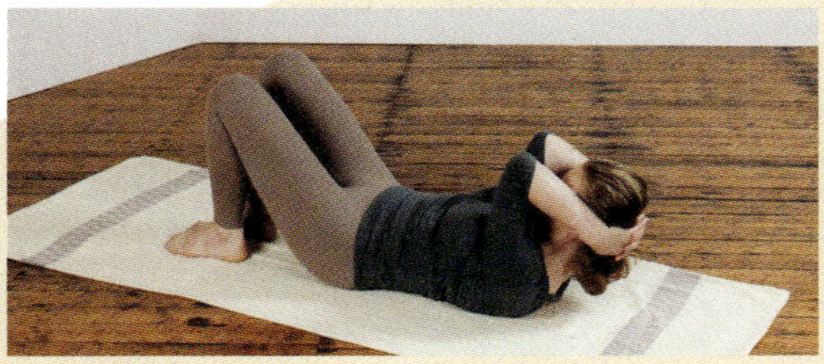

**7.** Fortgeschrittene Bauchmuskelübung (Seite 108)

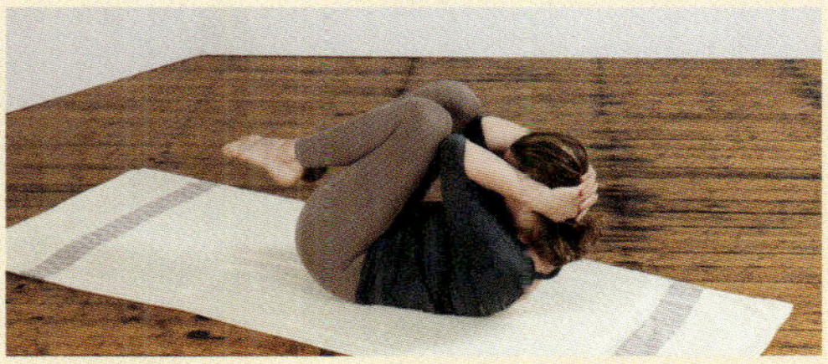

**8.** Fortgeschrittene Bauchmuskelübung, Variante mit herangezogenen Beinen (Seite 109)

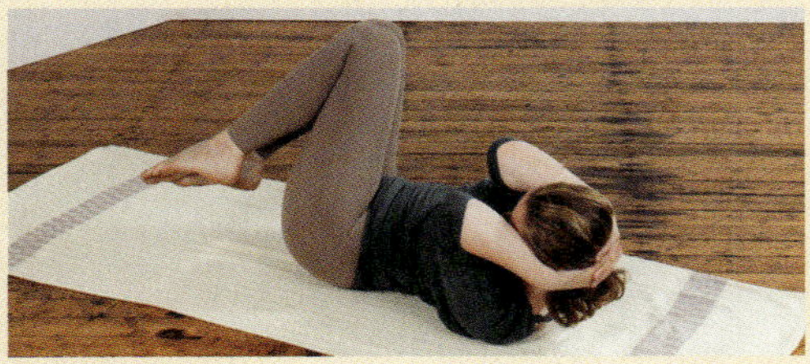

**9.** Fortgeschrittene Bauchmuskelübung, Variante mit Drehung (Seite 109)

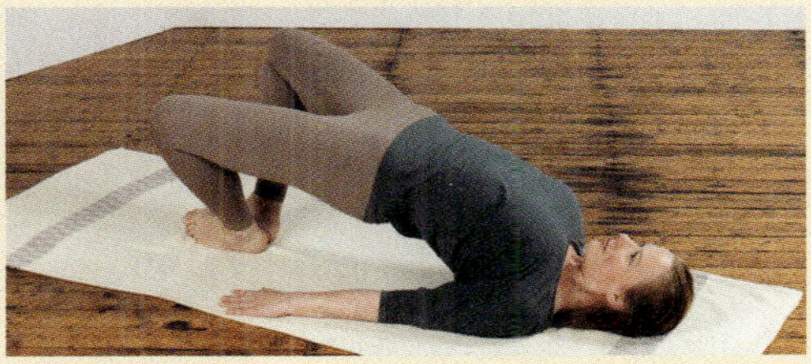

**10.** Streckung der Bauchwand, Variante mit geöffneten Knien (Seite 107)

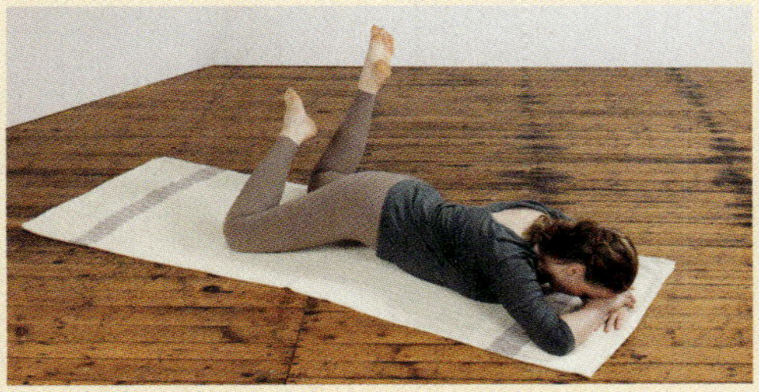

**11.** Scheibenwischer, Variante in Bauchlage (Seite 89)

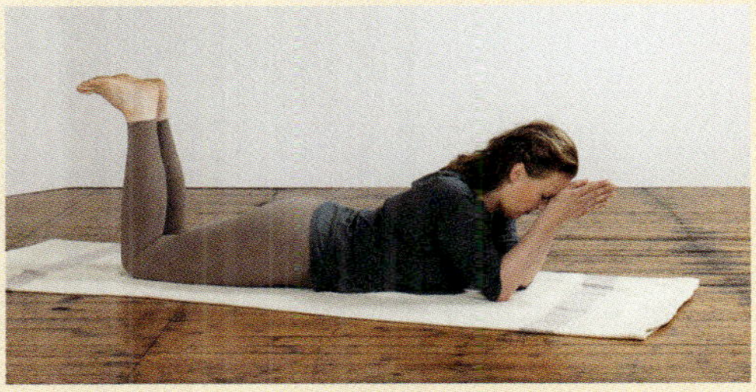

**12.** Rückbeuge (Seite 132)

## 10 Mobilisierung der Hüftgelenke

Gleitende, kreisende und schleifende Qualitäten sind nicht nur wohltuend für unsere Hüftgelenke, sondern regen uns an, ihre Beweglichkeit voll auszuschöpfen und zu erweitern. In dieser Sequenz arbeiten wir von klein und isoliert zu tief und im Einklang mit der Bewegung der Wirbelsäule.

Gehe in den fließenden Abläufen durch circa sechs Wiederholungen. Halte die Innen- und Außenrotation, die Hüftdehnung und die Hüftöffnung mit Vorbeuge für jeweils eine halbe Minute. Bleibe für circa zehn Atemzüge im Hund mit Außenrotation. In der letzten Dehnung kannst du auf jeder Seite jeweils eine Minute oder länger verweilen.

Die Schritte 8, 9 und 10 werden erst rechts und dann links aneinandergereiht ausgeführt.

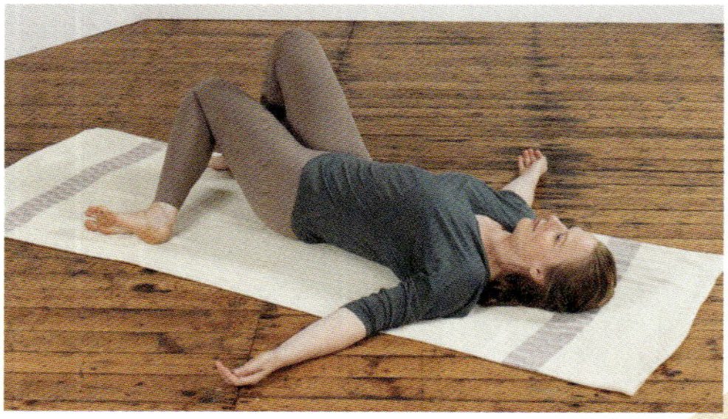

**1.** Innenrotation im Hüftgelenk (Seite 85)

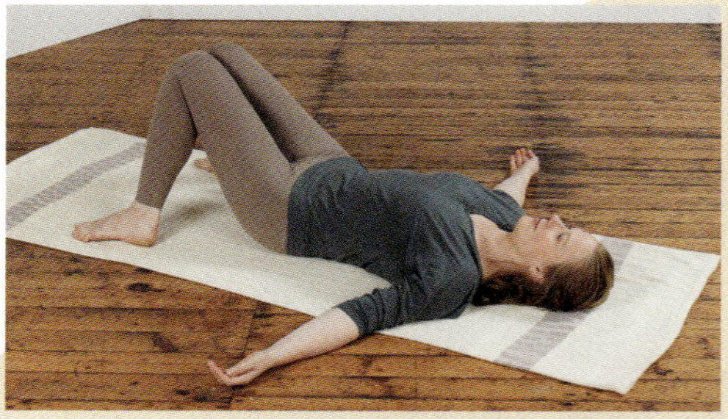

**2.** Innenrotation im Hüftgelenk, Variante passive Dehnung (Seite 85)

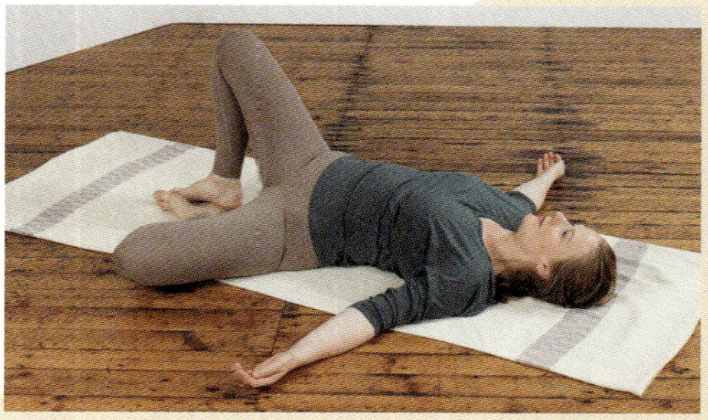

**3.** Außenrotation im Hüftgelenk (Seite 86)

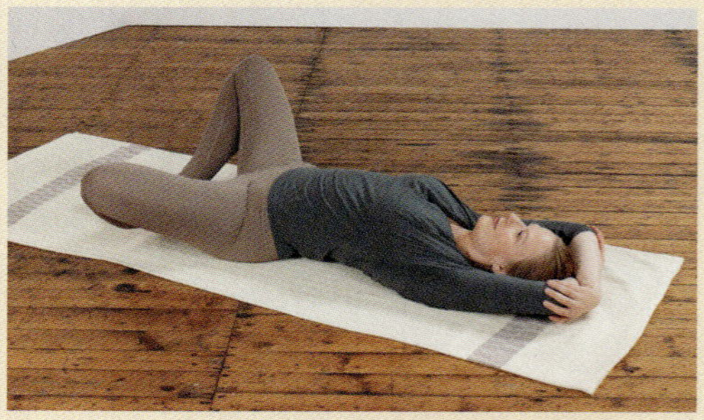

**4.** Außenrotation im Hüftgelenk, Variante mit tiefer Hüftdehnung (Seite 86)

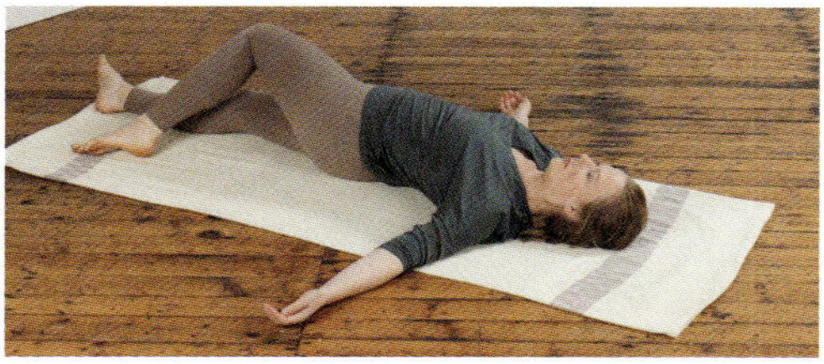

**5.** Beinkreise (Seite 90)

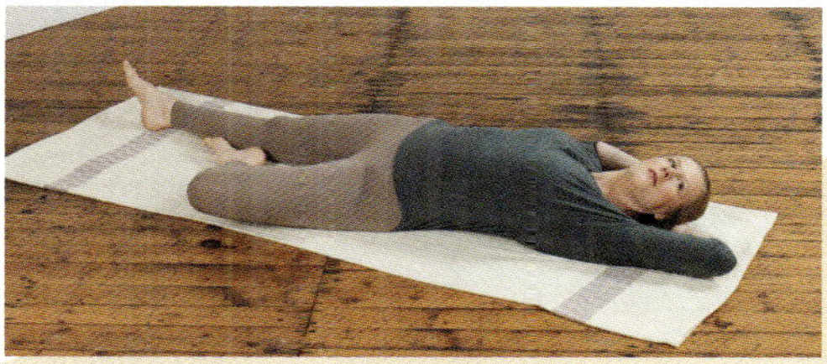

**6.** Beinkreise, Variante mit Oberkörpergleiten (Seite 91)

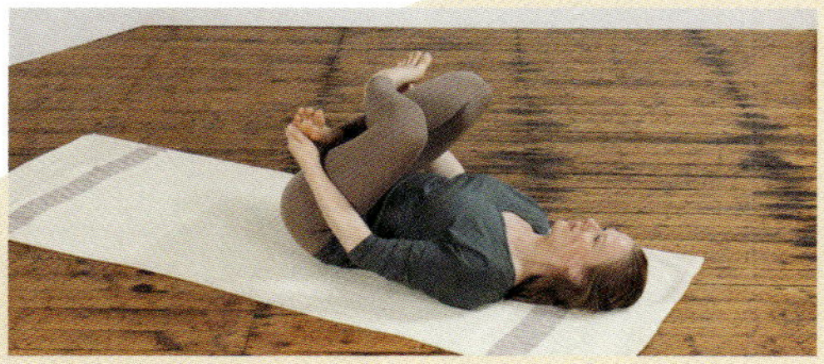

**7.** Hüftdehnung (Seite 87)

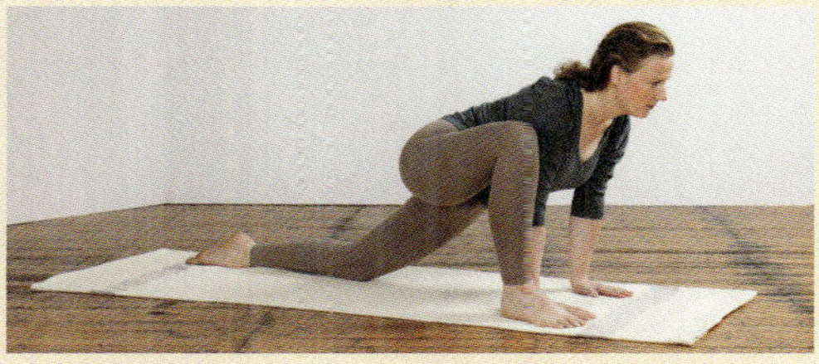

**8.** Wirbelsäulenmobilisierung, Variante im Ausfallschritt (Seite 155), nur rechts und dann direkt zu Schritt 9

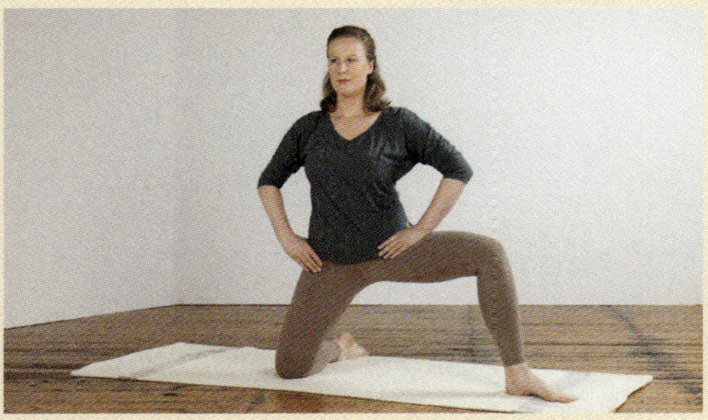

**9.** Hüftöffnung (Seite 158), nur rechts und dann direkt zu Schritt 10

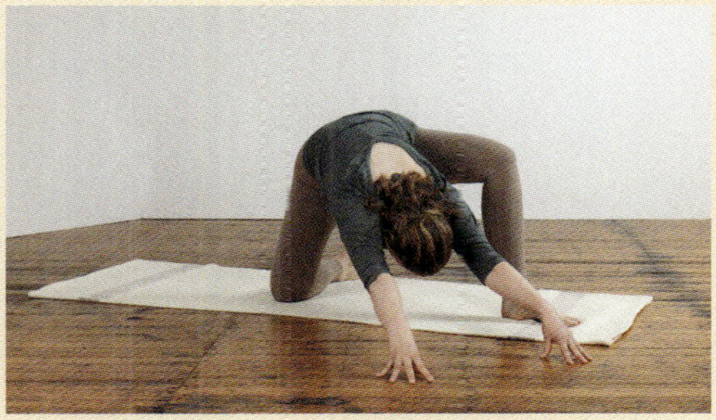

**10.** Hüftöffnung, Variante mit Vorbeuge (Seite 159), dann Schritt 8, 9 und 10 links

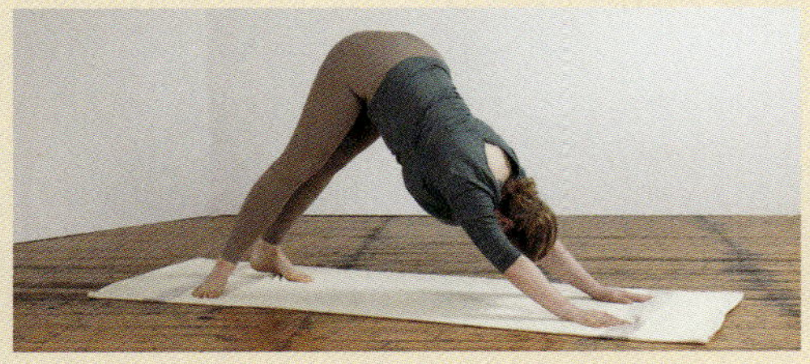

**11.** Hund mit Außenrotation (Seite 165)

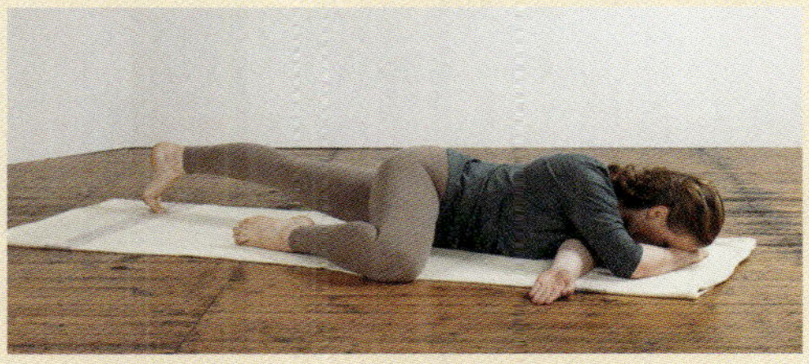

**12.** Schulter- und Hüftdehnung (Seite 131)

# 11 Stabilität und Entlastung für den Beckenboden

Mit Bewegungsabläufen im Sitzen und in Rückenlage variieren wir in dieser Übungssequenz mehrmals die Kontaktfläche des Beckens zum Boden sowie die Gewichtsverteilung im Körper. Wir erkunden die Verbundenheit von Beckenboden und Beininnenseiten und nutzen ihre gemeinsame Funktionsweise, um Kontraktion und Expansion bewusst zu lenken.

Gehe in den fließenden Abläufen durch circa zehn Wiederholungen auf jeder Seite. So baust du ein tieferes Gespür für diese Körperregion auf. Halte alle Dehnungen jeweils circa eine Minute.

Schritte 5, 6 und 7 werden erst rechts und dann links aneinandergereiht ausgeführt. Kreuze in der Aktivierung der Oberschenkelinnenseiten anfangs das rechte über das linke Fußgelenk und führe alle drei Übungen in dieser Kreuzung durch. Wiederhole den Ablauf mit dem anderen Knöchel vorn.

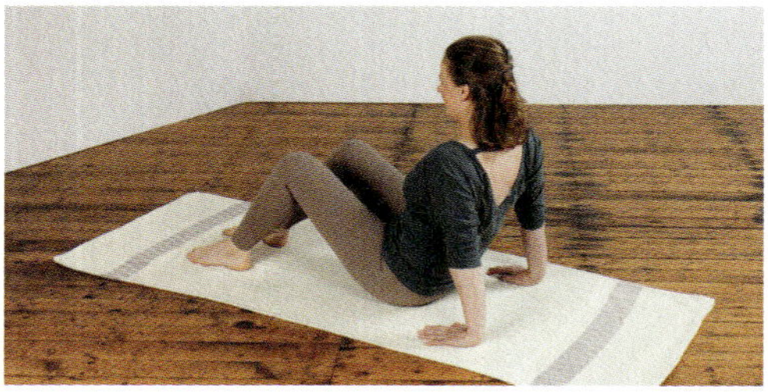

1. Mobilisierung der Beckenseiten, auf und ab, Variante sitzend (Seite 73)

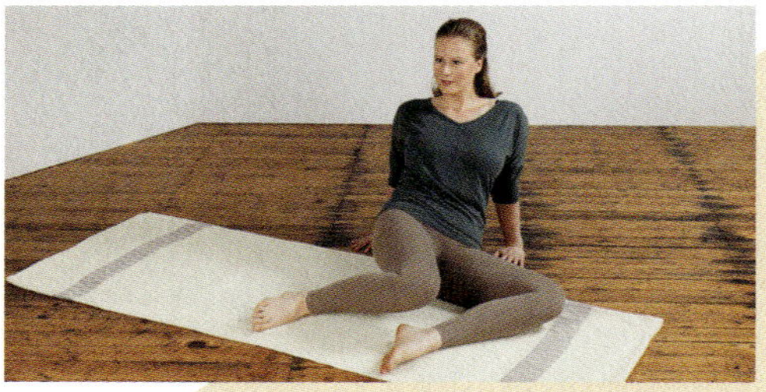

2. Scheibenwischer, Variante sitzend (Seite 89)

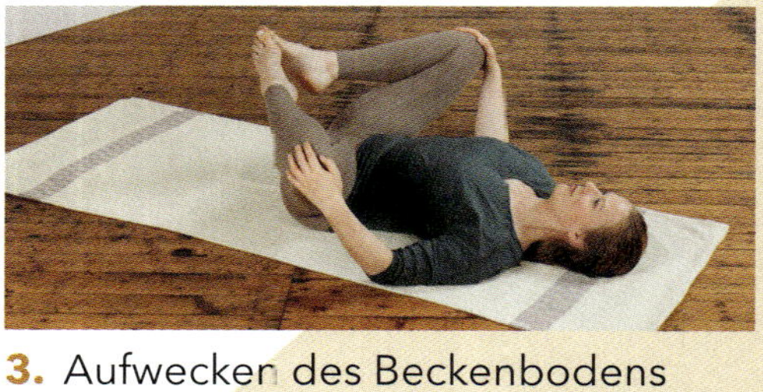

3. Aufwecken des Beckenbodens (Seite 111)

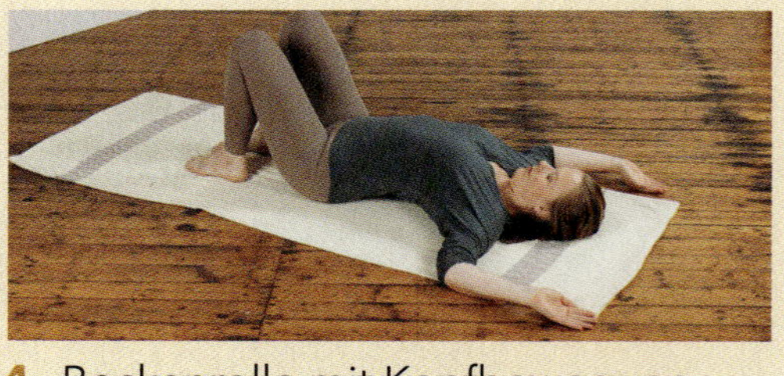

4. Beckenrolle mit Kopfbewegung (Seite 77)

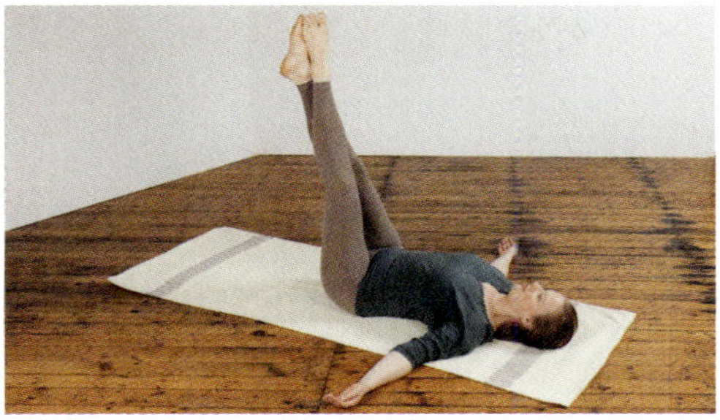

**5.** Aktivierung der Oberschenkel-innenseiten (Seite 112), nur rechts und dann direkt zu Schritt 6

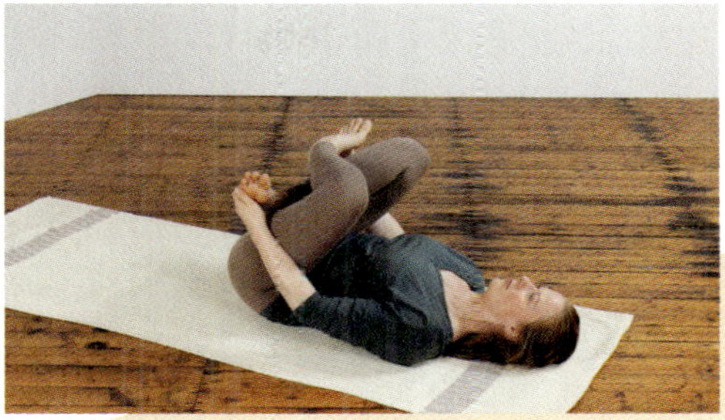

**6.** Hüftdehnung (Seite 87), nur rechts und dann direkt zu Schritt 7

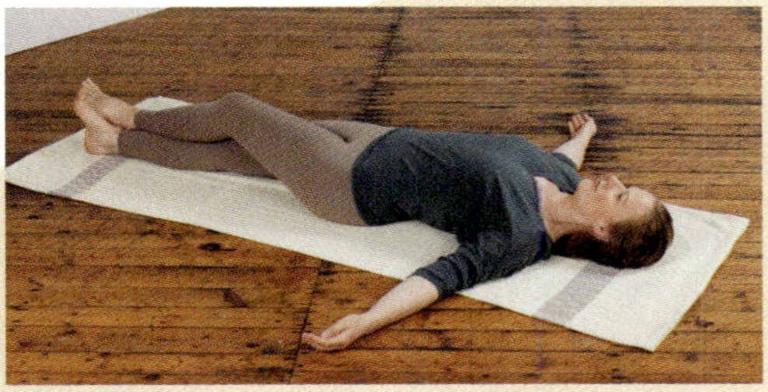

**7.** Aktivierung der Oberschenkelinnenseiten über die Fußsohlen (Seite 113), dann Schritt 5, 6 und 7 links

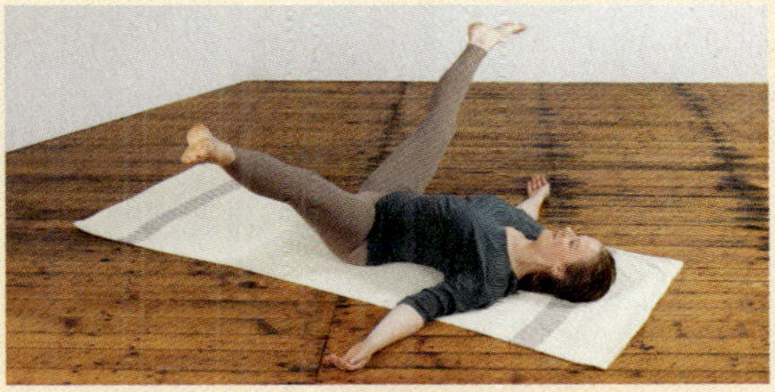

**8.** Aufwecken des Beckenbodens, Variante mit gestreckten Beinen (Seite 111)

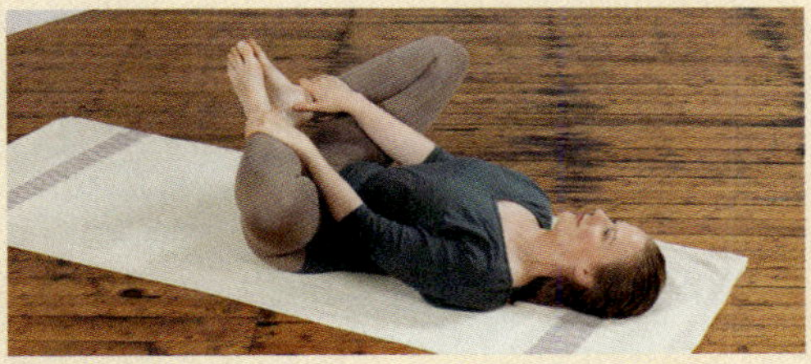

**9.** Beckenbodendehnung (Seite 114)

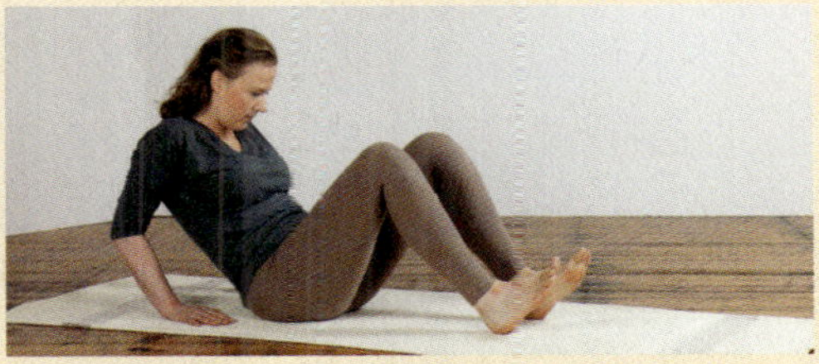

**10.** Wirbelsäulenmobilisierung, Variante sitzend (Seite 156)

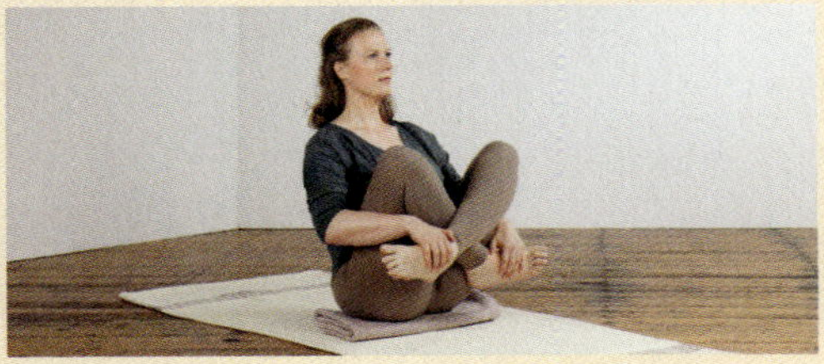

**11.** Balanceübung (Seite 139)

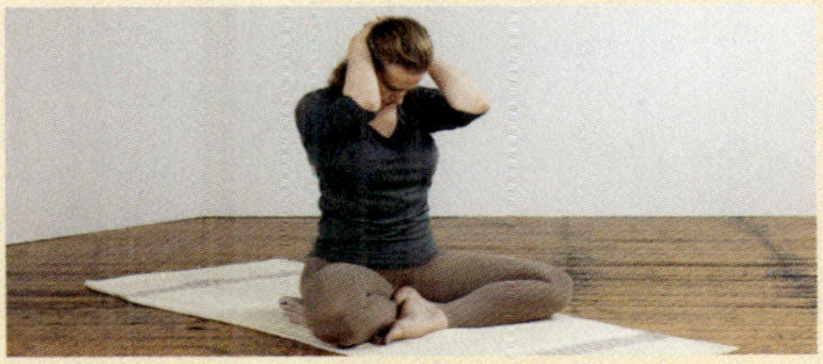

**12.** Nackendehnung (Seite 139)

## 12 Öffnung und Sensibilisierung der Körperseiten

Die folgende Übungssequenz aktiviert und dehnt die Rumpfseiten sowie die gesamte Körperaußenseite von den Fingerkuppen bis in die Zehenspitzen. Um die Praxis zu variieren, fließen wir im Rehsitz sowie in der Hüftöffnung immer wieder durch Rotationsbewegungen und mobilisieren die Wirbelsäule in ihren sieben möglichen Richtungen.

Gehe in den dynamischen Abläufen durch circa vier bis sechs Wiederholungen auf jeder Seite. Halte alle Dehnungen jeweils circa eine halbe Minute.

Die Schritte 6, 7, 8, 9 und 10 sowie die Schritte 12, 13, 14 und 15 werden erst rechts und dann links aneinandergereiht ausgeführt. Winkele für den Übergang von der Seitenlage in den Rehsitz das obere Bein locker an, schiebe es nach hinten und stütze dich zum Sitzen nach oben. Das untere Bein beugt sich ebenfalls und liegt jetzt im Rehsitz vorn.

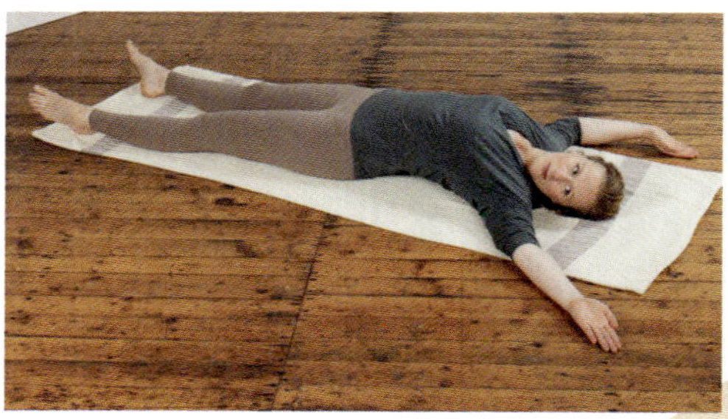

**1.** Körperseitenstreckung (Seite 82)

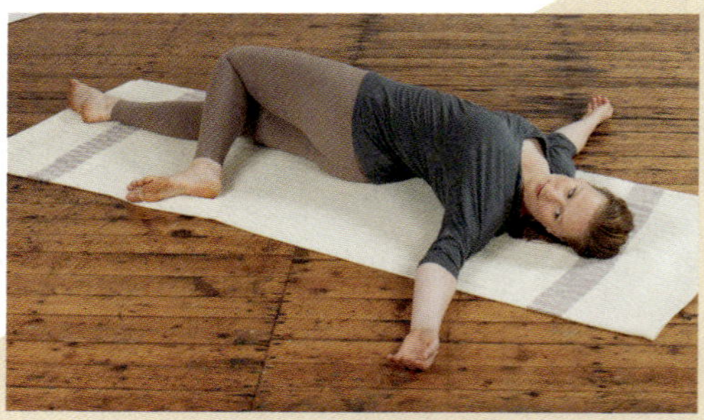

**2.** Rückenspirale (Seite 79)

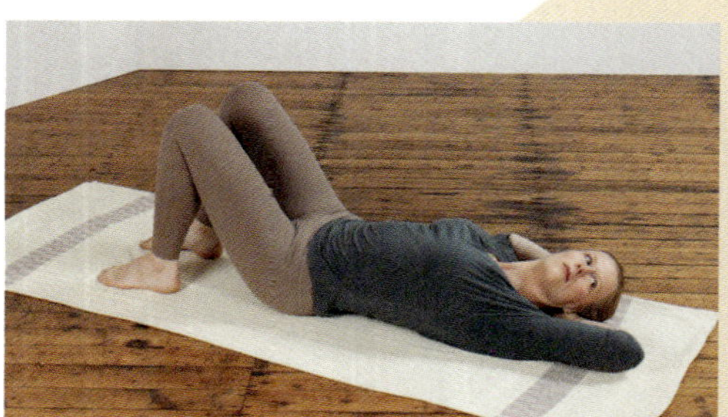

**3.** Oberkörpergleiten (Seite 81)

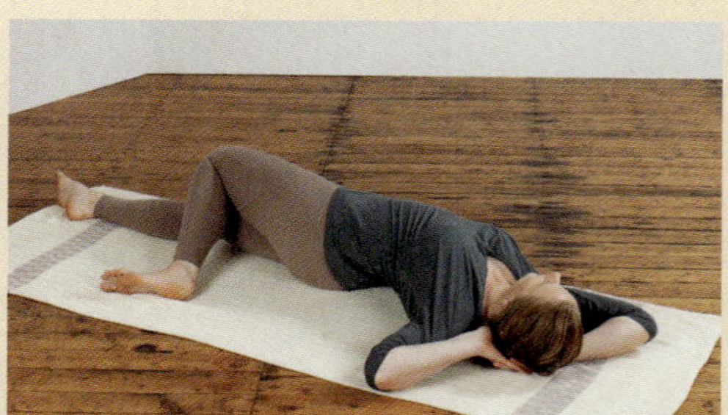

**4.** Oberkörpergleiten, Variante mit Rückenspirale (Seite 81)

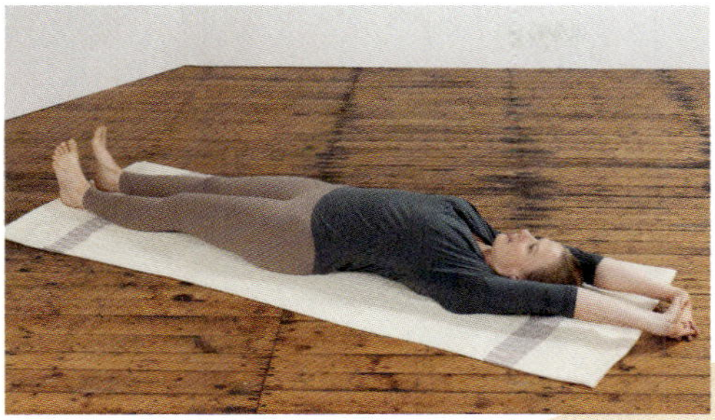

**5.** Körperseitendehnung (Seite 83)

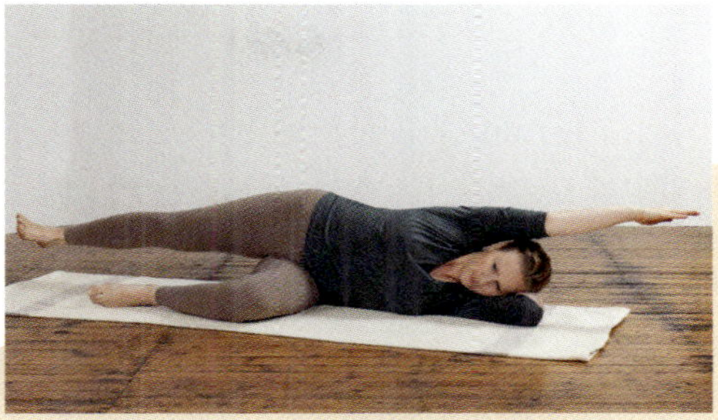

**6.** Aktivierung von Wirbelsäule und Körperseiten (Seite 116), nur rechts und dann direkt zu Schritt 7

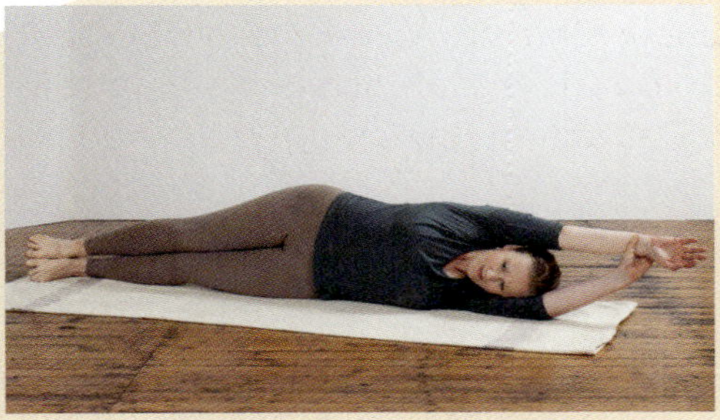

**7.** Körperseitendehnung und Iliopsoasstretch, Variante mit Wirbelsäulenstretch (Seite 119), nur rechts und dann direkt zu Schritt 8

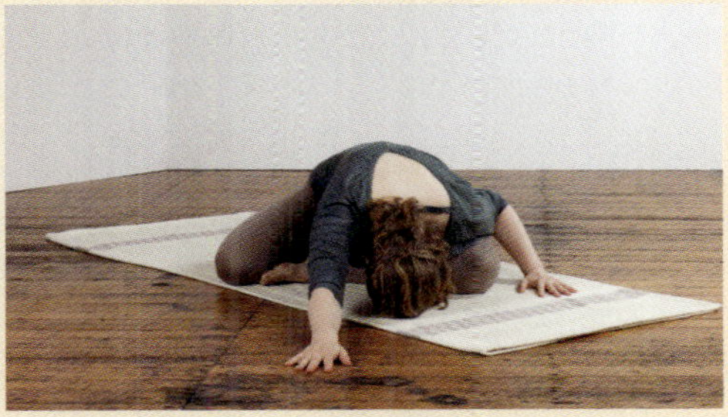

**8.** Vorbeuge im Rehsitz (Seite 147), nur mit dem rechten Bein vorn und dann direkt zu Schritt 9

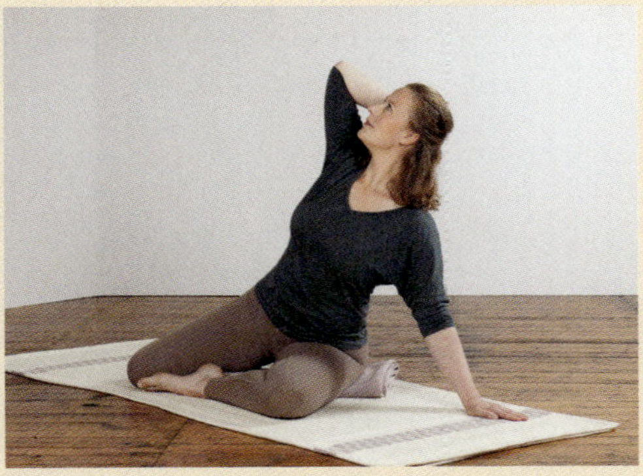

**9.** Armkreise im Rehsitz, Variante Oberkörperaktivierung (Seite 145), nur mit dem rechten Bein vorn und dann direkt zu Schritt 10

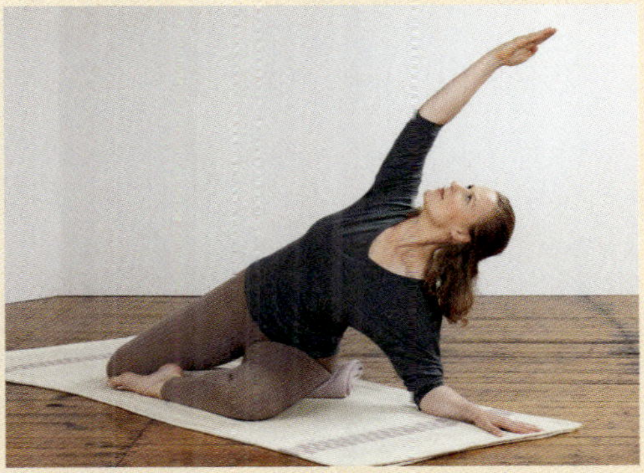

**10.** Seitbeuge im Rehsitz (Seite 146), dann Schritt 6, 7, 8, 9 und 10 links

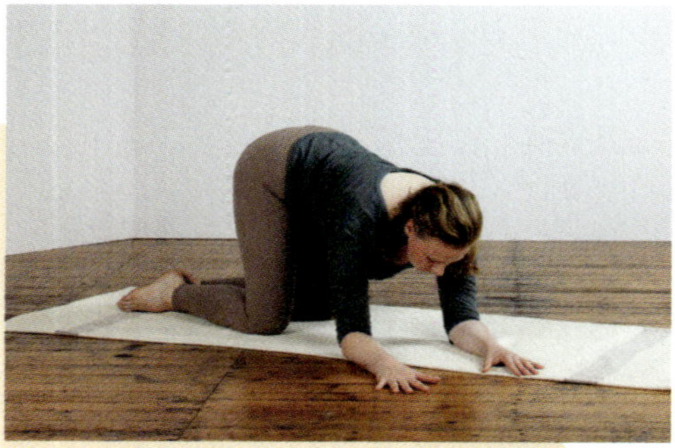

**11.** Wirbelsäulenmobilisierung, Variante Sphinx mit lateraler Öffnung (Seite 154)

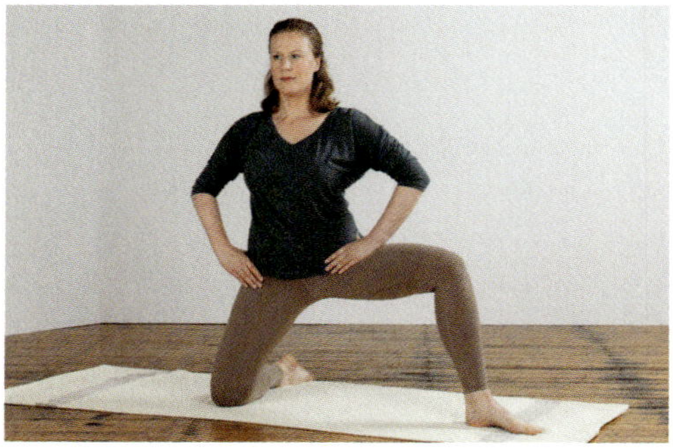

**12.** Hüftöffnung (Seite 158), nur rechts und dann direkt zu Schritt 13

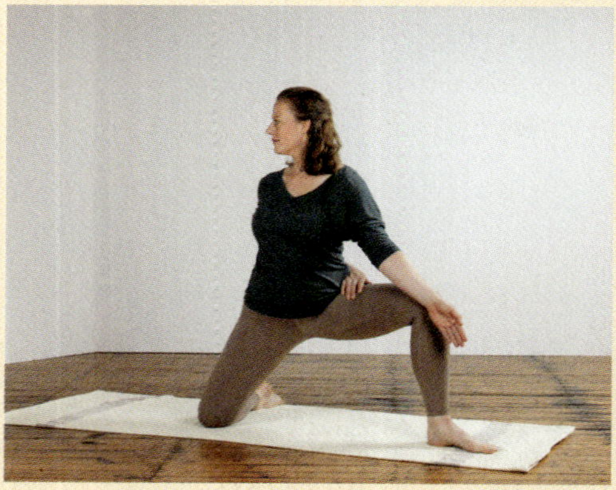

**13.** Hüftöffnung, Variante mit Drehung (Seite 159), nur rechts und dann direkt zu Schritt 14

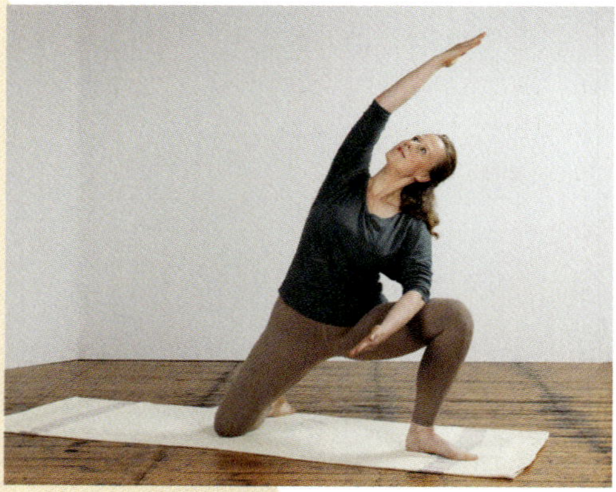

**14.** Hüftöffnung, Variante mit Seitbeuge (Seite 159), nur rechts und dann direkt zu Schritt 15

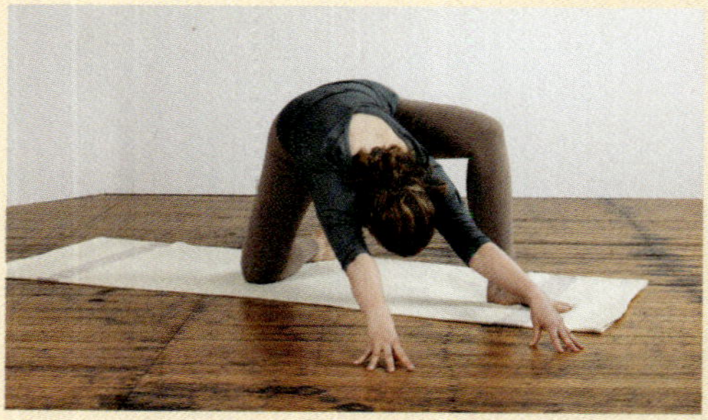

**15.** Hüftöffnung, Variante mit Vorbeuge (Seite 159) dann Schritt 12, 13, 14 und 15 links

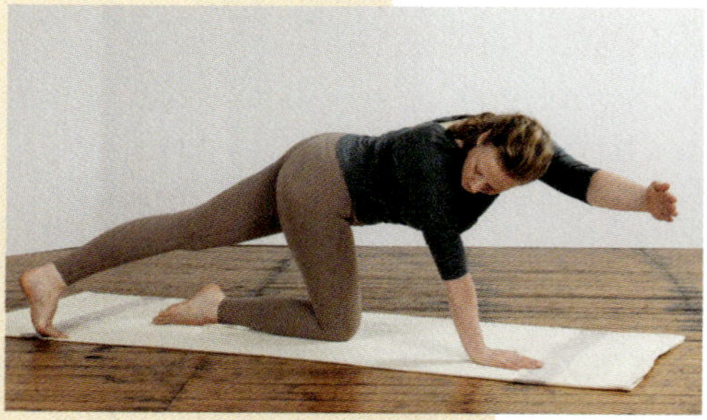

**16.** Öffnung der Körperseiten (Seite 163)

# 13 Beweglichkeit und Länge in der Körperrückseite

Bewegungsmangel und Inflexibilität machen sich erfahrungsgemäß durch Beschwerden im Rücken bemerkbar. Unser Sinn für die Körperrückseite ist weniger klar ausgeprägt, weil wir sie nicht sehen können und sie deshalb anders wahrnehmen. In der folgenden Sequenz üben wir verschiedene Varianten der Wirbelsäulenmobilisierung, dehnen die Rückenmuskulatur und schaffen mehr Bewusstsein für das Zusammenwirken der dorsalen Strukturen.

Gehe in den dynamischen Abläufen durch circa sechs Wiederholungen auf jeder Seite. Halte die Vorbeuge jeweils eine halbe Minute und den versetzten Hund rechts und links für zehn Atemzüge.

Auf Schritt 2 folgt der Beinwechsel, um die Wirbelsäulenmobilisierung im Rehsitz mit dem anderen Bein vorn auszuführen. Nach dem versetzten Hund in Schritt 7 wiederhole die Wirbelsäulenmobilisierung in der Sphinx und gehe dann über in den versetzten Hund auf der anderen Seite.

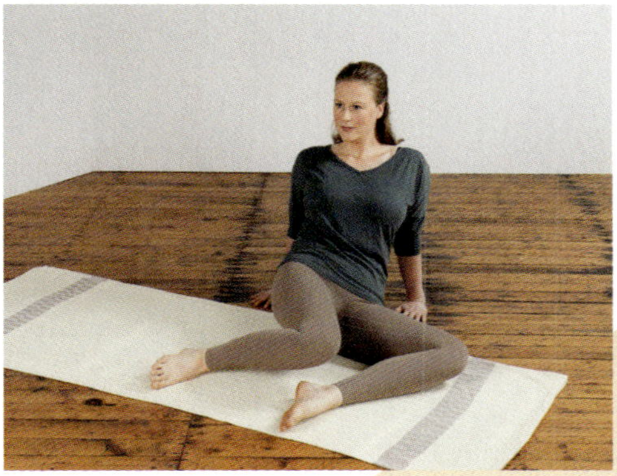

1. Scheibenwischer, Variante sitzend (Seite 88)

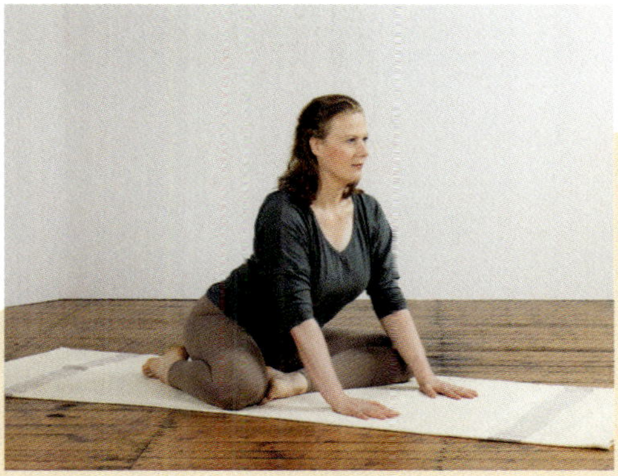

2. Wirbelsäulenmobilisierung, Variante im Rehsitz (Seite 157), nur mit dem rechten Bein vorn und dann direkt zu Schritt 3

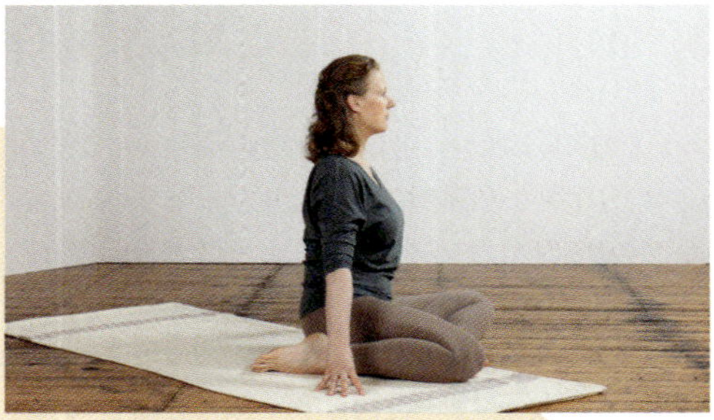

**3.** Beinwechsel im Rehsitz (Seite 149), dann Schritt 2 links

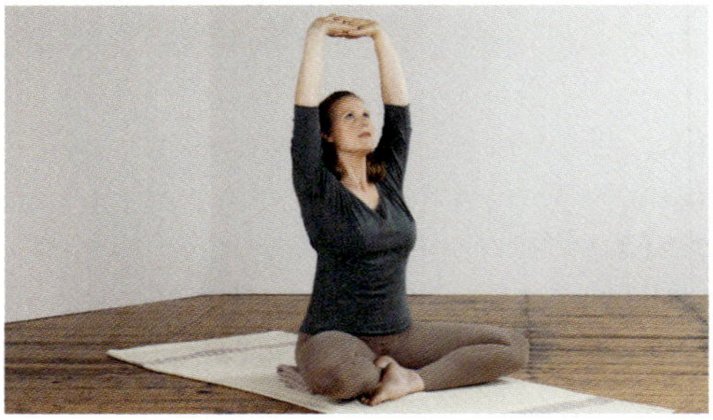

**4.** Aktivierung der Rückenstrecker (Seite 135)

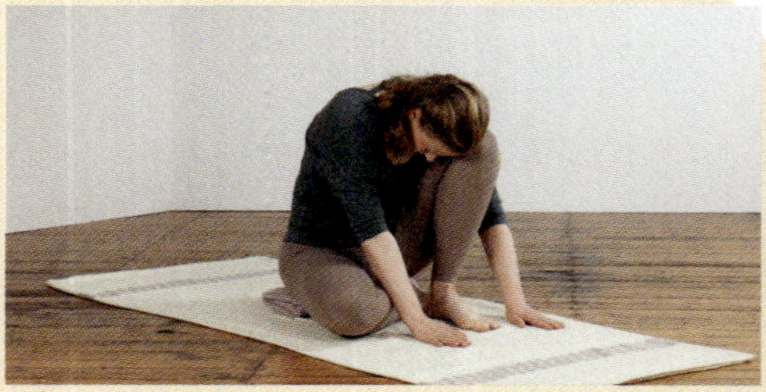

**5.** Vorbeuge im Rehsitz, Variante Anpassung des Sitzes (Seite 147)

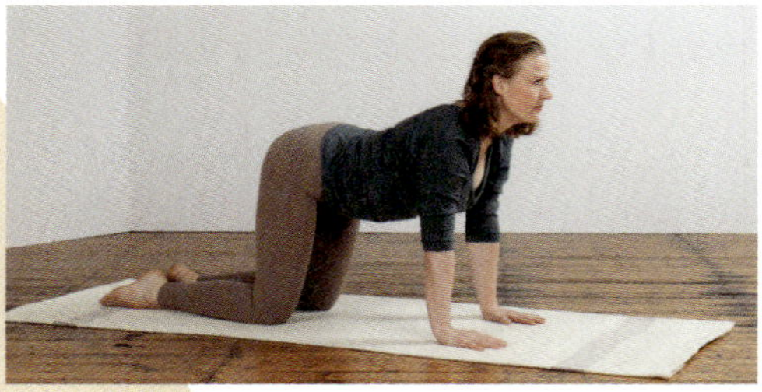

**6.** Wirbelsäulenmobilisierung (Seite 153)

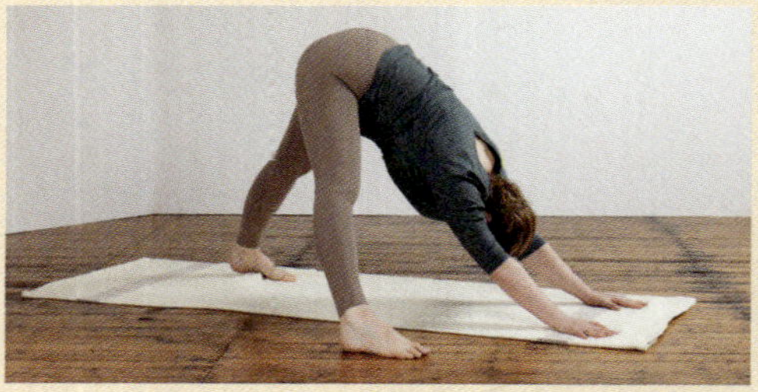

**7.** Versetzter Hund (Seite 167), nur rechts und dann direkt zu Schritt 8

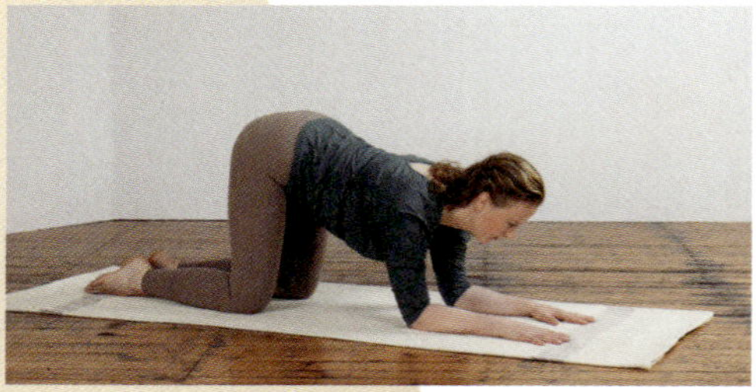

**8.** Wirbelsäulenmobilisierung, Variante mit Sphinx (Seite 155), dann Schritt 7 links

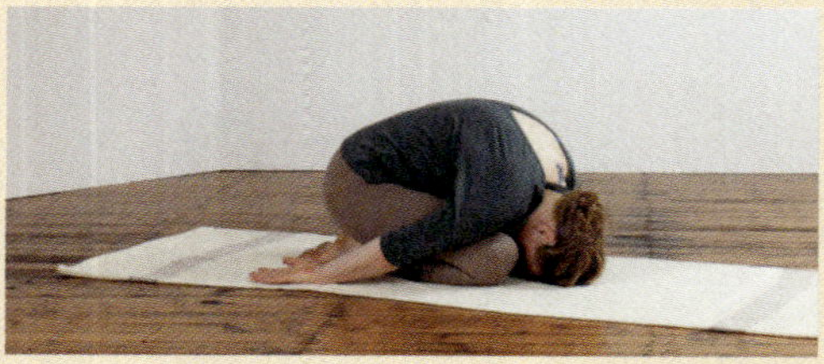

**9.** Kind (Seite 133)

# 14 Kräftigung für den Rücken

Der Rücken erhält im somatischen Training viel Unterstützung durch die tiefe Bauch- und Beckenbodenmuskulatur. In dieser Bewegungssequenz kombinieren wir die Aktivität des Abdomens mit gezielten Kraftübungen für den oberen, den mittleren und den unteren Rücken.

Gehe in den dynamischen Abläufen durch circa vier bis sechs Wiederholungen. Halte die Innenrotation im Hüftgelenk, den Scheibenwischer mit Oberschenkeldehnung, die Streckung der Bauchwand, die Dehnung der Beinrückseiten mit Drehung und die gehaltene Kobra für jeweils eine halbe Minute. Verweile im Hund mit Außenrotation rechts und links für acht bis zehn Atemzüge.

Die Schritte 5 und 6 sowie die Schritte 12 und 13 werden erst rechts und dann links aneinandergereiht ausgeführt.

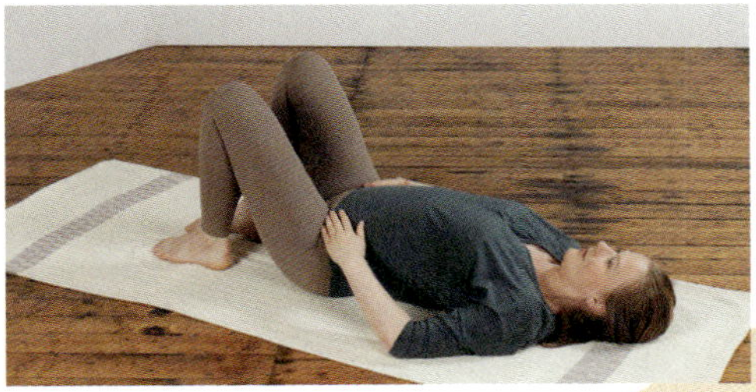

**1.** Beckenrolle (Seite 76)

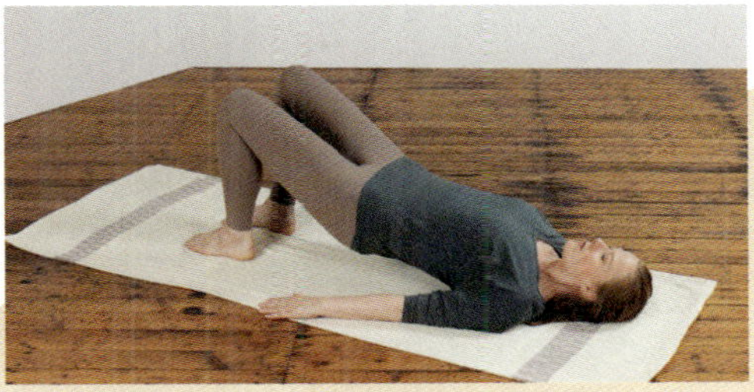

**2.** Beckenrolle, Variante mit Brücke (Seite 77)

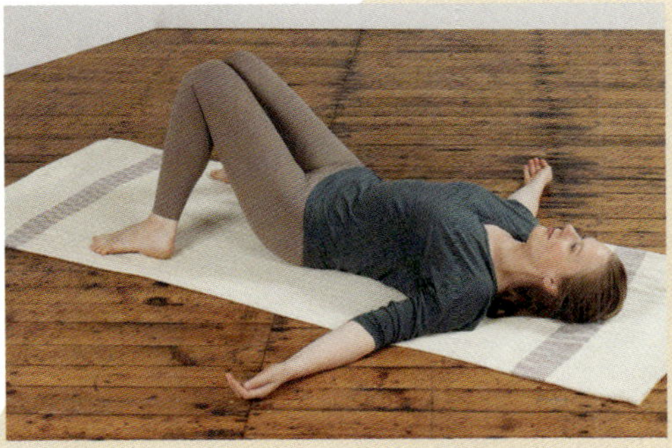

**3.** Innenrotation im Hüftgelenk, Variante passive Dehnung (Seite 85)

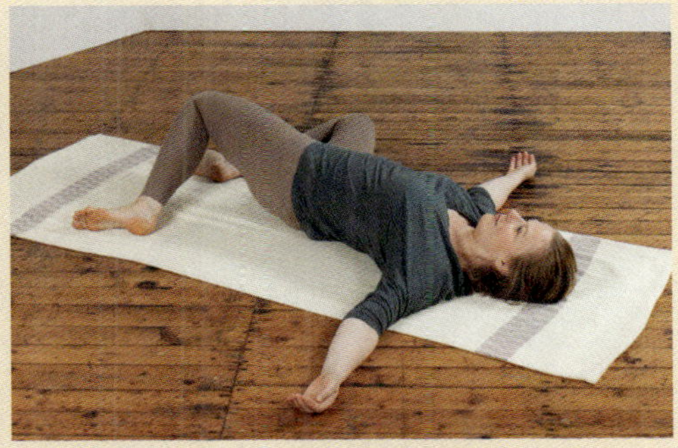

**4.** Scheibenwischer (Seite 88)

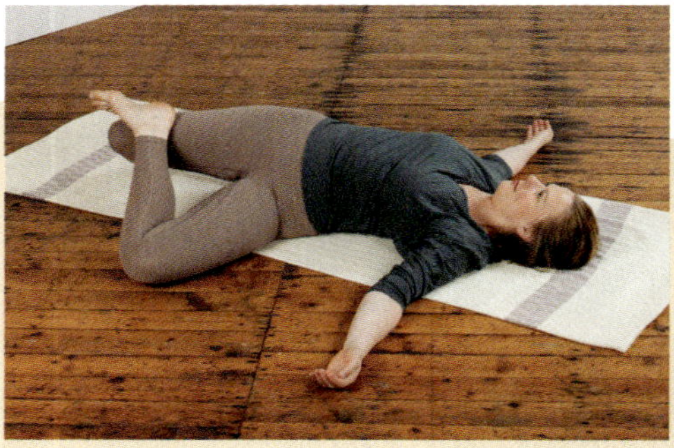

**5.** Scheibenwischer, Variante mit Oberschenkeldehnung (Seite 89), nur rechts und dann direkt zu Schritt 6

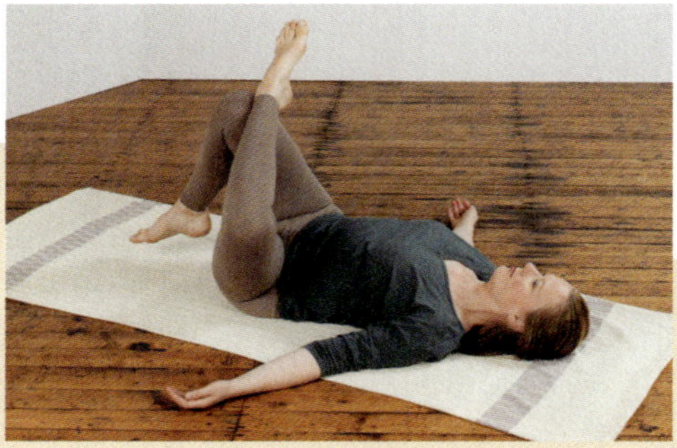

**6.** Knöchel über Knie (Seite 105), nur rechts und dann direkt zu Schritt 7

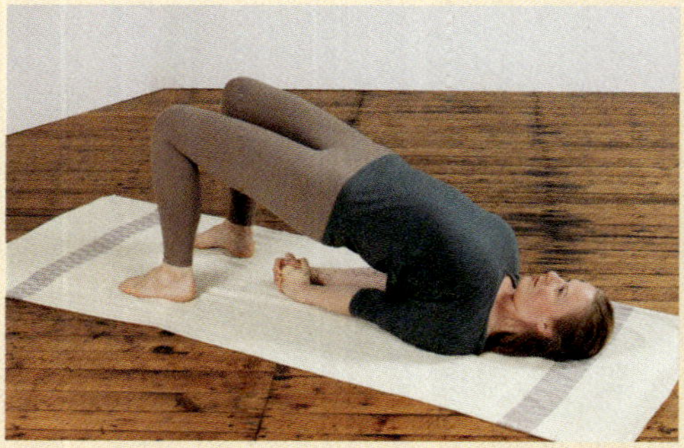

**7.** Streckung der Bauchwand (Seite 107), dann Schritt 5 und 6 links

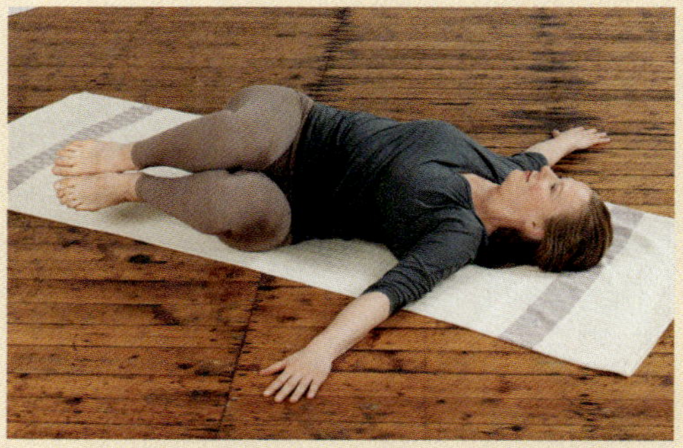

**8.** Schräge Bauchmuskulatur (Seite 106)

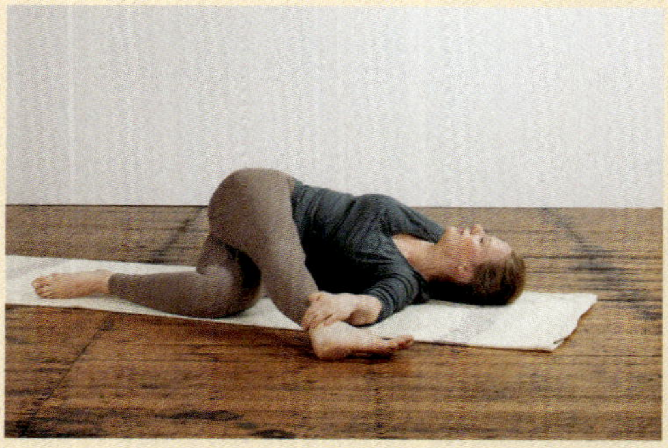

**9.** Dehnung der Beinrückseiten mit Drehung (Seite 123)

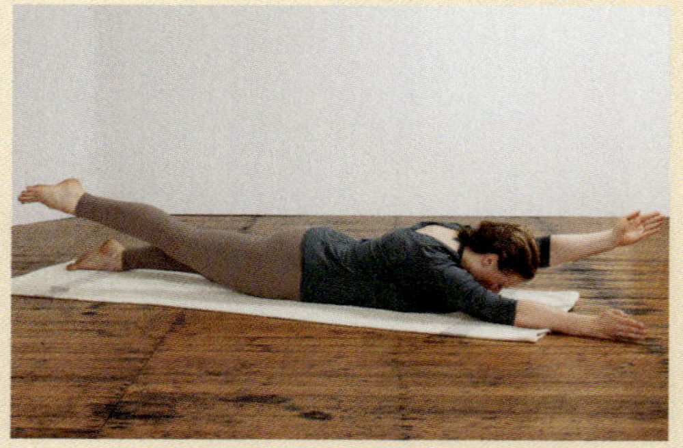

**10.** Rückenkräftigung (Seite 125)

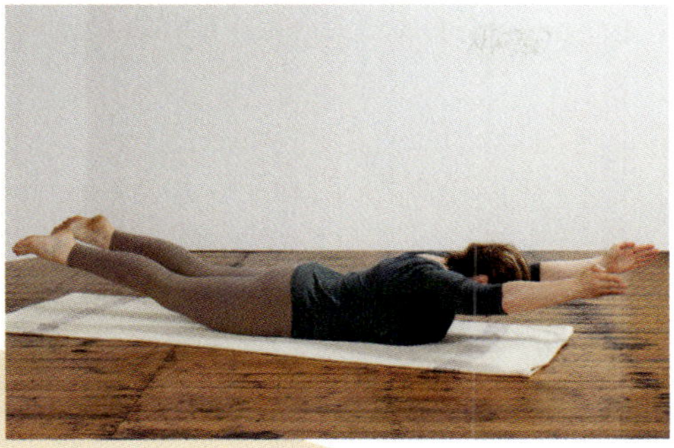

**11.** Rückenkräftigung, Variante mit beiden Armen und Beinen (Seite 125)

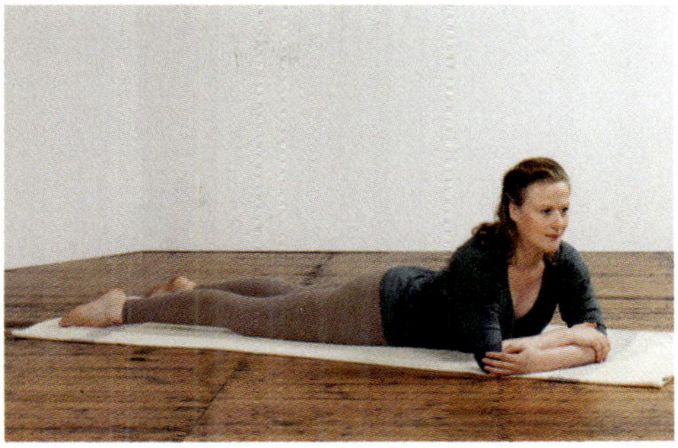

**12.** Dynamische Kobra, Variante mit lateraler Öffnung (Seite 129), nur rechts und dann direkt zu Schritt 13

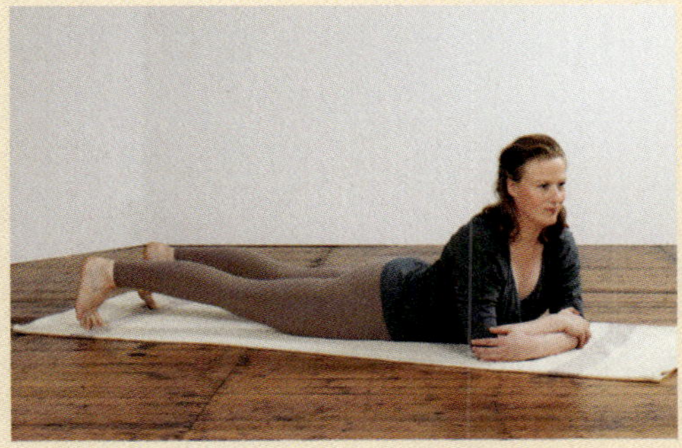

**13.** Gehaltene Kobra, Variante mit lateraler Öffnung (Seite 128), dann Schritt 12 und 13 links

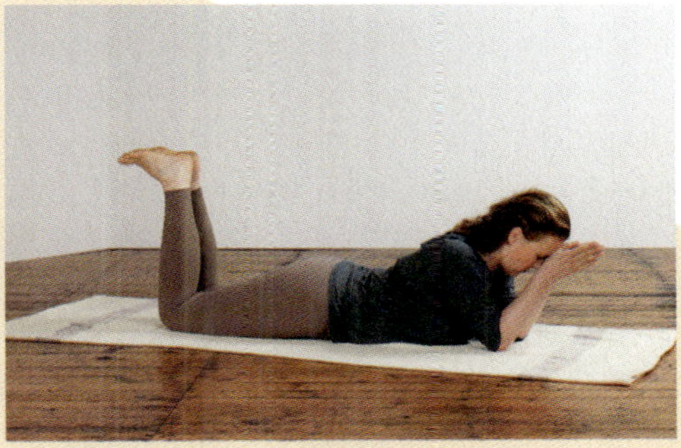

**14.** Rückbeuge (Seite 132)

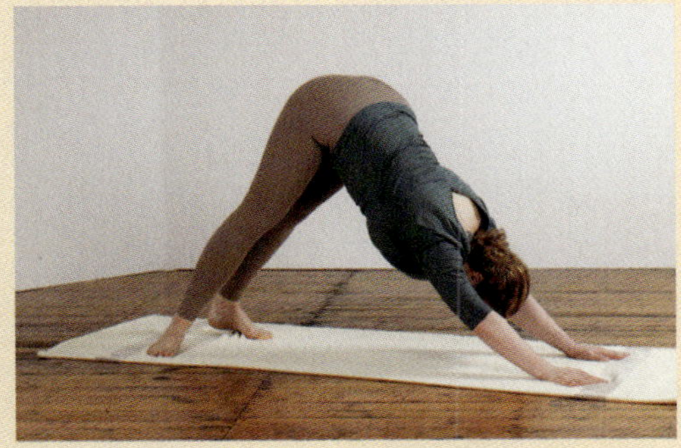

**15.** Hund mit Außenrotation (Seite 165)

# 15 Dehnung der Körpervorderseite

In dieser Sequenz wird die Öffnung der Bauchmuskulatur, der Hüftbeuger und der Leisten über die Streckung der Wirbelsäule und die Extension der Beine in den Hüftgelenken erzielt. Mit Drehungen nach rechts und links neutralisieren wir die gesamte Rumpfmuskulatur.

Gehe in den dynamischen Abläufen durch circa vier bis sechs Wiederholungen. Halte die Streckung der Bauchwand, die Körperseitendehnung, die gehaltene Kobra und die Schulter- und Hüftdehnung für jeweils eine halbe Minute. Verweile in der letzten Dehnung in Rückenlage beliebig lange und spüre, welche Signale der Körper dir sendet. Nutze diesen Moment, um durch eigene Bewegungen zu gehen, die du magst, um die Praxis abzurunden.

Nach Schritt 2 auf der rechten Seite gehe direkt über in die Beckenrolle und wiederhole dann die Rückenspirale links. Auch nach Schritt 5 und 6 auf der rechten Seite übe zunächst die dynamische Kobra in Bauchlage, bevor du den Iliopsoasstretch und die Körperseitendehnung links wiederholst.

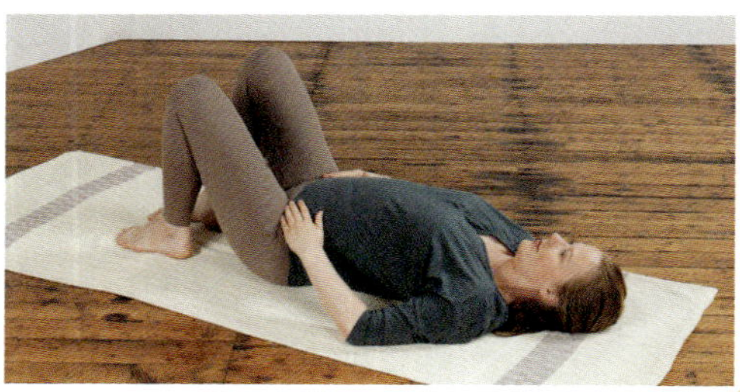

**1.** Beckenrolle (Seite 75)

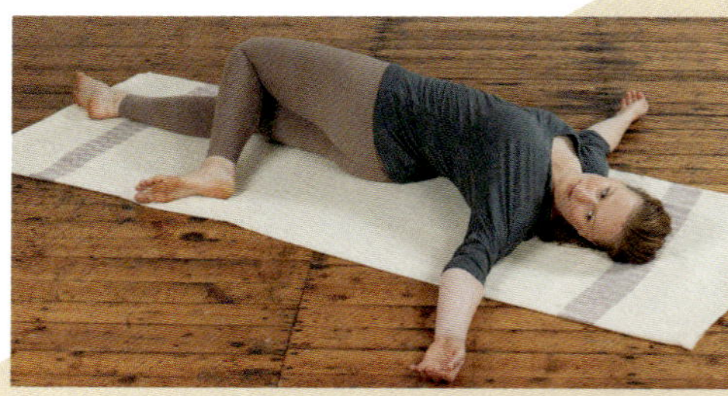

**2.** Rückenspirale (Seite 79), nur rechts und dann direkt zu Schritt 3

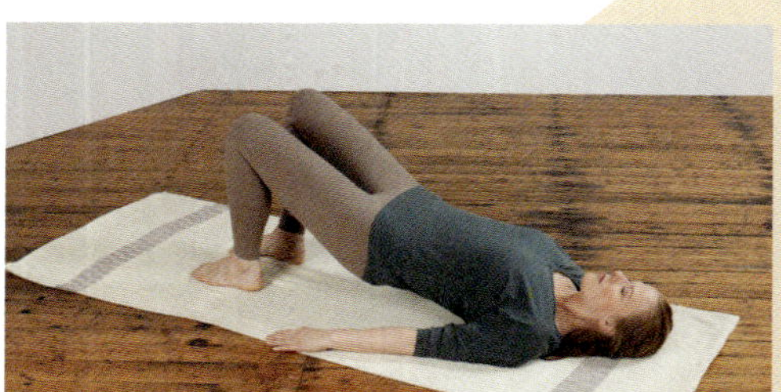

**3.** Beckenrolle, Variante mit Brücke (Seite 76), dann Schritt 2 links

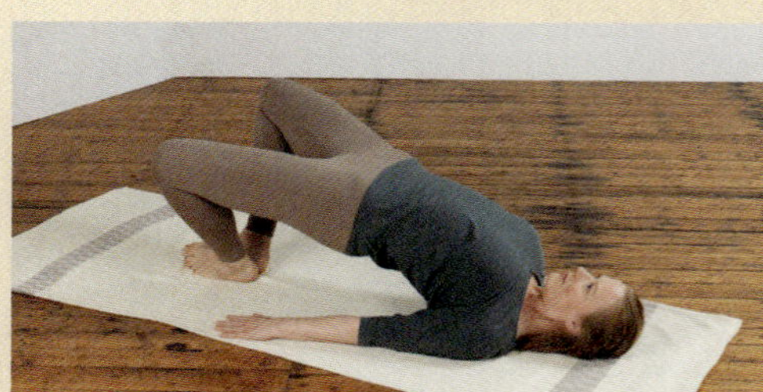

**4.** Streckung der Bauchwand, Variante mit geöffneten Knien (Seite 107)

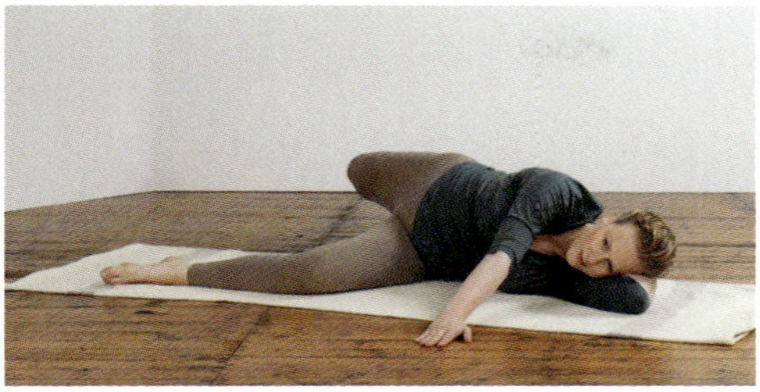

**5.** Iliopsoasöffnung (Seite 123), nur rechts und dann direkt zu Schritt 6

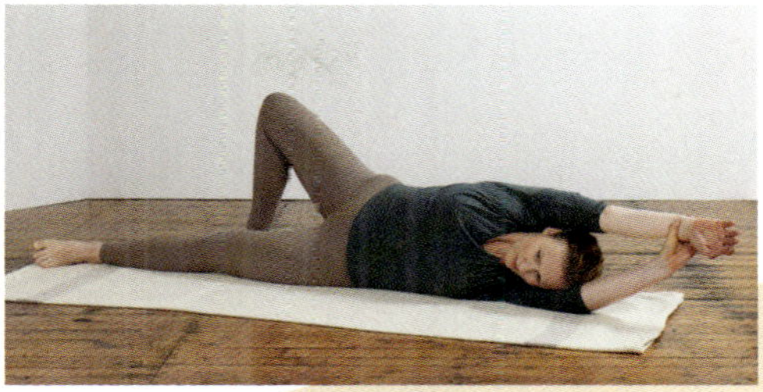

**6.** Körperseitendehnung und Iliopsoasstretch, Variante Iliopsoasstretch 3 (Seite 119), nur rechts und dann direkt zu Schritt 7

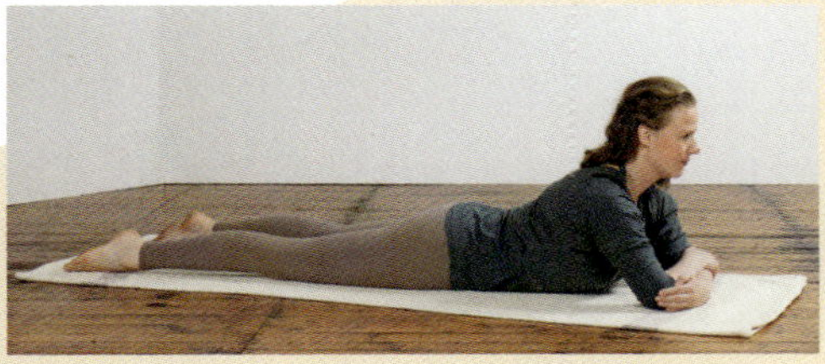

**7.** Dynamische Kobra (Seite 129), dann Schritt 5 und 6 links

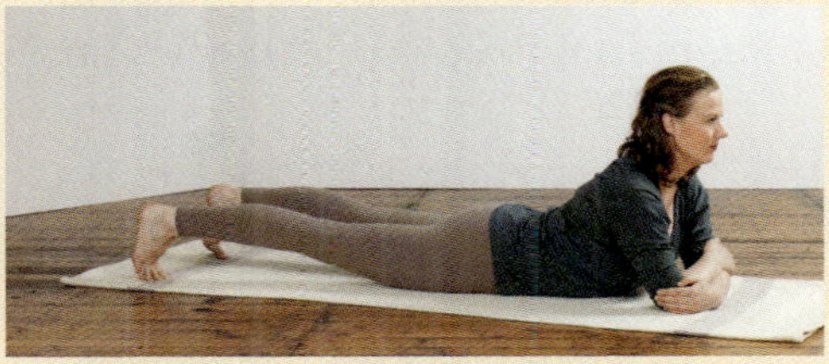

**8.** Gehaltene Kobra (Seite 129)

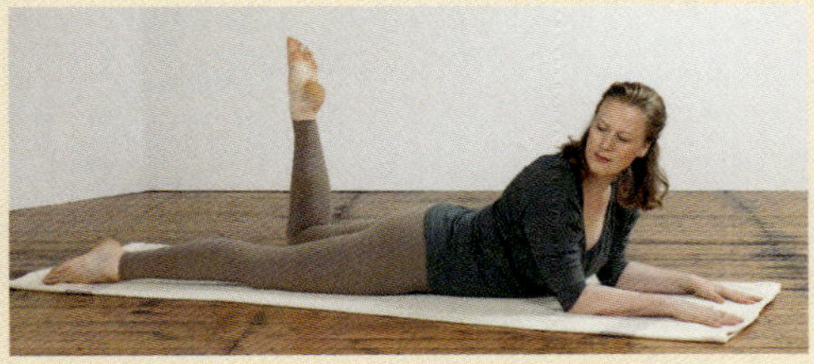

**9.** Dynamische Sphinx (Seite 130)

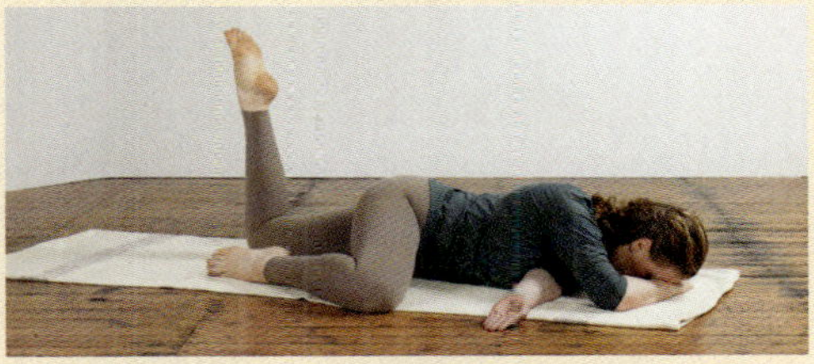

**10.** Schulter- und Hüftdehnung, Variante rechter Winkel (Seite 131)

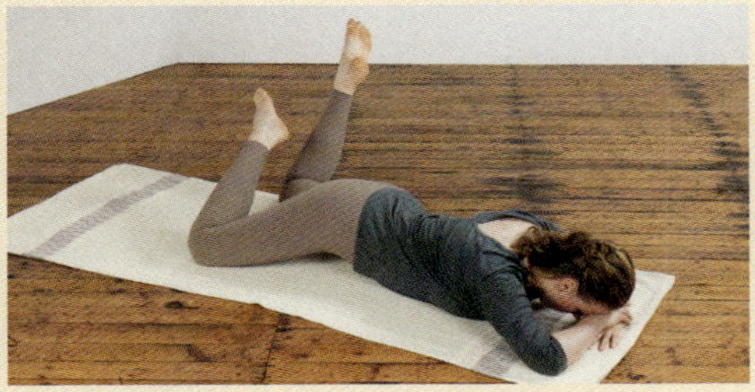

**11.** Scheibenwischer, Variante in Bauchlage (Seite 89)

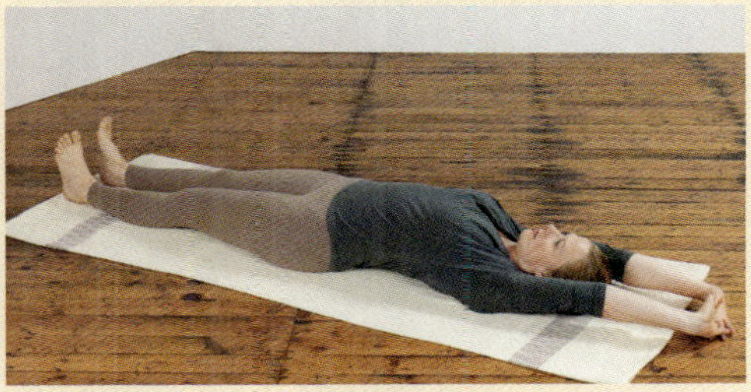

**12.** Körperseitendehnung (Seite 83)

# 16 Kraft tanken bei Erschöpfung

In dieser kurzen Sequenz beginnen wir in der Rückenlage und gehen über in eine Reihe von Abläufen im Sitzen. Auflockernde Bewegungen und tiefe Dehnungen wechseln sich mit moderat kräftigenden Übungen ab, um den Körper mit frischer Energie zu versorgen. Müdigkeit und Erschöpfung verändern unsere Bewegungsqualitäten und laden uns ein, noch langsamer und achtsamer zu arbeiten. Das Empfinden von Schwere oder Trägheit birgt auch die Möglichkeit, mehr Kontrolle abzugeben und sich von der Schwerkraft führen zu lassen.

Gehe in den dynamischen Abläufen durch circa vier bis sechs Wiederholungen und halte alle Dehnungen beliebig lange. Höre auf deine innere Stimme, die dir während der Praxis Grenzen und Bedürfnisse aufzeigt.

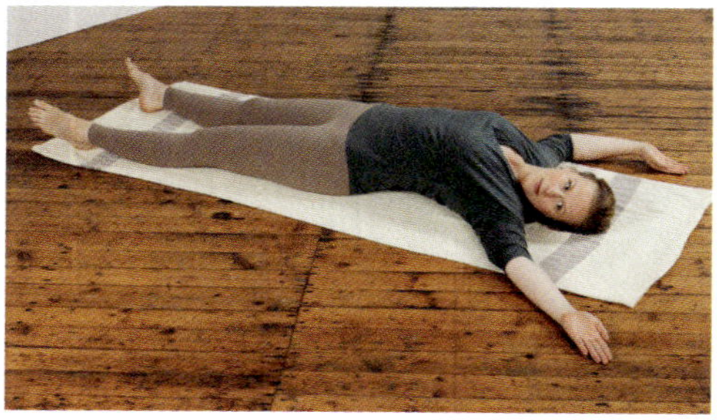

1. Körperseitenstreckung (Seite 82)

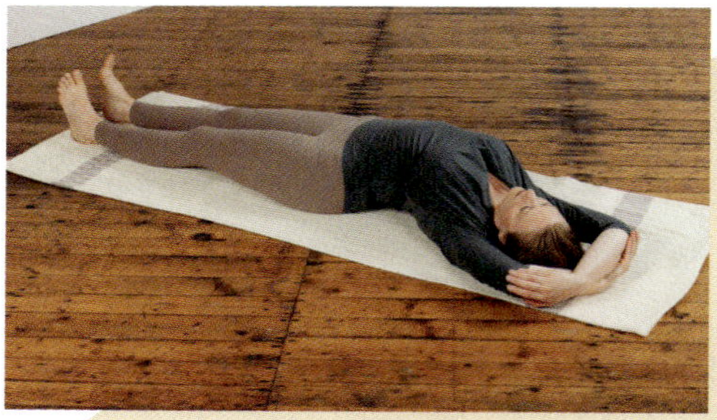

2. Körperseitendehnung, Variante mit Seitneigung (Seite 83)

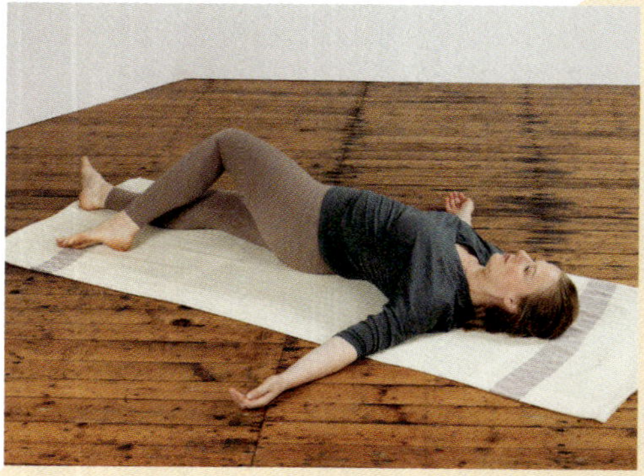

3. Beinkreise (Seite 89)

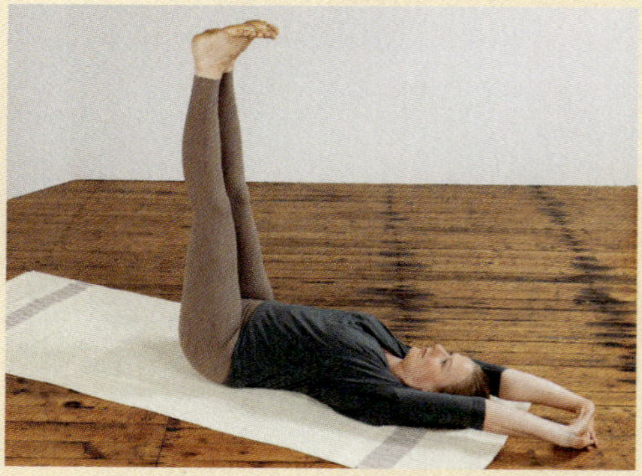

4. Dehnung der Beinrückseiten (Seite 92)

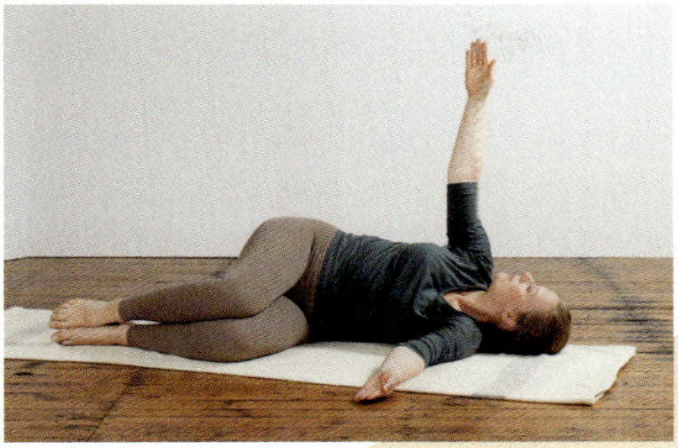

**5.** Schulteröffnung mit Drehung (Seite 120), nur rechts und dann direkt zu Schritt 6

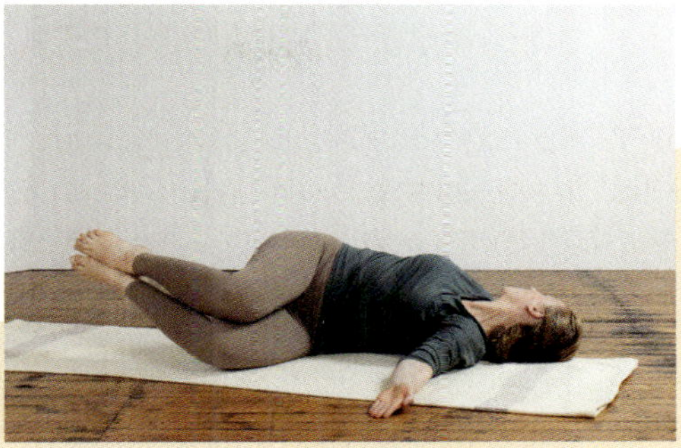

**6.** Schulteröffnung mit Drehung, Variante intensive Verschraubung (Seite 121), dann Schritt 5 und 6 links

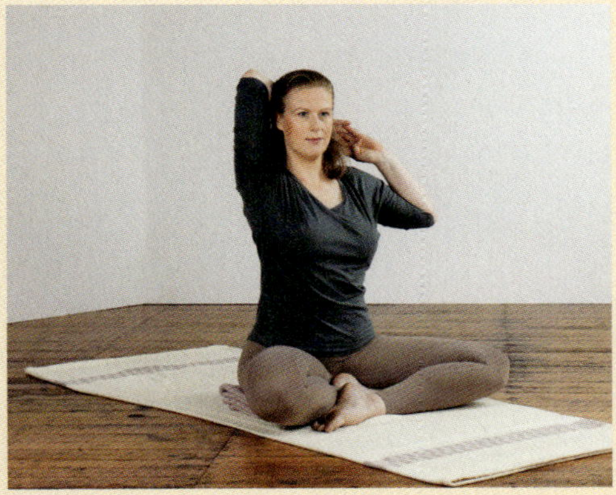

**7.** Schulteröffnung (Seite 136)

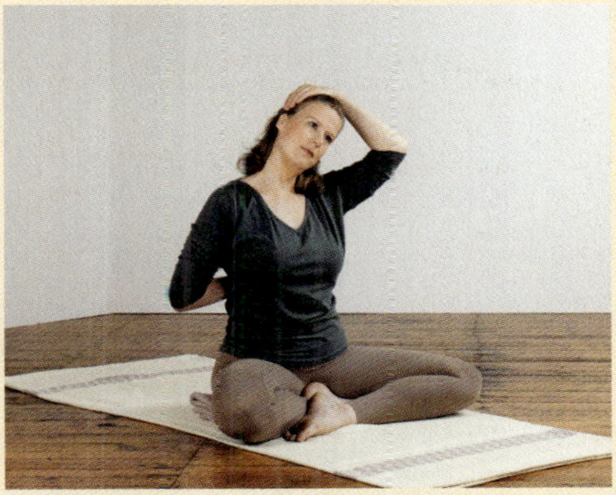

**8.** Schulter- und Halsdehnung, Variante mit Innenrotation (Seite 138)

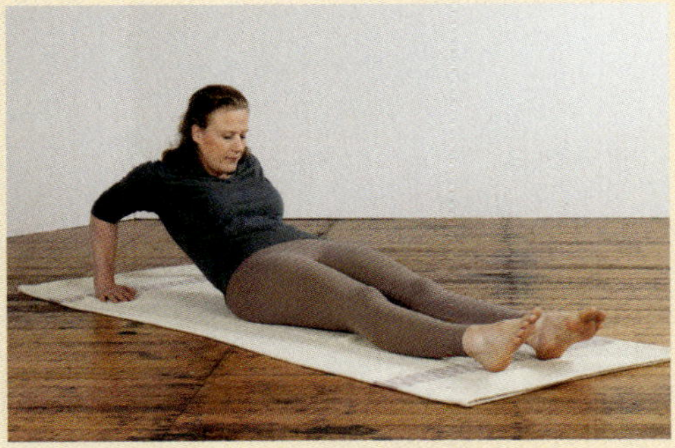

**9.** Intensive Schulterdehnung (Seite 137)

# 17 Regeneration und Entspannung

In Genesungs- und Erholungsphasen braucht der Körper Bewegungsimpulse, die ihn vorsichtig mobilisieren und gleichzeitig zur Ruhe kommen lassen. In dieser Bewegungssequenz durchlaufen wir mehrere Körperregionen und aktivieren die großen Gelenke sowie die Wirbelsäule mit jeweils zwei einfachen Übungen.

Dosiere die Intensität und die Anzahl der Wiederholungen ganz nach Gefühl und beobachte, was dir guttut. Nach den Armkreisen mit Drehung auf der rechten Seite rolle dich zurück in die Rückenlage für die Streckung der Bauchwand und wiederhole dann Schritt 7 links. Komme für die letzte Dehnung erneut auf den Rücken.

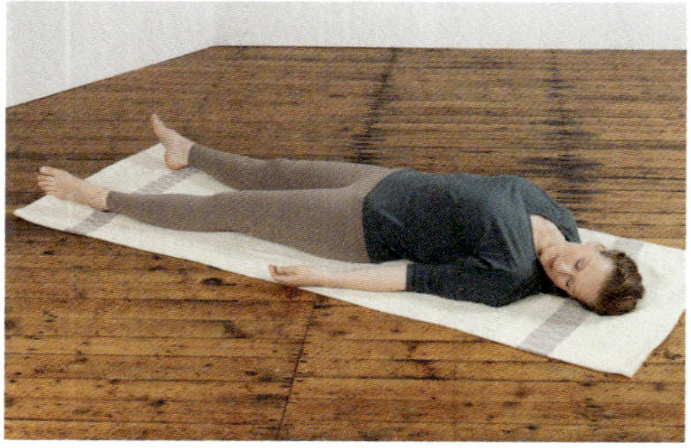

1. Kopfdrehung (Seite 94)

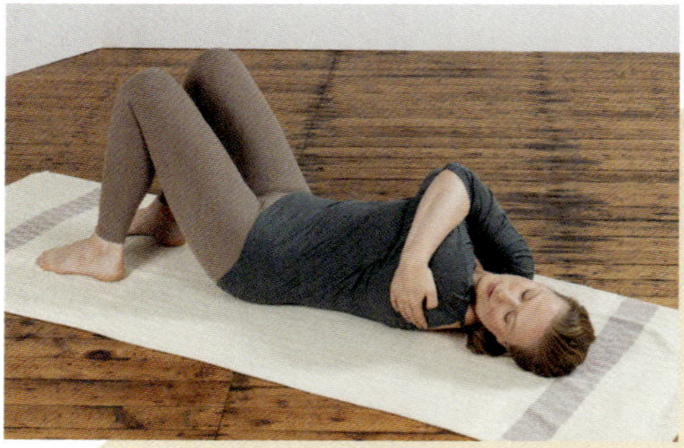

2. Brustkorböffnung (Seite 96)

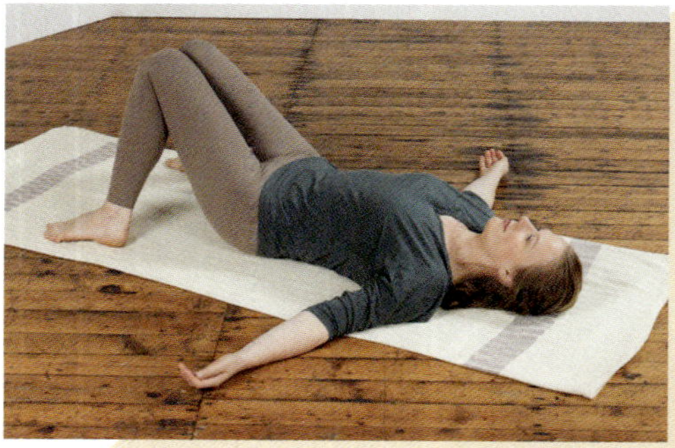

3. Innenrotation im Hüftgelenk, Variante passive Dehnung (Seite 85)

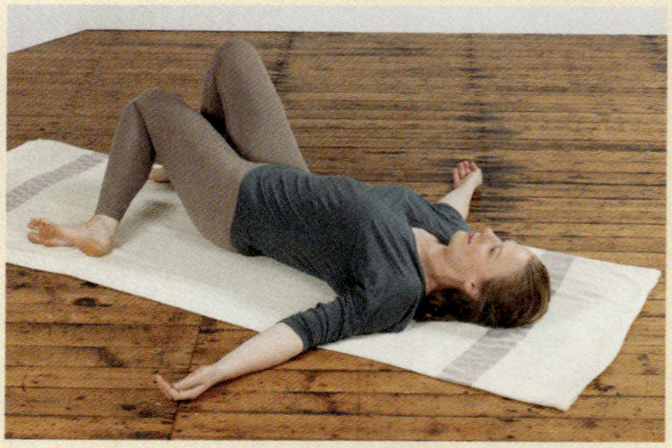

4. Innenrotation im Hüftgelenk (Seite 85)

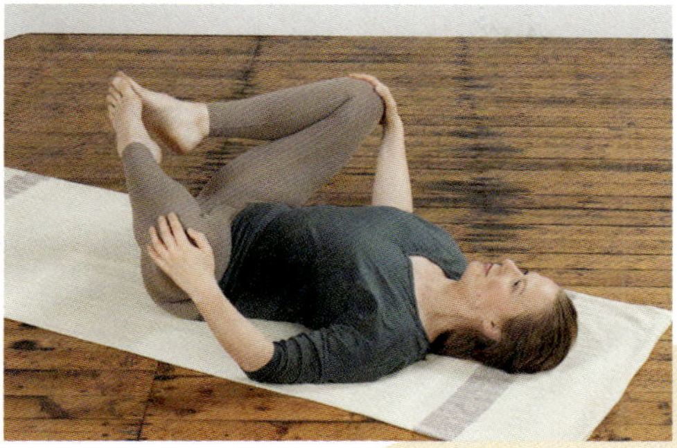

**5.** Aufwecken des Beckenbodens (Seite 111)

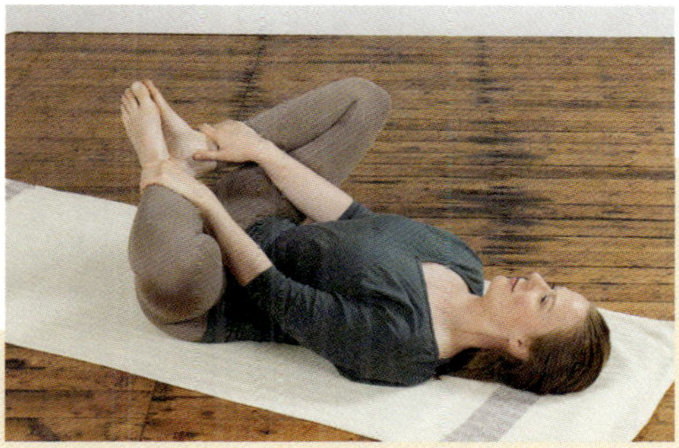

**6.** Beckenbodendehnung (Seite 114)

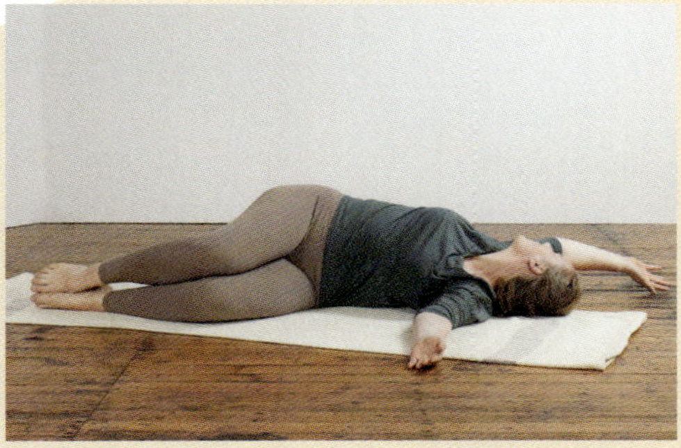

**7.** Armkreise mit Drehung (Seite 121), nur rechts und dann direkt zu Schritt 8

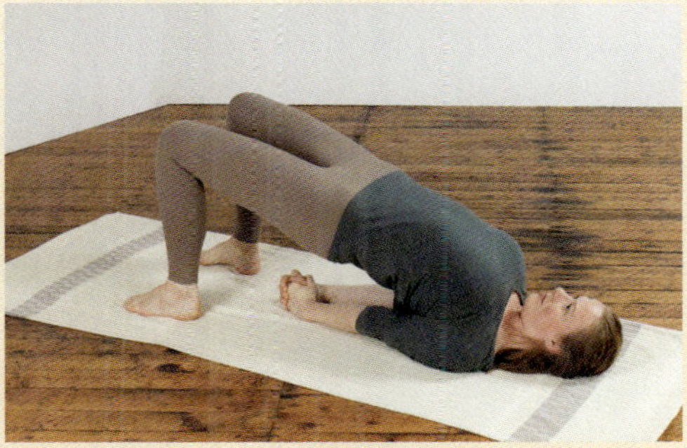

**8.** Streckung der Bauchwand (Seite 107), dann Schritt 7 links

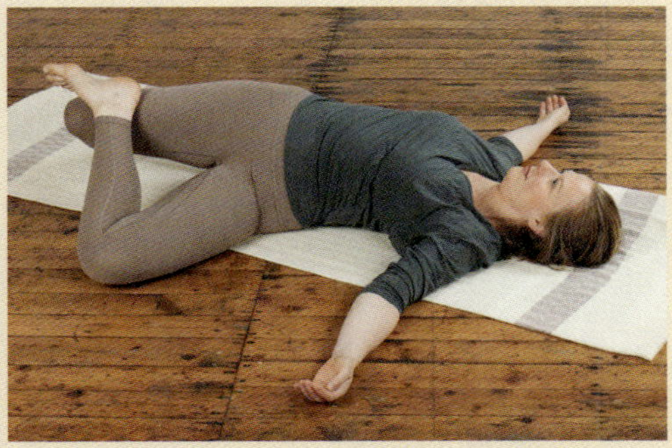

**9.** Scheibenwischer, Variante mit Oberschenkeldehnung (Seite 89)

# 18 Schlaffördernde Abendroutine

Am Abend lenken wir in der somatischen Praxis den Fokus nach innen und beruhigen Körper und Geist. Mit leichter Bewegung balancieren wir Ungleichgewichte aus, die sich über den Tag im Körper manifestiert haben.

Beginne die Sequenz mit einem Moment der Atembeobachtung im Sitzen und nimm dir auch am Ende Zeit, den Körper zu scannen und das Echo der Bewegung in dir zu spüren.

Durchlaufe die einzelnen Übungen beliebig oft und achte darauf, die rechte und linke Körperseite ausgewogen zu mobilisieren. Verweile in der letzten Dehnung bis zu drei Minuten auf jeder Seite.

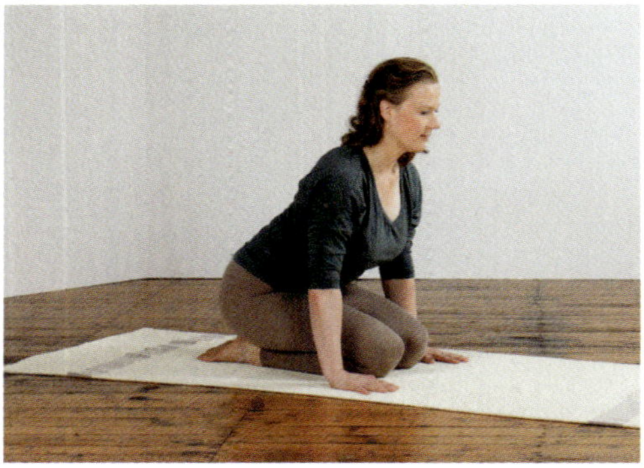

1. Wirbelsäulenmobilisierung, Variante im Fersensitz (Seite 156)

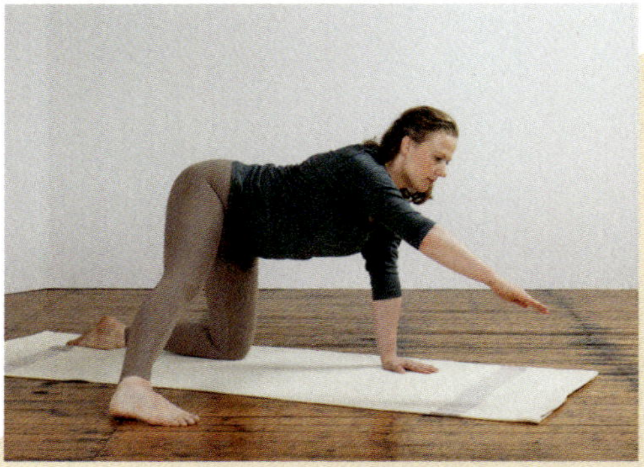

2. Armkreise (Seite 162), nur rechts und dann direkt zu Schritt 3

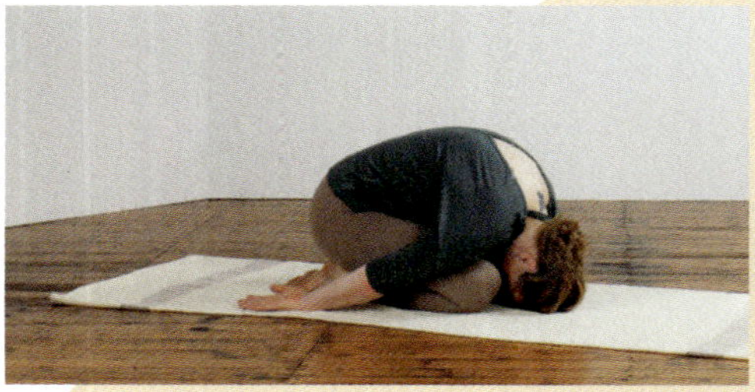

3. Kind (Seite 133), dann Schritt 2 links

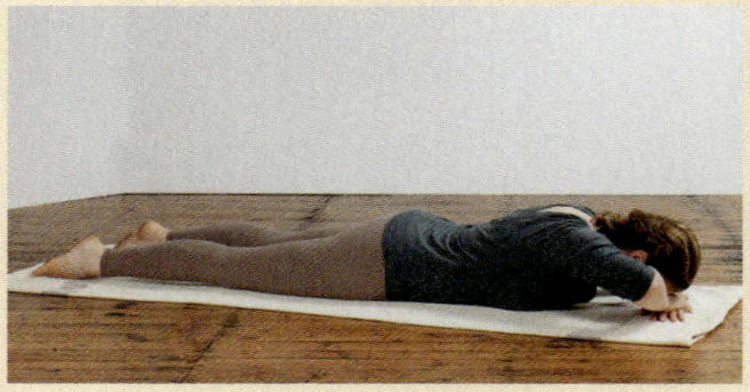

4. Schulteraktivierung (Seite 126)

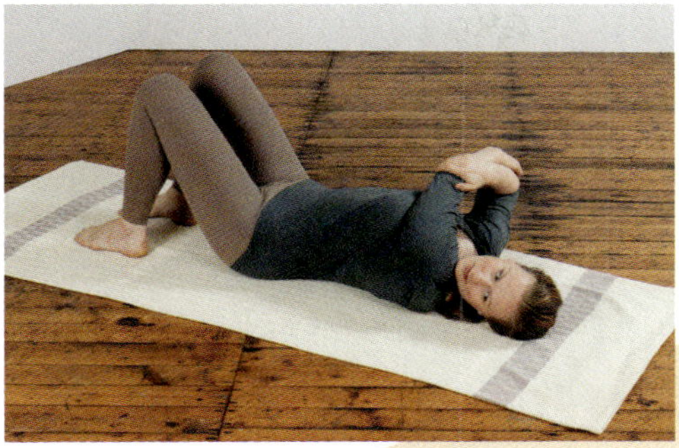

**5.** Schulterblattdehnung (Seite 96)

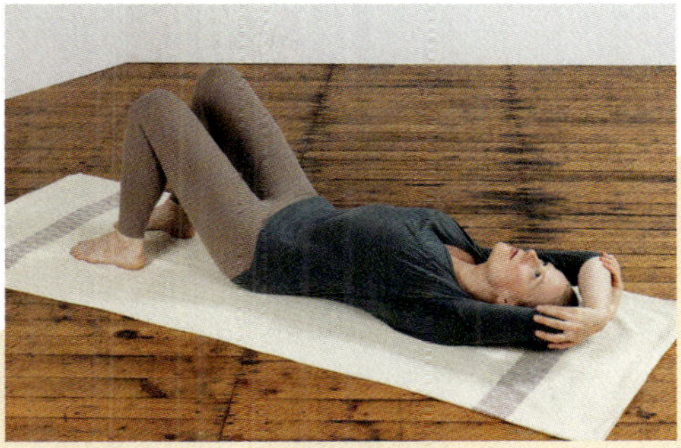

**6.** Schulterblattdehnung, Variante mit Kreisbewegung (Seite 98)

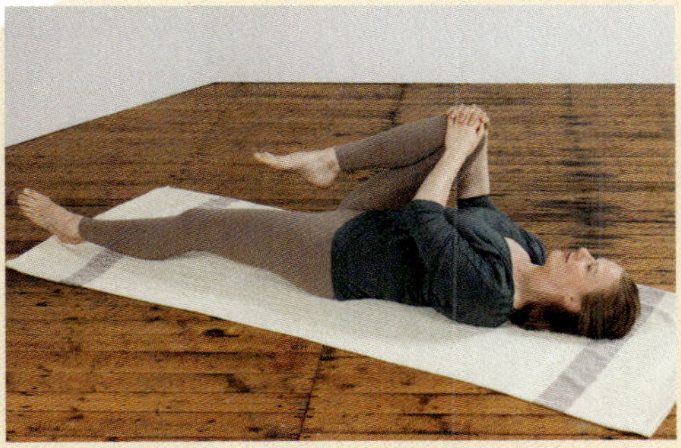

**7.** Leichte Hüftbeugeraktivierung (Seite 102)

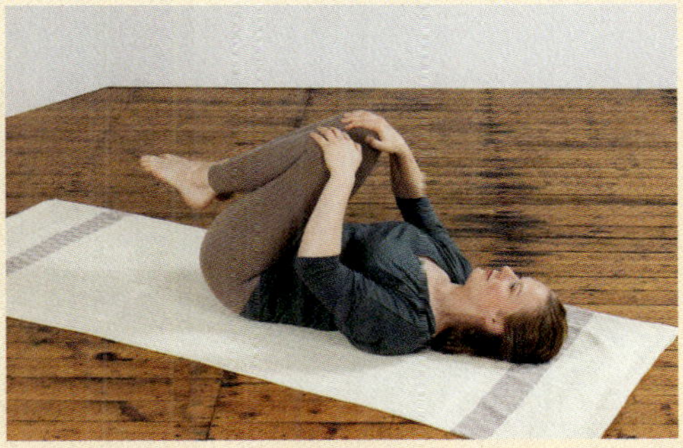

**8.** Leichte Hüftbeugeraktivierung, Variante mit beiden Beinen (Seite 102)

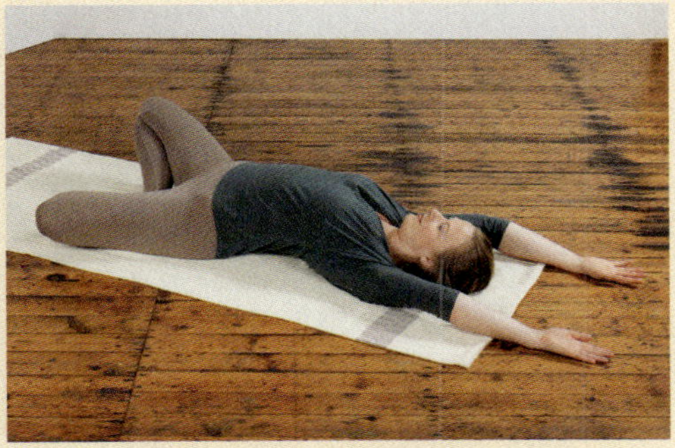

**9.** Hüftdehnung, Variante mit Öffnung der Leisten (Seite 87)

# Die Praxis ist das Ziel

Eine eigene Bewegungsroutine zu entwickeln und aufrecht zu erhalten, kann anfangs herausfordernd sein. Vielleicht fällt es dir schwer, dich aufzuraffen oder regelmäßig zu trainieren. Möglicherweise macht es dir Mühe, Bewegungsabläufe zu erlernen und zu verinnerlichen. Oder du fühlst dich eingeschränkt, steif und unkoordiniert.

Auf dem Weg der Selbstpraxis begegnen wir immer wieder Hürden und Hindernissen und werden angehalten, uns mit der Praxis besonders in den Momenten anzufreunden, in denen sie zäh oder konfrontierend ist.

Im somatischen Training bekommen wir jedoch auch die Möglichkeit auf unsere innere Stimme zu hören und den Bedürfnissen des Körpers zu folgen. Wir können uns von unserem natürlichen Bewegungsdrang leiten lassen, denn der eigene Körper ist ein weiser Lehrer. Wenn wir ihm vertrauen, ihn respektieren, ihm Zeit geben und achtsam sind, werden wir langfristig mit mehr Aktivität, Mobilität und Regeneration belohnt.

Fernab der Vorstellung von richtig oder falsch können wir uns in der somatischen Bewegungspraxis selbst ausprobieren, experimentieren und unsere Aufmerksamkeit schärfen. Unsicherheiten werden durch die Kraft der Wiederholung und den organischen Bewegungsfluss des Körpers geklärt. Die Übungssequenzen sind so flexibel, dass wir selbst die Reihenfolge der Ein- und Ausatmungen frei bestimmen können, wenn uns danach ist.

Ich möchte dich hiermit ermutigen, immer wieder zu deiner persönlichen Bewegungspraxis zurückzufinden, sie zu erweitern und für deine Zwecke zu nutzen. Folge frei deinen eigenen Interessen und arbeite an dem, was dir guttut und dich neugierig macht. Streife alte Muster und Glaubenssätze ab und gestalte dir einen ganz persönlichen Rahmen und Trainingsumfang. So bleibst du rundum in Bewegung und in tiefer Verbindung mit dir selbst.

# ANHANG

# Verwendete Literatur


Hanna, Thomas (1986): *What is Somatics?* . Somatics: Magazine-Journal of the Bodily Arts and Sciences. Ausgabe 5, Nr. 4

Feldenkrais, Moshé: *Bewußtheit durch Bewegung*. Frankfurt am Main und Leipzig, Insel Verlag, 1995

Hanna, Thomas: *Beweglich sein ein Leben lang. Die heilsame Wirkung körperlicher Bewusstheit*. München, Kösel-Verlag, 2016

Little, Tias: *Yoga of the Subtle Body. A Guide to the Physical and Energetic Anatomy of Yoga*. Boulder, Shambala, 2016

Little, Tias: *SATYA 1. Somatic Awareness Training for Yoga Attunement*. Santa Fe, Prajna Yoga, 2023

Little, Tias: *SATYA 2. Somatic Awareness Training for Yoga Attunement*. Santa Fe, Prajna Yoga, 2024

Calais-Germain, Blandine: *Anatomie der Bewegung. Technik und Funktion des Körpers*. Wiesbaden, marix Verlag, 2012

Kaminoff, Leslie: *Yoga Anatomie. Ihr Begleiter durch die Asanas, Bewegungen und Atemtechniken*. München, riva, 2013

Long, Ray: *Yoga-Anatomie 3D: Band 1: Die wichtigsten Muskeln*. München, riva, 2010

Berndt, Stefanie; Berndt, Manuela und Krause, Die: *200-Stunden KALAA Vinyasa Yoga Ausbildung. Fundierte Praxis, tiefgründiges Studium, persönliche Entfaltung*. Berlin, KALAA Yoga Berlin, 2023

# Übungsübersicht

## Vorbereitende Übungen



## Angeleitete Übungen

# Übersicht der Übungssequenzen

# Dank

Die Entstehung dieses Buches war eine spannende Reise und wurde von vielen wunderbaren Menschen bereichert.

Mein tiefster Dank geht an meine Familie, die mich in jeder Phase dieses Projekts unterstützt und mir den Rücken gestärkt hat.

Ich möchte auch meinem Freundeskreis sowie meinen Kolleginnen bei KALAA Yoga Berlin danken. Eure Hilfe und euer Zuspruch waren stets ermutigend und motivierend.

Mein besonderer Dank gilt Janine Eck. Ich weiß die Aufmerksamkeit, mit der du mein Manuskript gelesen hast, und dein wertvolles Feedback sehr zu schätzen.

Ich danke ebenfalls Die Krause für ihre Beiträge zur angewandten Anatomie und den anregenden Austausch auf diesem Gebiet.

Ein herzliches Dankeschön geht außerdem an meine Lektorinnen Nora Kayser und Simone Fischer sowie an das Verlagsteam bei riva für die inspirierende Zusammenarbeit und die Vision, dieses Buch zum Leben zu erwecken.

# Über die Autorin

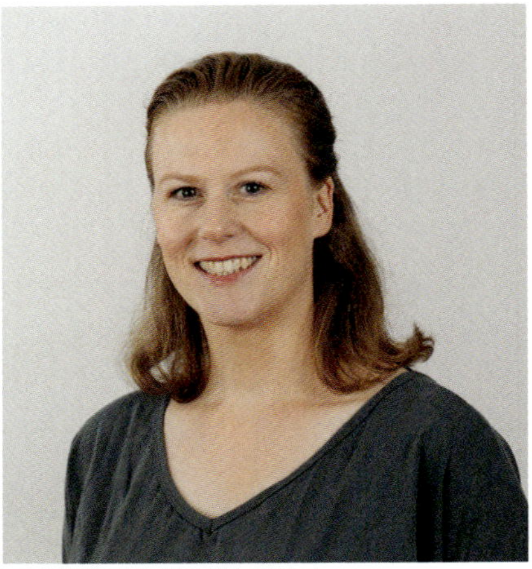

**Manuela Berndt** ist Somatic Coach, Yogalehrerin, Ausbilderin und Dozentin mit eigenem Studio in Berlin.

Während ihrer Laufbahn als Bühnentänzerin und Choreografin hat sie unterschiedliche Ausbildungen in den Bereichen Hatha Yoga, Vinyasa Yoga, Yogatherapie, Thai Yoga Massage und Somatics absolviert. Sie erweitert ihr Bewegungs- und Anatomiewissen stetig und unterrichtet in verschiedenen Yogaschulen, Unternehmen und anderen Einrichtungen.

In ihrer Lehrtätigkeit spezialisiert sie sich auf somatisches Bewegungstraining sowie Prä- und Postnatal Yoga. Neben Einzelcoachings, Gruppenevents und Fortbildungen bietet sie über ihre SOMATA Videoplattform auch online Kurse an.

Wer mehr über Manuela und ihre Arbeit erfahren oder ihre Angebote besuchen möchte, findet weitere Informationen auf ihren Websites:

- www.somata-bewegungstraining.de
- www.kalaa-yoga-berlin.de

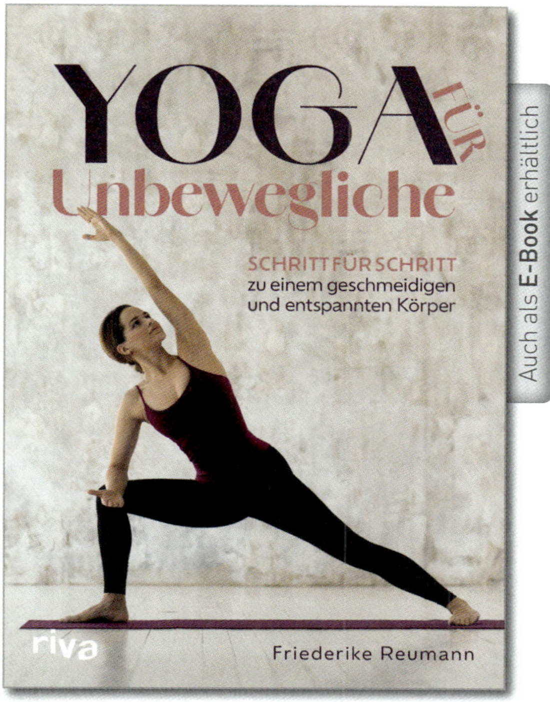


176 Seiten
18,00 € (D) | 18,60 € (A)
ISBN 978-3-7423-2680-5

Friederike Reumann

**Yoga für Unbewegliche**

Schritt für Schritt zu einem geschmeidigen und entspannten Körper

Beweglichkeit ist mehr als nur ein dehnbarer Körper. Beweglich zu sein, bedeutet vor allem, starke Gelenke und geschmeidige Muskeln zu haben. Für alle, die sich oft verkrampft und eingerostet fühlen, unter Verspannungen leiden oder einfach etwas lockerer werden möchten, ist Yoga der perfekte Weg – auch ganz ohne Erfahrung! Friederike Reumann, Yogalehrerin und Physiotherapeutin, hat die 15 besten Asanas zusammengestellt, mit denen Yoga für alle machbar wird. Bebilderte und leicht nachvollziehbare Step-by-Step-Anleitungen helfen dabei, Blockaden in der Hüfte zu lösen, einen starren Nacken zu entspannen, flexibler zu werden oder morgens locker in den Tag zu starten. Zu allen vorgestellten Asanas gibt es mehrere Varianten und Vorschläge für Hilfsmittel, die es ermöglichen, die Haltungen ans eigene Level anzupassen – für ein richtig gutes Körpergefühl!

riva

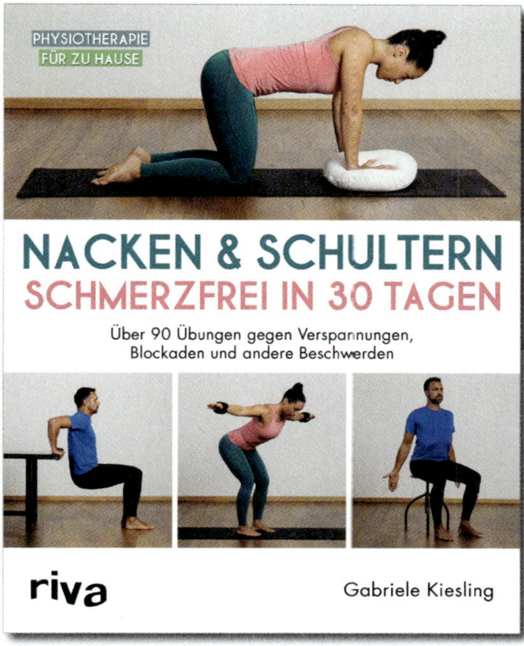


Auch als **E-Book** erhältlich

208 Seiten
20,00 € (D) | 20,60 € (A)
ISBN 978-3-7423-2295-1

Gabriele Kiesling

## Nacken & Schultern – Schmerzfrei in 30 Tagen

Über 90 Übungen gegen Verspannungen, Blockaden und andere Beschwerden

Verspannte Schultern, schmerzender Nacken, der ganze Körper fühlt sich steif an und die Beweglichkeit ist eingeschränkt? Mit dem 30-Tage-Programm von Gabriele Kiesling kann man aktiv dagegen vorgehen! Die erfahrene Physiotherapeutin gibt einfache, aber effektive Übungspläne für zuhause an die Hand, mit denen man sich Schritt für Schritt von Nacken- und Schulterschmerzen befreien kann. Sie zeigt die besten Maßnahmen und Übungen, um die Nackenhaltung grundsätzlich zu verbessern, Beschwerden vorzubeugen und den Nacken- und Schulterbereich langfristig zu stärken, wie zum Beispiel Cupping-, Pressur- und Tapingtechniken, um myofasziale Strukturen zu lösen und mobilisierende, dehnende und kräftigende Übungen. In nur vier Wochen die Beweglichkeit wieder herstellen und endlich ohne Schmerzen leben.

riva

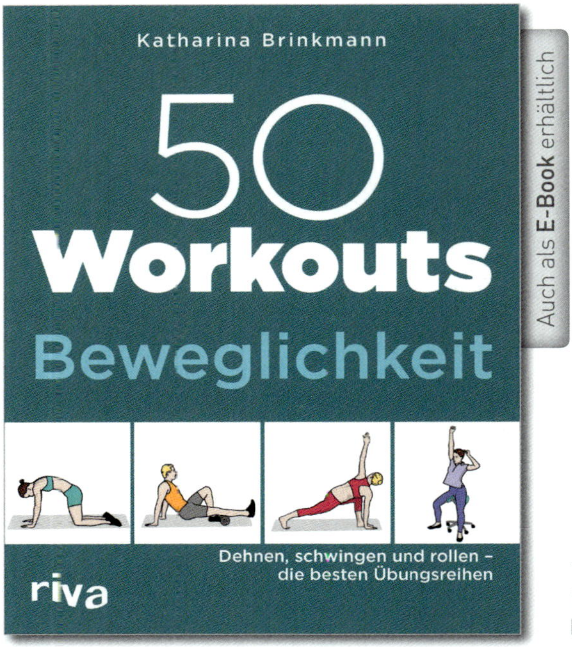


144 Seiten
12,00 € (D) | 12,40 € (A)
ISBN 978-3-7423-1026-2

Katharina Brinkmann

**50 Workouts – Beweglichkeit**

Dehnen, schwingen und rollen – die besten Übungsreihen

Beweglichkeit ist neben Kraft und Ausdauer eine weitere Grundvoraussetzung für einen gesunden und fitten Körper. Mit diesen 50 Workouts zeigt Katharina Brinkmann mit Dehn-, Mobilisations- und Schwungübungen, wie nicht nur Gelenke beweglicher, sondern auch Muskeln, Faszien und Bänder wieder elastischer und flexibler werden. Mit gezielten Übungsreihen für einzelne Körperbereiche wie Hüften, Schultern und Wirbelsäule sowie mit sportartspezifischen Routinen und Programmen, die sogar am Arbeitsplatz ausgeführt werden können, lässt sich die Beweglichkeit optimal trainieren. Diese Workouts, die zwischen 10 und 45 Minuten dauern und unterschiedliche Schwierigkeitsgrade haben, sorgen schon nach wenigen Übungseinheiten für schnelle Erfolge und spürbar mehr Leistungsfähigkeit in Alltag und Sport.

riva

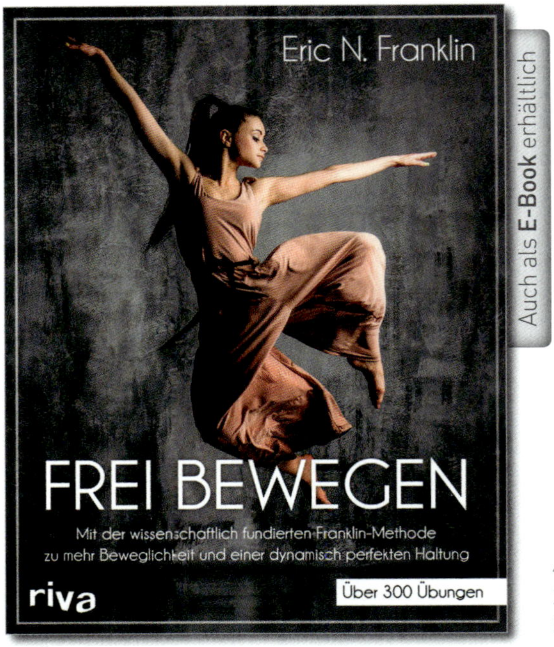


416 Seiten
29,99 € (D) | 30,90 € (A)
ISBN 978-3-7423-1199-3

Eric Franklin

## Frei bewegen

Mit der wissenschaftlich fundierten Franklin-Methode zu mehr Beweglichkeit und einer dynamisch perfekten Haltung

Mit der Kraft der Vorstellung den Körper verstehen, Bewegungen verfeinern und die Haltung verbessern – das sind die Grundsätze und Ziele der Franklin-Methode. Diese wissenschaftlich bestätigte Bewegungslehre basiert auf der dynamischen neurokognitiven Imagination. Hier werden mithilfe von mentalen Bildern ungünstige Haltungs- und Bewegungsmuster gelöst sowie Kraft, Beweglichkeit und Koordination nachhaltig gesteigert. Der renommierte Bewegungspädagoge Eric N. Franklin liefert in diesem Standardwerk die systematische Übungsanleitung zu seiner Methode und erklärt, welche Grundsätze den Gedankenbildern zugrunde liegen und wie Bewegungen durch diese Visualisierung weiterentwickelt werden können. So wird nicht nur die Leistungsfähigkeit im Sport gesteigert, sondern das gesamte Wohlbefinden!

riva